家族・夫婦臨床の実践

中村伸一

Nakamura Shin-Ichi

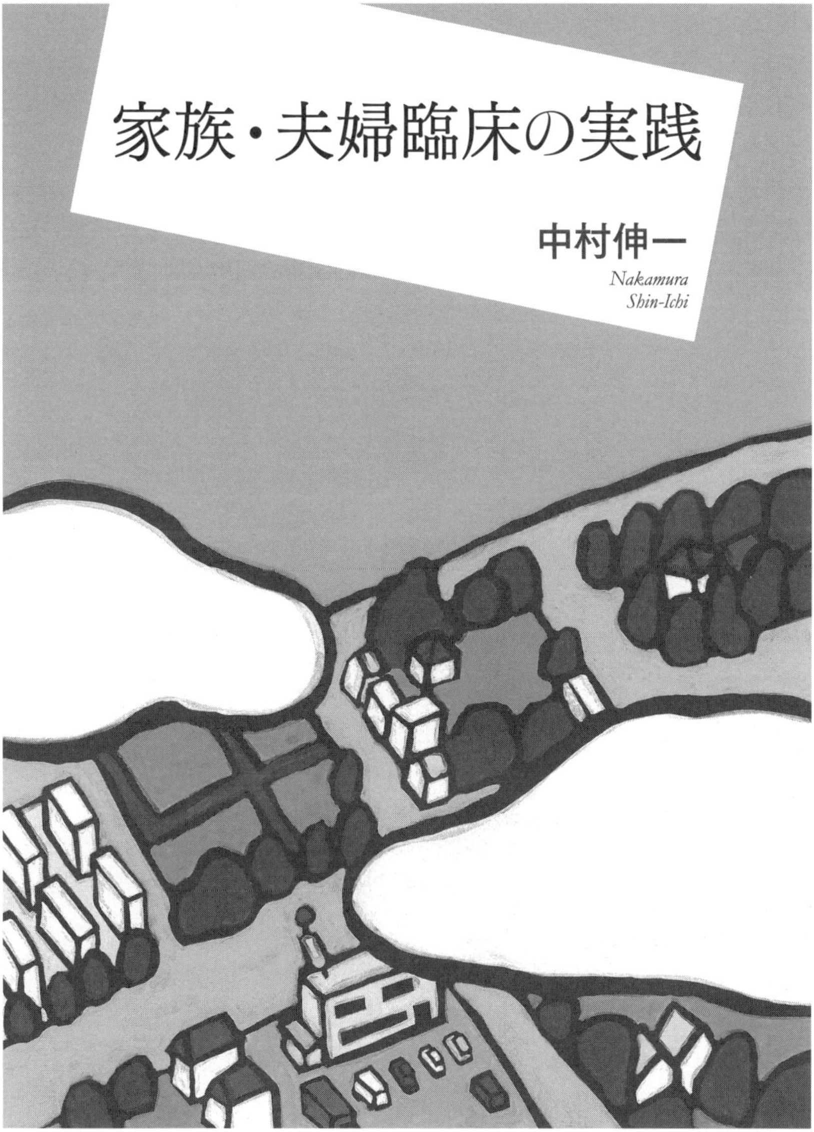

Ψ
金剛出版

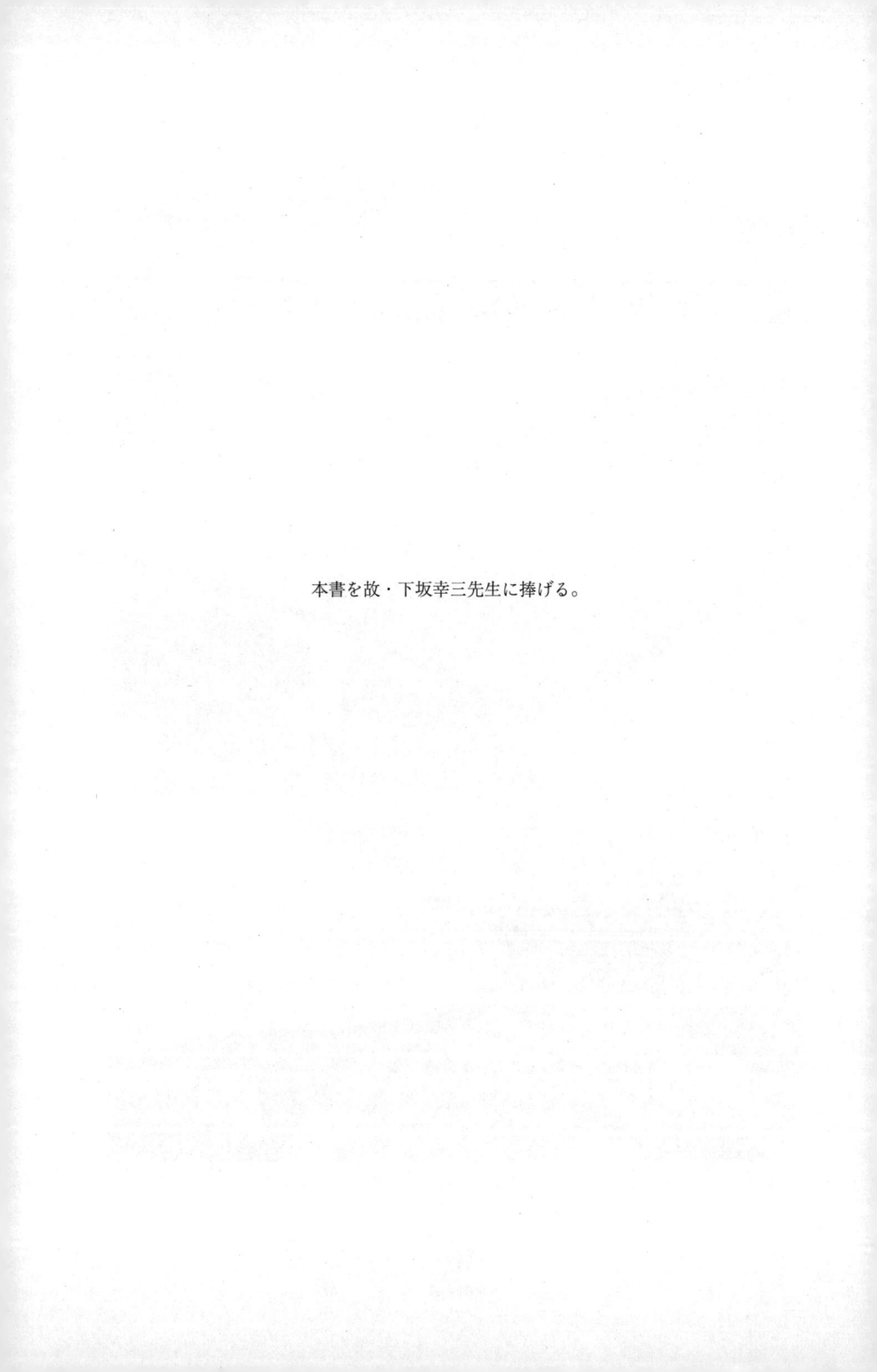

本書を故・下坂幸三先生に捧げる。

謝　辞

　このたび金剛出版の立石正信社長のお勧めで，本著を発刊させていただくこととなった。感謝したい。1997年に同じく金剛出版から『家族療法の視点』を出させていただいてから，あっというまに14年がたった。その間もたくさんの御家族や御夫婦にお会いし，たくさんの臨床経験をさせていただいた。とりわけ，この10年は御夫婦の問題の解決に取り組む機会が多い。

　序論にも書いたが，「家族療法」との出会いは，本当にわたくしの臨床を実践的なものにしてくれた。その後，伊勢田堯先生のもとに関東地区での事例検討を中心とした研究会を故・下坂幸三先生の後ろ盾のもとに皆で始めた。命名を「関東家族臨床研究会」としたのはわたくしの発案である。この「家族臨床」という命名は，その後楢林理一郎先生をはじめ多くの臨床家に受け入れられるものとなった。はじめは当時の「家族療法」の特殊で固定的なイメージを薄める目的で命名したのだが，今となっては，個人－家族－援助職システムを包括するには良い命名だったと思う。

　臨床とは実践である。理論はもちろん重要だが，先人の理論の多くは個人療法から発展したものが多く，個人の帰属する家族を含めた臨床のための理論はいままでは少なかったと思う。これは旧来の医学モデルに臨床家が長らく縛られてきたせいだと思う。

　本書では，ささやかながらこうした医学モデルを払拭したく，わたく

しなりの理論と実践のいくつかを収録させていただいた。この意図は皮肉なことに同じく医学モデルを払拭しようとしたカール・ロジャースのクライアント（パーソン）・センタード・セラピーの限界を間接的に指摘することとなった。

　わたくしの臨床を指導し，現在に導いてくれた諸先輩に感謝したい。まずもって日本家族研究・家族療法学会の創設に尽力された牧原浩先生，鈴木浩二先生はじめ設立時の先生方。やわらかな精神分析の実践を示してくれている狩野力八郎先生。子どものための家族支援に深い理解を示してくれている斎藤万比古先生。行動療法の有用性を教えてくれた坂野雄二先生。米国での実践と訓練とを教えていただいたデビッド・マクギル先生とリンダ・ベル先生。またこうした米国の治療者との交友を後押ししていただいた故・土居健郎先生と渋沢田鶴子先生にもあらためて感謝申し上げたい。そして，何よりもわたくしの開業臨床実践を先輩として根底から支え続けてくれた恩師である故・下坂幸三先生に感謝申し上げたい。

　また，我が国の家族臨床の発展のためのかけがえのない同朋として共に歩み支えてくれている楢林理一郎先生。さらには近代ロールシャッハ学とその緻密なデータからの臨床応用を達成した故・ジョン・エクスナー博士の偉業に敬意を表したい。そして最後の文献の転載を快諾していただいた平木典子先生と野田昌道先生にもあわせて感謝したい。他にも数えきれない先輩たちや仲間たち，さらにはわたくしのもとに家族臨床を学ぼうと集ってくれた臨床家や学生たちとの交流から本書が生まれたと思う。あらためて深くお礼を申し上げ，今後も本書をもとにさらなる「対話」を続けさせていただければ光栄である。

　本書が日々家族や夫婦との臨床実践をする治療者，そしてこれから家族夫婦臨床に携わろうとする皆様のために少しでもお役にたてるならば本望である。

2011年3月31日
著　者

家族・夫婦臨床の実践

目次

謝辞 3

Ⅰ 私と家族療法　11
家族療法——私の場合 ── 12
家族療法の変遷と課題 ── 23
心理療法における家族療法の視点 ── 31

Ⅱ 「家」の思想をめぐって　55
「家」の思想をめぐって ── 56

Ⅲ 見立てと介入　73
家族療法以前——客・商人・商品 ── 74
患者の両親関係を見立て介入する ── 82

Ⅳ 思春期・青年期　89
家族療法家からみた思春期・青年期 ── 90
思春期青年期と家族療法——青年による最後の夫婦介入 ── 102
摂食障害をもつ家族への接し方と家族介入 ── 112
強迫行為をいかす ── 119
子どもの非行動を心配する母親と家族 ── 125
不登校の家族療法——ジェノグラム・プレイバック法 ── 135
不登校・ひきこもりのアセスメントと介入計画
　——家族との協同治療 ── 151

V 境界例　165

外来クリニックでの境界例治療の実践 ——— 166
青年期境界例の家族療法 ——— その導入の一例 ——— 174

VI ジェンダー　187

思春期青年期の臨床における父親と父親像
　——— 家族臨床の視点から ——— 188
やわらかな男性への提言 ——— 198
ジェンダー・センシティブなセックス・セラピー ——— 207

VII 夫婦間暴力　219

夫婦間暴力に対する夫婦療法の適用について
　——— アジア女性基金研究会報告書から ——— 220
夫婦間暴力へのアプローチ ——— 228

VIII うつ病への夫婦療法　239

うつ病の見立てと精神療法的取り組み ——— 夫婦療法の立場から
　——— 240
夫婦療法の中でロールシャッハ・フィードバック・セッションを
行った事例 ——— 253

初出一覧　285

家族・夫婦臨床の実践

Ⅰ 私と家族療法

家族療法
私の場合

家族療法を手がけるようになった経緯を教えてください

（以下敬称略）

　1975年に順天堂大学医学部を卒業し，ぼんやりだが神経病理学でもしてみようかと主任教授の専門が神経病理学だった精神医学教室に入局。3年間の卒後教育では，精神病理学，精神薬理学，臨床脳波学，臨床心理学といったセクションをローテーションした。その間上級医師による臨床実践指導を受け続けるのだが，その一人に日本大学の精神医学教室から赴任した牧原浩講師（日本家族研究・家族療法学会（以下，本学会）顧問）がいた。牧原講師は統合失調症の精神療法に並々ならぬ熱意を持って取り組んでおり，あわせて順天堂大学で家族病理研究会を主催していた。つまるところこの研究会に誘われて参加したことが，私が現在も家族療法に専心しているきっかけとなった。

　この研究会には本学会の創設者である牧原浩，鈴木浩二，髙臣武史，田頭寿子，小川信夫，川久保芳彦，秋谷たつ子，廣瀬恭子といった面々のほか，日本大学から渡辺登，後藤多樹子といった学外からの同年齢の参加者がいたこともとても刺激になった。まもなくして下坂幸三，石川元らも参加し，主に統合失調症の家族病理研究だったこの研究会は，ますます「家族療法」への関心へとシフトしていったように思う。それにしても井村恒郎が主宰していた日本大学精神医学教室の自由闊達な雰囲気をそのまま持ち込んだようなこの研究会は，私のそれまで習ってきた精神医学に対する考え方を大きく変えたように思う。

しかし，それでもやはり臨床家としての自分の道を決定的に方向づけたのは，以下に述べる駆け出しのころの自分の担当ケースからの影響が大きかったという点については，多くの読者にも共感していただけるかと思う。
　牧原講師の指導の下で私が入院治療を行っていた症例の中に19歳の統合失調症の男子がいた。
　主訴は「自分の性器のかたちが他の人と違う」というものだった。患者との対話はスムーズにできるのだが，母親との面接では言っていることが，さっぱりわからず混乱するばかりだった。私がわかろうとして問いただせば問いただすほど，母親の言わんとすることはますます矛盾だらけのメッセージとなった。患者はこうした母親と話すと，必ずといってよいくらい奇妙な心気的訴えを繰り返した。父親は笑顔を浮かべてその場にいるばかりで何の影響力も持たないかに見えた。私にとって患者のみが手ごたえのあるコミュニケーションが取れる唯一の家族員だった。患者は母親の前では，私との親密さに封印し，私が患者に親密さを示すと，母親の思考障害は際立ったものになった。
　また，頻回で激しい過食嘔吐，自傷行為を繰り返していた17歳の女子入院患者は，父が躁うつ病，母が統合失調症と診断されていた。彼女は一人娘として両親の病状と両親の漠としていて冷たくかつ混沌とした関係に敏感に反応しつつ，大変な「かすがい」役を果たしていた。私は彼女の支えになろうと努めたが，患者と両親の関係にまではとても踏み込めなかった。退院後の患者は，今考えると不自然なくらいに明るく振る舞っているように見えたが，私の転勤で失意に陥り，自殺してしまった。葬儀に出向いた私は患者の親族からは罵倒され，しばらくしてから母親からお礼の手紙が届いた。彼女の死後，よりはっきりとわかったことなのだが，彼女は，暗く陰湿な家族，さらにはその親族の中にあって明るく振る舞い続け，家族に希望を与え続ける存在だったということである。
　以上のような臨床経験は，その後の私にとって，家族抜きでの臨床の難しさを痛感するものとなった。しかし，「家族病理」をわかったつもりになっても，当時はどのようにすればよいかは先の先輩たちも暗中模索に近い状態だったように思う。
　こうした中，鈴木浩二は主に米国から多くの著名な家族療法家を招いて講

演やワークショップを開催し，家族療法の普及に尽力し続けた。こうした彼を中心とした積極的な家族療法への取り組みの果てに，サルバドール・ミニューチン（Salvador Minuchin）を招聘しての本学会の設立に結びついたのである。こうした歴史的経緯については本学会誌20巻3号（2003年）の「設立20周年記念企画Ⅰ：日本家族研究・家族療法学会の20年を振り返る」と題した座談会でも触れられているのでお読みいただければ幸いである。

自分がよってたつ理論，アプローチは?

　即答はあえてさけて，その後私がどのような指導者あるいは治療者たちに出会ったかを語ることで，理論もしくはアプローチの私なりの変遷について間接的に示してみたい。

　千葉の精神病院での約6年間の牧原浩，志村宗生，志村由美子，鈴木浩二，そして何よりもスタッフたちとの臨床経験は，大学病院での型にはまった管理的な治療的介入の枠を取り去ることのできた「実験的」ともいえるさまざまな治療的（？）介入をおこないえた。鈴木の紹介で，ミラノ派のアプローチをほぼオリジナルのままに統合失調症の家族に実施し，試行錯誤していたのもこの時期である。

　またこの病院へは，野村直樹が医療人類学のフィールドワークをするために「滞在」し，彼のコミュニケーション観察とその緻密な陳述力には目を見開かせられた。彼からの指導を受けつつ "Pragmatics of Human Communication" を読むことができるという幸運に恵まれた。英語ができたほうがよいと思った。

　一方で精神分析療法への関心は続き，千葉では野沢栄司の元に集った千葉大学の精神科医を中心とした熱心な治療者たちとの研究会，特に子どもの遊戯療法を中心とした症例検討会にもずいぶん刺激を受けた。

　また，毎月の下坂幸三の自宅兼診療室での事例検討会は，今までの理論優先のやや浮き足立った治療から，臨床の現実を堅実に見据え，かつ自由闊達な思考をしつつ介入するという治療姿勢を叩き込まれた。その下坂の治療と指導姿勢は彼の遺稿集『心理療法のひろがり』[8] の「編者あとがき」に書かせていただいた。現在では，私もスモールグループ・スーパービジョンをお

こなっているが，下坂のところでのスーパービジョンの進め方が私のグループ・スーパービジョンの方法の下地になっていることは間違いない。

　また千葉ではひょんなことから品川博二と光元和憲の誘いで行動療法の坂野雄二やユング派の弘中正美らと「相手の治療にケチをつける」ことをルールにした傍若無人に意見を言えるごく少人数でのケース検討会が持てたことも収穫だった。特に坂野と出会うことではじめて行動療法に触れることができたのは実に刺激的で，これほど理論と臨床活動が一致し，治療効果測定も実証的に行う治療法があることに驚いた。また私の事例を行動療法理論で切れ味よく説明されると，ますます行動療法に興味を持ち，坂野の推薦する著書などを読むと，今までは無味乾燥に見えた行動療法の方法論の中に家族療法へのたくさんのヒントが隠されていることに気づかされた。たとえば症状や問題行動の輪郭を明確にし，とりあえずそれを患者本人から切り離し，この明確な症状行動を消去するための肯定的でゆるぎない治療同盟を治療者と患者の間で築き，治療者と患者二人で症状に立ち向かうことの有効性などを学ぶことができた。

　弘中の子どもとのプレイセラピーのケース提示は，先の千葉大学の野沢グループが精神分析概念や用語を駆使して説明するのと違い，ひたすら子どもに寄り添うとでもいっていいようなアプローチに見えた。だが「なぜか」良好な変化が起こる。

　弘中はこうした子どもの「おどろおどろしい」世界に連れ添い，それを創造的なものととらえ，子どもとの自然なやりとりを通じて，この創造性を子ども自身の変化のための糧として子どもに以心伝心にフィードバックしていく能力に長けた治療者のように見えた。

　リンダ・ベル（Linda Bell）とは鈴木浩二を介して出会う機会が得られた。彼女からFamily-of-Origin（原家族スーパービジョン）を受けることで自分の生まれ育った家族の歴史的背景や葛藤について体験的に知ることとなった。すでに20年近く経てしまったが，私の母と今は亡き父が，はるばる北海道から上京し，6時間以上におよぶ面接に参加してくれたことは，今でも貴重な体験である。ここでのジェノグラムや造型法（family sculpture）を用いての面接は今でも私の慣れ親しんだ方法の一つになっているし，私の受けたこの方法を後進の教育訓練にも使っている。同時に，ベルからはワン・ウェイミ

ラーを用いたライブ・スーパービジョンも受けた。ベル自身はシカゴで主にクレーマー（Jeannette R Kramer）から訓練を受け，原家族体験を治療に生かすというアプローチ（family interfaceと呼ばれる）[4]になじんでいるはずであったが，やはりサティア（Virginia Satir）からの影響は大きく，ライブの面接でも家族員間の情緒的な絆を大切にし，特有の繊細さで丁寧に家族員の感情の扉を開いて見せてくれた。一見冷静さを保ちながらも，彼女自身の感情も面接の中で静かに表現するような治療者である。また私以外の治療者をスーパービジョンするところにも同席し，スーパービジョンの仕方についても多くを学んだ。

　同じころ，東京でアーサー・マンデルバウム（Arthur Mandelbaum：元メニンガー精神医学校家族療法部長）の公開スーパービジョンを受ける機会を得た。重篤な問題を抱えた家族に微動だにせず，老練に面接を進める彼の姿勢に感動した。引き続き彼は大阪の松田クリニック（松田孝治院長）のところで系統的な家族療法ワークショップを開くことになり，彼の後任のステファン・ジョーンズ（Stephan Jones）のワークショップにもほぼ毎回のように出かけた。ずいぶんたくさんの私の手がけていた困難ケースの面接ビデオを持って東京から出かけ，スーパービジョンを受ける幸運に恵まれた。楢林理一郎とは偶然そこでことばを交わしたのが出会いとなった。メニンガー病院の手堅くリスクを最小限にする臨床経験に裏打ちされた方法は，開業を目前にしていた私にとっては，大変参考になるものとなった。

　同じころ京都の葵橋ファミリー・クリニックにきていたデビット・マクギル（David McGill）との親交が始まった。マクギルとはその後，20年以上にわたって臨床経験を分かち合うといった深い交流を通じて現在も常に刺激を受けている。AFTA（American Family Therapy Academy）でのInternational Family Therapyのスモールグループを長年二人で運営したり，彼のボストンのオフィスでクライアントの家族や夫婦をみたり，彼がほぼ毎年本学会大会に参加するために来日する際は，私のオフィスで私のクライアント家族を一緒にみたりしている。マクギルの臨床の多くはジェノグラムを用いて行われる。彼はスーパーバイザーだったジョン・ピアース（John Pearce）により異文化間カウンセリングへの関心が開かれ，モニカ・マックゴードリック（Monica McGoldrick）の仕事に共鳴し，さらにエリク・エリクソン（Erick

Erickson）との交流からライフサイクルや民族や文化間の違いに関心を抱き続けてきた治療者である。したがって，マクギルとの仕事はいつも日本の家族と米国の家族の比較，さらには他の民族の家族との共通点や相違点，そしてその国の変動する歴史・文化に家族関係がどのように影響を受けてきているかに話題が集中する。こうしたグローバルな視点からケースのジェノグラムを細かく分析することで，具体的な介入方法が発見できる楽しみを二人で分かち合っている。彼の提唱する International Family Therapy の醍醐味は，簡単にいうと外国人として「傍目八目」という視点を治療者が持てることである。たとえば土居健郎が指摘した日本人の対人関係に見られる「甘え」は，米国人ではそれを意識する機会が乏しいため，治療者も面接場面で取りざたすることはほとんどない。家族関係でもいわゆる「だだっこ」「わがまま」や passive-aggressive とか passive-dependent な態度は，日本人なら「甘え」としてすぐさま腑に落ちて理解できるが，米国の治療場面ではなかなかそうはいかない。これを広い意味での dependency の表現であると指摘することで，治療的な展開が見られることも米国人との治療でしばしば経験した。それにたいして，日本の家族で「相手に変わってもらわないと自分の幸せがない」と主張し続けたり，「私の支えがないと相手がダメになる」と主張し続ける夫婦や家族の場合，相手の変化を期待してやきもきするよりも，まずは自分が動揺せずに立っていられるポジション（"I" position）を見つけることが先決であるなど，いわゆる Bowen 流の self-differentiation（自己分化）を推し進める介入をすることが，有効であることも多い。このように，とかく日本人の対人関係は，米国人が「自分中心」であるのに対して，「他者中心」の傾向が強いこともマクギルとの臨床的交流から学んだ。以上のように異なる文化での家族観の違いが，治療を推し進める例はきわめて多いように思える。

　問題解決志向アプローチ（solution focused approach）のスコット・ミラー（Scott Miller）の臨床[5]も好きである。何度か日本での彼のワークショップに参加したり，シカゴの彼らのオフィスで面接を直に観察する機会も与えてもらった。彼の宗教が曹洞宗であることも不思議な親近感を感じる。米国人の治療者にはまれな柔軟さとノンバーバルなメッセージに対する研ぎ澄まされたセンシティビティーがある。私の臨床では個人療法はもちろんのこと，とりわけ夫婦療法で問題解決志向的アプローチを用いることもまれで

はない。

　最近，香港でウェイ・ユン・リー（Wai-Yung Lee）のスーパーバイザーになるためのトレーニングを4日間受けてきた。彼女の臨床を垣間見たのは10年近く前のAFTAでのスモールグループでのケース・コンサルテーションが初めてだった。そこで展開されたロールプレイでの介入指導の見事さには目を見張った。今回はリーの主催する香港家族療法研究所でのトレーニングだったが，彼女の臨床センスのよさ，つまり直観と理論とに整合性を持たせる素早さ，スーパーバイジーをすぐさまアセスメントし，的確なアドバイスをする能力の高さには，さすがミニューチンの愛弟子という印象をさらに強く持った。

　また主にセックス・セラピストからの紹介で，多くは夫のsexual desire disorderを夫婦単位で治療することもある。セックス・セラピストが個人への行動療法的な介入だけでは改善を見なかったケースが多く，夫婦単位でのセックス・セラピーを推薦されて来談する。もともと私自身はセックス・セラピーの訓練を受けたりしたことはないので，ヘレン・S・カプラン（Helen S. Kaplan）のマニュアルや著作を読んだり，心理教育的VTRで自習して，実践してきた。カプランの治療法は実に具体的（行動療法的）でしかも力動的である。さらに私の場合は，夫婦療法も同時に行いつつ，特にジェンダーについて配慮しながら介入していく。性行為とジェンダー意識，さらには原家族との関係など多くの要因がこうした性行動機能不全の夫婦の背景にはある[6]。

なぜそのような理論とアプローチを選んだか？　具体的に

　だらだらと時間のながれに沿って今日までに出会った治療者たちの中でも，自分に影響を与えてきたと思われる人々について述べてきたが，何一つ自分のよってたつアプローチは何かという質問には答えてこなかった。出会って影響を受けてきた治療者たちの多くに共通して見られる特徴をあえて言うと，ジェノグラムを用いることが多いなど，多世代家族療法が基盤にあることは間違いないだろう。

　なぜ多世代家族療法を基盤にしているのかと問われれば，そのようなアプ

ローチになじんだ治療者たちに影響を受けたからとしか答えようがないのだが，それでは満足な回答にならない。簡潔に言うと，はじめにその理論に興味関心を持つようになったことで，多世代家族療法になじむことになったのではなく，たまたまそうしたアプローチをとる治療者たちの実践を見，訓練を受けたからということになる。

　ただこのアプローチをとることには違和感はない。それはもともと精神分析的な考え方になじんできていたことが大きいだろう。家族の歴史の中にある投影やその他の原始的な諸防衛のメカニズムは，家族の歴史を理解し介入してゆく上で助けになる。これに家族ライフサイクルの視点を加えることで，さらに家族理解に厚みが増すように感じている。家族のライフサイクルの中で起こるべくして起こる出来事，家族が予期することができなかったさまざまな偶発的な出来事などの数々の要因が，現在の家族の機能に影響を及ぼし，症状や問題行動となってあらわれる。現在の家族の相互作用にはもちろん注目しているが，目の前の解決のための悪循環にある家族関係の根本にはこうした家族の歴史があると考えることが多いようだ。

　しかしながらこうした家族の歴史を常に扱うかというと必ずしもそうではない。多くのクライアント家族は，当座の問題で四苦八苦して来談することが圧倒的に多く，家族の歴史を探究する必要があるなどとは考えてもいないのがふつうである。したがって導入部分のアセスメントと介入仮説を持つまでの段階では，構造派の考え方で始めることが多い。特に，どのように家族と交流を持ち，家族になじんでいけばよいのかは東豊の著作[2,3]に学ぶことが多い。

　しばし当座の家族の問題がクローズアップされなくなったり，家族の方から来談していない祖父母や親戚の話が出たりした時には，「まとめてお話を伺ってよろしいですか？」と了解を得て，大きなスケッチブックをイーゼルに立てかけて家族や夫婦の目の前でジェノグラムを描く。ほとんどの家族が自分の家族をこのように視覚的に眺望したことがないので，大変な興味を示してくれる。

　これを手始めに家族関係の歴史について参加家族員のストーリーを紡いでみることも多い。喪失の問題とその喪の作業もこうした脈絡から自然に行われることも多い。

子どもの問題で来談した家族と違って、夫婦療法の場合は、熾烈な夫婦間葛藤が眼前で展開されていなければ、ジェノグラム・インタビューさらにはラブ・ストーリー・インタビュー（夫婦のなれそめを詳しく継時的に聴く）[1]を導入部分からおこなうこともまれではない。

　はじめの「なぜこのようなアプローチをとるようになったか？」という質問に対する答えは、いままで出会った指導者がそうであったという答え方のほかに、開業心理療法家としての「生業」の問題がある。語弊がある言い方かもしれないが、高額な料金を請求するからには、改善させなくてはならないという使命感がある。これは他の治療のセッティングで治療を行っている方たちが、こうした使命感が薄いと言っているわけではないのだが、おそらくはこうした背景から野心的でリスクの高いような「一か八か」の介入は控えることが多くなっているように思う。したがって奇異に映るような戦略的もしくはMRIの治療者たちが出すような指示や逆説的介入は出さなくなってきているように思う。こうしたトリッキーな指示を出したり、介入したりするときは、事態が硬直してしまってそれを打開しようとしてやむなく用いることが多い。こうした意味では、同じく開業心理療法家の先輩であった下坂幸三が説いた「常識的家族面接」[9]をおのずと踏襲しているように感じている。家族にも患者にも「腑に落ちる」介入を心がけているといってよいだろう。

そのアプローチに臨床実践に合わせて修正を加えたものがあれば具体的に

　この質問に答えるのは難しい。今まで述べてきたように、実のところ臨床場面では「ケースにあわせて」効果のありそうな方法は何でも用いる用意があり、どこをどう修正し、どこをどう折衷したのかについてはほとんど意識して介入したことがないように思う。統合的もしくは折衷的というよりは「ごちゃまぜ」なのが現実のようだ。

　しかし、自分の臨床実践に関してはこのままいけばよいとも思うのだが、これでは後進を教育するには都合が悪く、自分の臨床を説明できなくてはならないので、なかなか難しい。これからの大きな課題であると感じている。

一方，スーパービジョンでは，その治療者の治療スタイルとケースのありように齟齬が生じないようなかたちの家族療法理論とその具体的介入方法を伝えることを心がけている。こうした指導はできるのだが，自分の実践を説明するとなるとやはり難しいのが現状である。

その他関心を寄せている理論，アプローチがあればどのようなものか？

　約20年前からロールシャッハ・テストの結果を本人やその家族や夫婦に伝えるといったRFBS（Rorschach Feedback Session）を行って治療効果を得ている[7,10]。最近は夫婦療法を求めてやってくるケースが多いので，この場合は夫婦それぞれにテストを施行し，夫婦同席でRFBSを行うことがほとんどである。長年この方法をおこなっていて思うことは，家族も夫婦も客観的なデータをほしがっているということである。客観的といってもRorschach dataは，いわば光の当て方によってさまざまな色合いに輝く宝石のような特有な存在である。しかも治療での変化を興味深く映し出してくれる。子どもの問題で来談している家族に子どもの許可を得て同席でRFBSをおこなうと，家族の子どもへの理解が進み家族全体の治療への動機づけが高まることが多い。両親もテストを受けてみたいと申し出ることもまれではない。夫婦へのRFBSでは，テスト上に現れたお互いの補完的な特徴や競合的になりやすい特徴が映し出される。こうしたことを通じてお互いの関係性についてきわめて洞察的な面接を進めることができる。

おわりに

　冒頭のなぜ家族療法家になったかという質問に答える中で，最初に出会った統合失調症（当時19歳）の方からごく最近約10年ぶりで電話があった。現在も入院中であるが，「やっと周りが見えてきました」と明朗に語り，元気な声を聞かせてくれた。彼もはや51歳となり，すでに両親は他界し，一人で生

きてゆく覚悟をしなければならないと語る。主だった親戚も亡くなり、「僕のこと知っていて残っているのは中村先生ぐらいになりましたよ」というので、お互いなつかしみながら笑った。さらに「先生が言ってくれていたように親離れ子離れがもっと早くにできていれば、自分にとっても親にとってもよかったのかもしれませんけど……」と言う。私はそれほど明確に当時伝えたわけではなかったが、現実が見えてきたという彼は、過去の私との治療を振り返ってそう語る。何と返答してよいのかわからないまま彼が連絡を取ってくれたことに感謝し、いずれの再会を願って電話を切った。10年間消息不明でいつも気がかりな方だったので、本当にうれしかった。

文　献

1) Hiebert W J et. al. : Dynamic Assessment in Couple Therapy. Lexington Books, 1993.
2) 東豊：セラピスト入門．日本評論社, 1993.
3) 東豊：セラピストの技法．日本評論社, 1997.
4) Kramer J R : Family Interfaces : Transgenerational patterns. Brunner/Mazel, 1985.
5) Miller S D, Hubble M A, Duncan B L : A New Perspective on Some Old Ideas : Bringing "What Works" to Focus in Treatment.（中村伸一訳：いくつかの古い考えについての新しい展望；治療に「何が役立っているのか」について焦点をあてる．精神療法 26(1)；41-48, 2000.）
6) 中村伸一：ジェンダー・センシティブなセックス・セラピー．精神療法 31(2)；165-170, 2005.［本書 (207-218頁) に収録］
7) 中村伸一, 中村紀子：ロールシャッハ・フィードバック・セッション (Rorschach Feedback Session : RFBS) の方法と効用．精神療法 25(1)；31-38, 1999.
8) 下坂幸三著, 中村伸一, 黒田章史編：心理療法のひろがり．金剛出版, 2007.
9) 下坂幸三著：第二部：常識的な家族面接を説き明かす．（下坂幸三著, 中村伸一, 黒田章史編：フロイト再読．金剛出版, 2007.）
10) 塚本優子, 中村紀子他：外来患者に対するロールシャッハ・フィードバック・セッション (RFBS) の臨床的意義．包括システムによる日本ロールシャッハ学会誌 14(1)；39-52, 2010.

家族療法の変遷と課題

家族療法訓練の独自性

　家族療法と聞いて読者はどのような治療場面をイメージするであろうか？ある人は，治療者の前に家族全員が揃い，治療室にはワンウェイ・ミラーとインターフォンがあり，ミラーの後ろには複数の治療者チームがいる光景を想像したり，またある人は治療者が家族の目の前でジェノグラムを描いたりする様子を思い浮かべたり，さらには果敢に謎かけのような指示を治療者が出したりといった面接を思い浮かべて苦々しく思う人もいるかもしれない。

　確かに家族療法の創成期には，主だったマスター・セラピストと呼ばれる人々が，ビデオに録画された実際の面接をわれわれに開示し，その理論的背景と実践とを見事に連動させて見せていた。これが70年代から80年代の米国の家族療法の勢いであった。まもなくこれらの多くのマスター・セラピストたちが日本に招聘され，数々のワークショップがわが国でも持たれ，こうした「華やかな」イメージに「洗脳された」かのように，それに刺激を受けた治療者たちが先住のロジャース派や精神分析派のそしりを顧みることなく突き進んでいったように思われる。

　こうした動きはわが国の精神療法／心理療法界にも，激震とまでは言わないまでもある種の驚きをもたらした。それまで密室でこそ成立すると考えられてきた面接が「さらしもの」になることへの戸惑いである。ロジャースとグロリアの面接場面をあがめながら観るのではなく，自分の面接が「さらしもの」になるという恐怖である。確かに音声だけでも，自分の面接が他人に聞かれるのは気持ちの良いものではない。そもそも自分の声と発言に自分で

さえ恥じ入って耐えられないのが大方の人々である。ましてや録画されている自分の姿は、「受け入れがたい」不快な映像である。

　しかし、多くの家族療法の訓練では、この手続きはある種の通過儀礼的な意味を持つ。私の場合、75年ごろからこうしたワンウェイ・ミラーのある部屋でのビデオ面接を体験できた。当時は統合失調症の家族研究でこれらの機材が導入されていたのである。ただ、そういった研究目的だったのでカメラは常に家族の方に向けられていた。そのうち当時の私の指導者（牧原浩先生）は、こうした機材を使って私たちの面接の指導を始めた。「さらしもの」になり「言い訳のきかない」指導であった。今思い起こしてもきつかったと思う。しかし、こうした訓練は私自身を知り理解する土壌になっていたと思う。なにも長年の教育分析を受けなくとも、ある程度の自己理解はこうした方法で可能になったと思えるほどである。

　その後、本格的な家族療法の訓練を受けるようになってからは、よく私の指導者（米国人）は家族だけでなく、私の表情をつぶさに録画し、フィードバックしながら介入のアドバイスをしてくれた。家族の反応と私の表情との相互作用がみごとに観察された。そのうちに録画していなくとも、自分がどのような表情で家族に語りかけているかをある程度自覚できるようになり、面接中のセルフ・コントロールもかなり意識してできるようになった気がしている。私が指導者になる場合も訓練生のからだの動きとその表情にカメラを向ける。初めのうちは、これは訓練生にとってかなりの緊張を強いるものとなるが、確実に彼らの面接技術はあがる。そして次第に慣れ、リラックスして自分の個性を生かしながら面接を続けることができるようになる。これは複数の家族との面接に限らず、個人面接でもおこなわれ、同じように彼らの技術の向上に役立つ。

　こうした訓練方法は、この特集の「精神療法の治療作用」の「今日」性を語るものではないが、このような訓練を受けることのない精神療法家にとっては、いまだに今日性を帯びたものになるように思う。わが国における精神療法の訓練に、こうした訓練が大いに必要であると感じている。さらに私の指導者もそうだったが、指導者自身の面接を訓練生に見せることもきわめて重要である。わが国の臨床心理系の大学院などでは、こうした施設を備えたものがかなりあると思うが、指導教官の面接をじかに観察でき、それから学

ぶ機会は意外に少ないのではないかと思う。治療経過を要約した記述情報のみでの指導よりも、こうした機材を駆使しての指導ははるかに効率よく、具体的な訓練を可能にする。

　私の少ない知見だが、それでも行動療法や認知療法を指導する教官は、上述した訓練を生徒に提供しているような気がする。一方、「密室」でこそ治療関係が成立し、治療が可能なのだと考えがちな精神分析やユング派の面接訓練には、こうした機会が少ないように思う。こうした「密室型」の治療でも、とりわけその面接の初期訓練にはぜひともこうした方法をどんどん取り入れ、訓練を具体的で有効なものにしてもらいたいものである。これは治療面接に限らず、心理テスト場面でも導入してもらいたい指導方法である。

家族療法の拡張と家族「療法」への自戒

　さて本題に近づけたい。その後の家族療法は、冒頭で述べたようなワンウェイ・ミラーの背後に観察者がいたとしても、治療者が複数の家族員と閉鎖された部屋で面接するだけのスタイルから変貌を遂げてきている。

　一つは家族療法の基本的な考え方としてのシステミックなアプローチの家族以外のシステムへの敷衍である。あらゆる人間関係、集団と集団同士の関係をシステミックにとらえ仮説を立て介入することは、家族療法になじんだものであれば自然なこととなる。実のところ、意識する、しないはともかく、システミックにケース（あるいは事態）を理解することは、学派を超えて最低限必要なことである。

　ここで僭越ながら私が「クライアント・センタード・システミック・アプローチ（Client Centered Systemic Approach）」（以下CCSA）と名づけた方法論について紹介したい。

　「クライアント・センタード」というとすぐさまロジャースの面接場面を想起するかもしれないが、それとは根本的な方法論が異なるものである。ロジャースの面接相手の来談者は「自ら悩みや問題性を感じて」専門家である治療者を訪ねているので「クライアント」には違いないが、ロジャースは、このクライアントと対峙して、共感受容とりわけ感情体験の共有と慎重な言

語化を駆使した面接をおこなうことでクライアントに洞察と成長を促し，苦悩を乗り越え，問題を解決しようとする。

一方，家族療法には「IP（Identified Patient）：患者と同定されたもの」という考え方がある。IPとは「あるシステム内で症状や問題行動を呈している者」と定義されよう。なぜ単に患者（Patient）と呼ばないのかというと，IPが深く関わっているシステムの機能不全がIPに症状や問題行動を起こさせていると考え，さらにこの症状や問題が相互作用的にそのシステムに「変革」を求めていると考えるからである。「変革」はそのシステムの機能回復あるいは機能更新もしくは機能改善を促すテコとなるものであると考える。

ところで，IPは自ら進んで治療者の目の前にあらわれることは少ないかもしれない。たとえばあるスクール・カウンセラーが，不登校の生徒の担任の教師の相談にのった場合，カウンセラーにとってクライアントはこの担任教師（さらには学校という組織／システム）であり，IPは不登校の生徒ということになる。またあるセラピストのところに両親が家に引きこもり暴力をふるう息子のことで相談に来た場合は，両親がクライアント（さらには家族全体／家族システム）でIPはその息子となる。さらに会社の人事課長が，欠勤が多く，仕事の能率が低下している社員をセラピストに紹介し，面接を受けるように促したとすると，クライアントはこの人事課長および会社システムであり，IPはしぶしぶやってきたうつ状態かもしれないこの社員ということになる。

もしこれらのクライアントにロジャースのおこなうような面接をしてもIPの問題解決に至るとは限らないし，クライアントが満足することはまれだろう。理屈っぽく言うと，ロジャースのもとを訪れたクライアントたちは，たまたま自分自身をIPと認識してやって来ているのである。他者との関係で悩んでいたとしても，その原因は自分自身にあるという前提で来談しているのである。したがって彼のようなアプローチで十分に援助が可能ということになる。これに対してCCSAでは，とりわけクライアントとIPが異なる場合に，その方法論が効力を発揮する。

私のアプローチの一例[1]からそれを示そう。25年前のケースである。ある精神病院に勤務していたころ近隣の養護学校の養護教諭の相談にしばしば乗っていた。その時も「以前から給食の時間になると廊下に飛び出し，だれにというわけではなくわめき散らす生徒がいる。つい先日は家庭科教室から

包丁を持ち出して喉に当て死ぬといってわめいた。どうしていいかわからないので受診させたい」という「主訴」で養護教諭から連絡があった。担任の教員が父親にすぐに連絡し，受診の許可を得て本人（IP）を連れて来院した。IPとされた生徒は軽度精神遅滞があり，私の前では大人しく言葉少ない。クライアントは養護教諭と担任教員すなわち学校システムであり，学校システムがIPを見出し来談したことになる。病院システムの一部である私はクライアントの訴えを受けとめ，クライアントと協力して主訴の解決にあたろうとする。担任はさらに「家庭訪問しても母親の話の内容がわからない」という。そこで担任と養護教諭そして私とで「健康相談会」と銘打った学校長名での手紙を父親宛てに出し，家族とわれわれ3人とが合同面接を持つことにした。本稿ではその詳細は省略するが，こうした面接を通じて，家族の状況と家庭での生徒の同じような行動さらに学校での状況の双方が明らかになり，具体的で有効な介入（この場合は行動処方）を見出すことができ，その結果長らく続いていたこの生徒の問題行動は消失し，クライアントの要請にもこたえることができた。

このようにCCSAでは，クライアントの主訴を解決すべく，IPをとりまく人的状況もしくは集団力動を査定し，その（複数の）システムにアクセスして問題解決を図ろうとする。上述のケースの場合は，問題解決を引き受けた私は，家族システムと学校システムの仲介として機能し家族内対人関係の変化，学校と家族の連携の確立を目指したわけである。結果的には行動面だけでなく，間接的には個々の関与者の感情状態や思考にも変化をもたらしたのかもしれない。

このように，今や家族療法家はこうした家族システム以外のシステムにもシステム・コンサルテーションをおこない介入してゆくことが多くなっている。冒頭に示したような70年代から80年代にあった家族療法固有のイメージにアイデンティティーを抱く家族療法家は少なくなっているように思う。私はソーシャルワーカーではないので，印象にしか過ぎないが，こうした介入は治療的社会資源を生かそうとするソーシャルワーカー的作業ともいえるのではないだろうか。もちろんIPを家族の中に見出したクライアントとしての家族（システム）とは，従来のような家族面接やその家族の一員との個人面接を持つというスタイルで面接し介入することも続けている。

振り返って考えてみると，こうしたアプローチはごく「あたりまえ」の援助介入だと思う。「あたりまえ療法」と称しても良いくらいである。困っている人（々）の主訴に応じた介入をするというごく自然で適用範囲のきわめて広いアプローチであると思う。技法としては直接間接に関係性を変化させる方法がメインになることが多いと思われるが，それが精神力動的，行動療法的，認知療法的，あるいは感情に焦点を当てる方法など有効と思われる方法であれば何でもよい。こうした意味では学派を超えたアプローチともいえる。そう考えると，今まで精神療法の独自な方法論を展開してきた各学派は，その独自性を主張しすぎるために適用範囲や技法の柔軟な発展を自ら阻んできている面もあるのではなかろうか。今や，積極的な折衷や統合を「クライアント」たちは強く求めていると感じている。

　もう一つは，家族「療法」という名称への反省から生まれたものである。つまり家族を「病理性をはらんだ集団」としてとらえ「家族を治療の対象」とする専門家である治療者と家族の上下関係という治療者の優位性に対する批判である。

　私見だが，近年発展してきたナラティブ・セラピー，社会構成主義を基盤に持った治療（援助）思想の展開，さらには精神病などの情報を家族と共有し協働して再発防止を進めようとする心理教育的なアプローチも，それらの基盤にはこうした旧来の家族療法に対する批判があるように思われる。

家族療法の課題

　このように家族療法は，ほかのたとえばフロイト，ユング，ロジャースといった特定の個人がカリスマ性を発揮しつつ発展してきた治療論と異なり，システミックに事象をとらえるというある程度共有した治療論を柱に発展してきているので，ほかの学派と違い，応用と展開のスピードも速いかのように見える。もともとシステム論は物理学から発展してきたし，家族療法におけるコミュニケーション理論の発展は文化人類学者のベイトソンに始まったといっていいだろう。また，近年の家族療法理論の中には生物学理論からの援用もみられる。さらにはフェミニズム運動からの影響も色濃くみられる。

このように，グローバルで自由な発想を受け入れる土壌が家族療法にはあり続けてはいるのだが下手をすると前述した3人のような創始者というカリスマ的個人が存在しないだけに，その理論や実践のもともとの礎を辿ると，「依って立つ人物」に辿りつけないという「こころもとなさ」があるともいえる。キリスト教に「聖書」がないような，あるいはどんな書物でも「聖書」になりうるような「こころもとなさ」である。これを逆に治療者個々の「創造性」が発揮されやすいとプラスに取る向きもあるかもしれない。一方，「聖書」を持つ学派は，理論については自信たっぷりにみえるが，なかなかに自由な理論的発展とその実践が慎重もしくは停滞しがちになるともいえる。

こうした「こころもとなさ」をふまえて，これからの家族療法家に期待されることは，家族療法の発展の歴史を今一度振り返り，それぞれの家族療法理論と実践をなした複数のマスター・セラピストの面接映像や理論に触れ自分の立ち位置を確認していくことがぜひとも必要である。訓練については今までのような機材を駆使した方法や上級治療者との同席面接などが続けられることが期待される。

年寄りめいた話ついでに一言付け加えたい。

年賀状に七福神が描かれているものがあった。冗談に近いが，家族療法家であれば毎年恒例の「七福神巡り」は欠かさないでほしいと思う。7人ほどのマスター・セラピストたちの貢献をおさらいしてほしい。古い理論や実践が無効で，新しいものほど有効であるといった錯覚に陥ってはならないと思う。このことは精神科薬物療法についてさえも同じことがいえよう。

最後に，これはどのような精神療法にもいえることであろうが，どんなに新しい理論と方法が出現しようと，肝心の治療者であるわれわれの存在理由とは，患者もしくは苦悩を抱えている人々，さらには彼らとともに生活する人々の苦痛を軽減消失するためと考えられる。確かに時代の変化とともに，クライアントの期待する治療や援助も違ってくるとは思うが，根本はどんな学派であろうがどんな何々療法と銘打った方法であろうが，さらにはアセスメントのためのどのような心理検査であろうが，今述べた治療者や検査者の存在理由を軽視してはならないと思う。そういった意味では，もしかして家族療法は今後も適用あるいは応用範囲の広い治療的援助の具体的な方法論を提示してくれるようにも思う。

文　献

1) 中村伸一：心理療法における家族療法の視点. 静岡大学心理臨床研究 8；9-18, 2009.［本書（31-54 頁）に収録］

心理療法における家族療法の視点

はじめに

　どうもはじめまして，中村です。今日はお招きいただきましてありがとうございます。心理療法における家族療法の視点ということでお話ししたいと思います。具体的な事例を通してお話しした方がわかりやすいと思いますのでまずは事例からご紹介したいと思います。

　今回取り上げる事例は，1回の合同面接で問題行動が消失した軽度知的障害の事例[1]です。実はこのケースに出会ったのは，約25年前です。たまたま上手くいったといいますか，ビギナーズラックで上手くいったといいますか，そのようなケースです。それを去年の筑波大学での心理臨床学会で発表させていただいたわけです。そして今回なぜこのケースを出したかと言いますと，家族療法の特徴的なアプローチの仕方がよく出ていると思いますので，それで紹介させていただく次第です。この事例には，事例の副題にあるようにクライアント・センタード・システミック・アプローチという，聞いたことのないようなものがついていると思うんですね。学会で発表したものをここで話すのも何かなとも思ったのですが，ちょっと教育的なことも兼ねて，この事例を選んでみました。

クライアント・センタード・システミック・アプローチとは

クライアント・センタード・システミック・アプローチっていうのは何かという話ですが，まずクライアントという言葉についてです。クライアントというのは来談者っていう風に日本語で訳してありますが，学会などで，たとえば相談にきてもいない不登校の子をクライアントという風に言ったりして，それは僕は困ったものだと思っています。クライアントっていうのは普通，一般的には辞書を引くとわかりますが，弁護士さんなどの専門家に何か相談にくる人という意味ですね。だから専門家に相談にくる人のことをクライアントって言うのであって，患者さんもしくは問題を抱えている人は必ずしもクライアントになるとは限らない，ということです。そしてこのクライアントっていう言葉のうまみをよく活かすということがとても臨床では大事です。

クライアント・センタードなアプローチと言うと，どうしてもロジャースを思い出すと思うのですが，あれは個人がクライアントになってやってきて，自分の問題をロジャースに語りかけるという意味でクライアント・センタードでいいのですけれど，このケースはクライアントが個人ではありません。

- クライアントとは：何らかの問題を抱えて専門家に援助を求めてくる人（人々）もしくは組織。必ずしも症状や問題行動を示している人ではない
- クライアント・センタードなシステムを同定すること
- クライアント・システム（William Pinsof）
- システミック・アプローチとは

図1　クライアント・センタードなシステミック・アプローチとは

クライアントはだれか？　IP（Identified Patient）はだれか？

　まず，クライアント・センタードなシステムを同定するということで，これはクライアント・システムとか，ペイシェント・システムっていう別の言い方[2]もあるのですが，まず，このケースのIPは次女です。この子はですね，学校で非常に困った行動を起こした。お昼休みの時間に"自分はもう死んでやる"と言って，それで家庭科の教室から包丁を取り出してきて喉にあてたという事件がありました。中1のときから問題はあったのですが，この事件で学校の先生が心配して，私のいる病院につれてきたというケースです。ですから，図2のIPの中にあるように，次女個人の中の問題と言えば，感情的に非常に怒りがあるとか，思考が混乱しているといったものです。それから経済的な事情もあって身体が衛生的ではなく，それから知的にもそれほど高くはなく，大体70～80くらいのIQだろうと推定される，そういう養護学校の生徒さんです。この場合クライアントというのは学校になるんです。僕が25年以上前に勤めていた病院に，この養護の先生がよくいらしていたので，養護の先生がこの子の担任とこの子を連れ添って，私のいる病院にきたわけです。ですからだれが困っていたか，つまりクライアントはだれかというと，

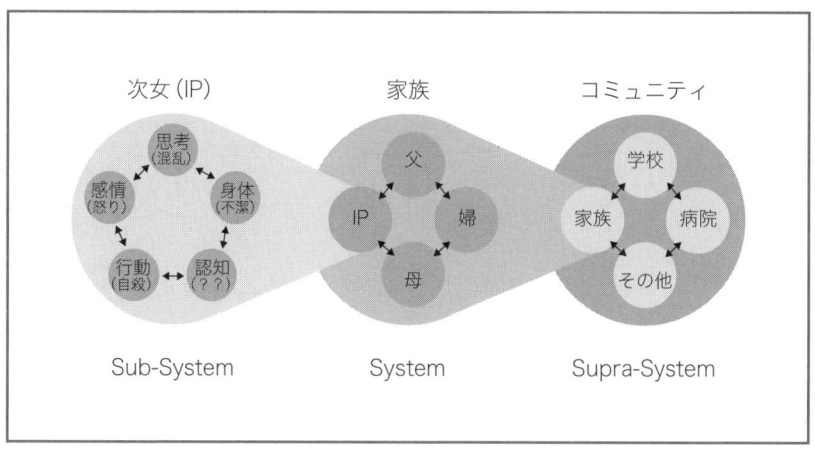

図2　クライアントはだれか？　IP（Identified Patient）はだれか？

それは学校になるわけです。学校は何に困っているかというと，この娘さんの問題で困っている。そして，IPというのはIdentified Patient，つまりこの子が一応問題がある人であろうと同定される，という意味です。さらにこのIPが実際に属しているシステムとしてはまず家族があります。この家族はというと，お父さんはブルーカラーのお仕事をしていて，お母さんはほとんど家にいて外に出ない。あんまり外との交流がない。そしてお姉ちゃんがいるというご家族です。そういうご家族の中にいるIPをなんとかしようじゃないか，学校のシステムを含めてなんとかしようじゃないか，ということで，これから述べるようなアプローチをしたわけです。

クライアントがIPを同定し問題解決に向かうまで

　僕から見ると具体的もしくは直接的には養護教諭と担任の教師がクライアントになります。そして養護教諭と担任がまず学校システムの中でIPを見出した。

　この学校というシステムの中でIPを見出したわけです。そして学校システムの中でのIPの問題行動を解決するためにクライアントとしてその子を連れて僕のいる病院にきた。この場合，家族システムの中にいる父親に受診の承諾を得ています。黙って学校の生徒を病院の精神科につれていくというのはやはり問題なので，この場合は学校が父親に連絡しています。そしてこの父親は電話で娘の医療的援助については全面的に学校にお願いするという風に言いました。そうしてクライアントである学校の先生たちがこの子を伴って僕の前に現れました。このときの主訴というのは，この子の主訴ではなく，クライアントの主訴です。この場合も，主訴という言葉がとっても大事です。クライアントの発する言葉が主訴なのであって，この子が"自分は死にたくてしょうがない，だから包丁を持ち出した"って言うのであればそれはIPとクライアントが一致しての主訴というのだけれども，この場合の主訴っていうのは学校の先生の主訴です。これもですね，よく心理の人たちのケースレポートでお見受けする"拒食症"とか"不登校"みたいな主訴が書いてあるものがあります。けれどもやはりわれわれは援助職ですから，援助職の人に

- Thから見ると養護教諭と担任教師がクライアント
- 養護教諭と担任はまず学校システムの中でIPを見出した
- 学校システムはIPの問題行動を解決すべく，クライアントとしてThのいる病院を訪れた
- この際，家族システムの中の父に受診の承諾を得る
- 父はIPの「医療的援助」について全面的に学校システムにゆだねた
- クライアントがIPをともなってThの前に現れる
- クライアントの主訴：「給食時IPが包丁を持って叫ぶ」等
- クライアントの他の訴え：「母親と話が通じない」。「家族の様子がまったくわからない」

図3　クライアントがIPを同定し問題解決に向かうまで

訴えかける最初の言葉が主訴という風にきちっととらえなきゃいけないと思います。そのあたりも，システミックなアプローチに慣れるとそういうことができると思います。さらに，クライアントの他の訴えとして，お母さんと話が通じない，これは実際に外来で面接した場合にそういう風に言っていました。クライアントである学校の先生がですね，家庭訪問に行きますと，お母さんが何を言っているかわからない，お母さんと話が通じないと。そういう家です。ですから，この家族を仮にA家族とすると，A家族の次女を学校のクラスにおけるIPとした学校システムが，セラピストにとってのクライアントになるわけです。

本事例におけるクライアント・センタード・システムとは

それで僕は，僕を含めた治療システムを学校システムとA家族システムという風にして，第1回の合同面接を持つことが妥当と考えた。で，ここでで

- A家族の次女を学校のクラスにおけるIPとした学校システムが，Thにとってのクライアントになる
- このIPを含む学校というクライアントシステムは，IPの属するA家族システムもこのクライアント・センタードなシステムに加えて欲しいとThに望んでいる
- Thは，Thを含めた治療システムを学校システムとA家族システムとし，第1回の合同面接を持つことが妥当と考える
- クライアントである学校はIPの「健康相談会」と銘打った手紙を上から校長名，担任名，そして病院名とTh名で，A家族の父親宛てに出す
- その内容は担任，養護教諭，A家族全員がThの病院で合同面接を持つという内容

図4　本事例におけるクライアント・センタードなシステムとは

すね，学校の先生，担任の先生と養護の先生とで知恵を絞って，結果的に次にお見せするパワーポイントにある資料を作って（図5），それで父親宛てに出しています。下線を引いてあるところは3人で工夫したところです。○○病院の担当医とあるのが僕で，そして県立○○養護学校の校長名で出しています。学校というシステムのトップ，責任者は校長なので，校長名で出しました。それから担任教諭の名前を書いています。タイトルはですね，"健康相談会について（連絡）"と書いてあります。これはすごく素敵なタイトルで，なんて書こうか僕も頭を抱えていたのですが，担任の教諭が"健康相談会っていうのがいいんじゃないですか"っておっしゃって，そうだそうだっていうことになり，それで健康相談会という名前にしました。"本人の問題で学校生活・家庭生活上の心身の健康問題について，以下の通り家族合同面接をやりますので何月何日に集まってください，"と。この場合面接場所は病院だったのですが，IPとお父さん，お母さん，お姉ちゃん，それから担任教諭，養護教諭の6人が，学校に朝8時30分に集合して，それで全員に病院にきても

```
FAFA（父）様                                    ○年○月○日
                              ○○病院：担当医　中村伸一
                              県立○○養護学校：校長＊＊＊＊
                                        ：教諭＊＊＊＊
                    健康相談会について（連絡）
  IPIP（本人）さんの，学校生活および家庭生活上の心身の健康問題につ
  いて，下記のとおり家族合同相談会を実施いたしますので，ご連絡いたし
  ます。
                          記
  1．日　　時　○年○月○日（土）午前9：00～11：00
  2．場　　所　○○病院内
  3．担　　当　○○病院医師　中村伸一
  4．参加者　　IPIP（本人）さん，FAFA（父）さん，MAMA（母）さん，
              ANE（姉）さん，＊＊＊＊（教諭），＋＋＋＋（養護教諭）
              ＊当日の朝8：30に学校へご集合ください
```

図5

らう，そういう呼び出し状です。学校のマイクロバスで私のいる病院にきて，それで面接を行いました。

A家族の継時的入室行動

　そして，これは入室したときの順序です（図6）。こういうものは非常に大事です。つまり行動観察というのはアセスメントでは非常に重要になってきます。個人面接する場合でも，服装，身なり，態度っていうのも大事ですけど，その人がどういう風に入ってくるか，どういう行動を取るということもアセスメントには大事です。"目は口ほどにものを言う"ではないですけど，行動は口以上にちゃんとその人のあり様や生活の背景や，人間関係を伝えてくるわけですから。行動療法家はですね，こういう行動観察っていうのは非常に慣れているわけです。臨床心理職に苦言を言うわけではないのですけれ

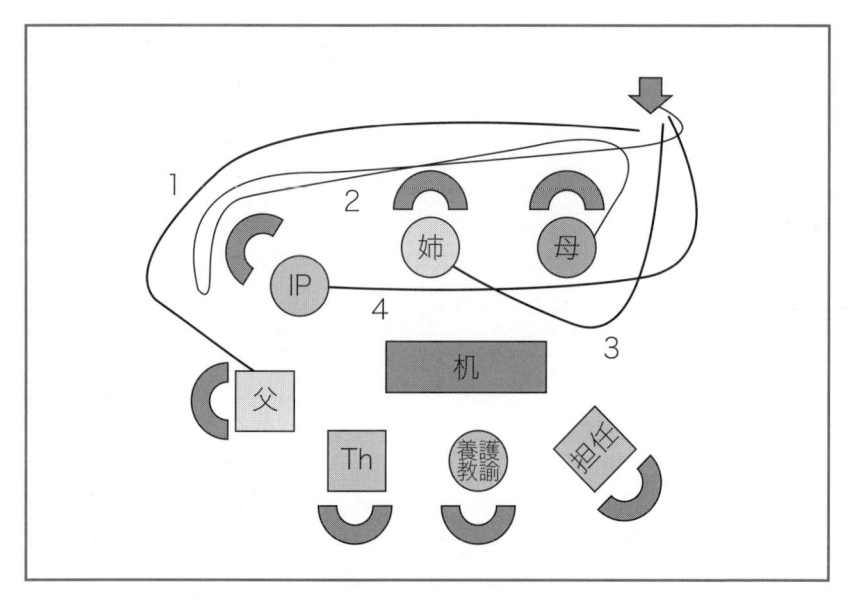

図6　A家族の継時的入室行動

　ども，こころの中を扱おうって人たちは大事な行動をどんどん逃してしまっていて，話の内容にコミットしすぎてしまってアセスメントがルーズになってしまったりということがままあるので，気をつけましょう。特にこの家族面接という複数の人たちを扱う場合に，その人たちがどういう風に部屋に入ってくるか，どういう順で着席をするか，別の言葉では僕はファミリーダンスという風に言っていますけど，家族のダンスですね，その様子を見せていただいて。そして僕らはビデオテープなどを録っていますんで，それをスローモーションで回したりして，家族がどういう風にダンスをしながら，援助システムの中に登場するかという様子を見せていただいている。そしてこの場合，1のお父さんがまず最初に入ってきて，ここに立っています。それで，他の家族が入ってくるのを入口の方を見て，挨拶をしようと待ち構えています。その次に入ってくるのがお母さんで，いったんお父さんのところまできて，また戻って一番端という非常に奇妙な行動を取ります。その後お姉ちゃんが入ってきて，ここに座る。それから，この子が一番最後に入ってく

るのですが，姉が"あんたの席はここよ"という風に指し示すかのように，お父さんの席の隣を彼女の席，IPの席という風に指し示していました。で，こういう入室場面のまあ一つの行動の連鎖，シークエンスですね。それをよく観察しましょうということです。

円環質問法

それから，ここで円環質問法という，非常に変わった質問法を行っています。家族療法にはミラノ派というのがあるんですけど。そこではいろいろ聞いてまわります。これは非常に単純化していますけれど，父親から見て，この3人の関係はどうですかという質問です（図7）。そうするとこういう風に出てきてて，母親と姉はよく話していて，よく話し，仲がいい。それから，

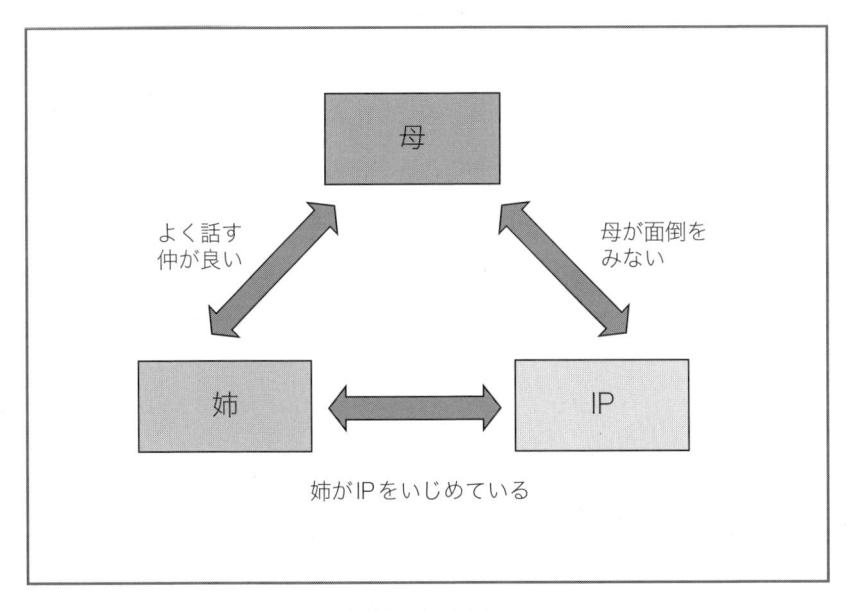

図7　父から見て

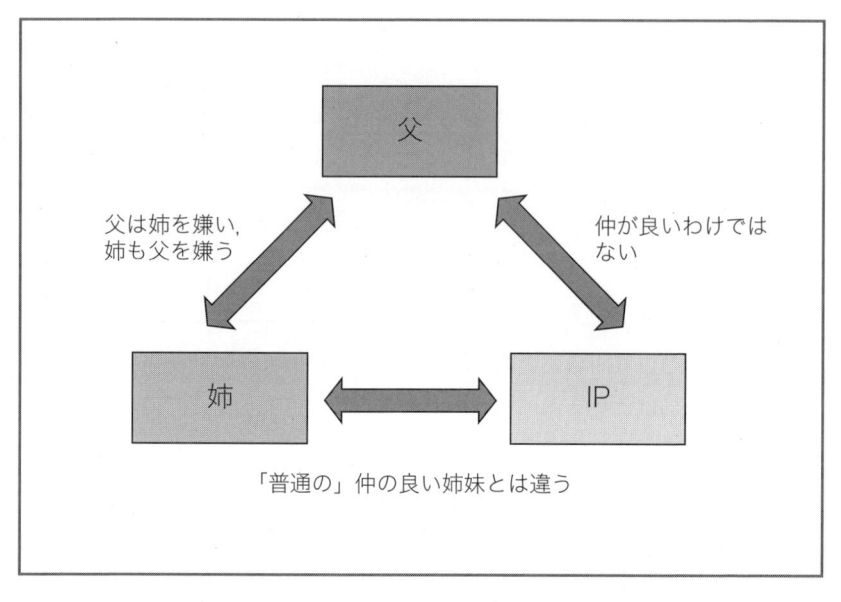

図8 母から見て

(図中: 父 — 姉「父は姉を嫌い,姉も父を嫌う」／父 — IP「仲が良いわけではない」／姉 — IP「「普通の」仲の良い姉妹とは違う」)

　IPと母親は，母親がこの子の面倒をあんまり見てないようだと。父親がですね，まあ，批判的ですよね。それから，姉とIPとがですね，姉がIPのことを，妹のことをいじめているようだという風に父親は観察しています。さらにお母さんから見てどうなのかということ（図8）。これは父親と姉との関係ですけども，父は姉を嫌い，姉も父を嫌う。それから，IPと父親は，仲が良いわけではないけれども，姉のように父親を避けるわけではない。そういう情報が得られます。それで，この同胞の関係ですけど，普通の仲の良い姉妹とは違うという見方をして。ここらへんは父親の観察と似ていて，姉とIPとの関係が，まあ葛藤的であるというか，不仲であるというか。そういうことが両方とも共通している点です。で，最後に姉から見てどうかということを聞いています（図9）。

　まず，妹と父親の関係は特別仲が良いわけでもないと。これはお母さんと同じ回答ですね。それから，IPと母親の関係はどうかというと，IPはお母さんの助けになっていないと，母親の側に立った発言をお姉ちゃんがします。

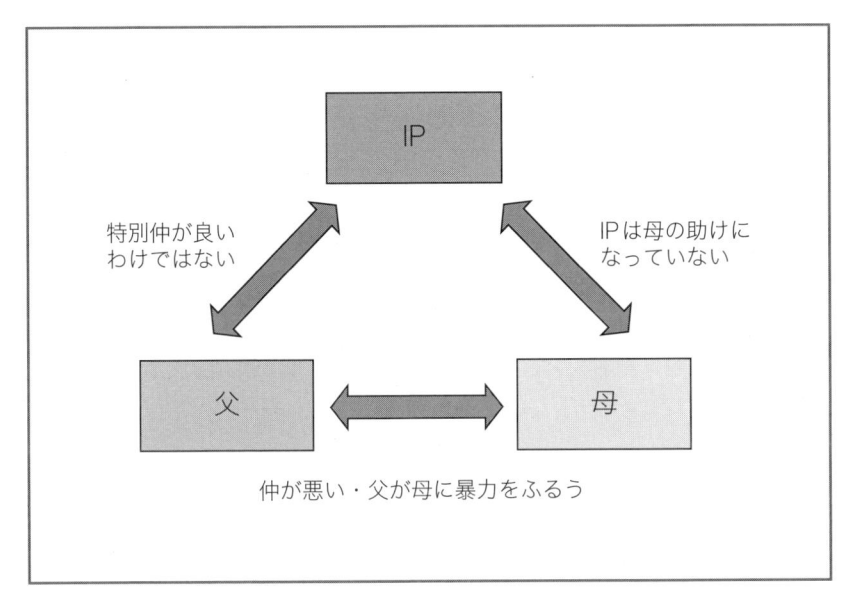

図9　姉から見て

一番最後に，父親と母親の関係を聞きますと。そうすると，仲が悪い。で，お父さんがお母さんに暴力を振るうと。さらには，ときどきお酒を飲んで暴力を振るうようなことがあるということがわかりました。あとは，IPから見てどうかという質問が残されているわけですけど，これはしていません。外来の段階でこの子があまり喋ることができないってわかっていましたので，あまりストレスをかけたくなかったので，これだけの質問で終わっています。こうした情報を知るのに，非常にスピーディに聞くっていうのがミラノ派のやり方です。あんまり考える暇を与えないというか。"どうなの，どうなの"っていう風に聞いていきます。具体的にどういうエピソードがあるかというのが大事です。

円環質問法から家族構造を描く

　それから，こういう家族の関係を割り出していくようにします（図10）。構造派の家族療法家の人たちは，よくこういうマップを書きます。上にあるのが力のある人で，下にある人は力がない。ヒエラルキーから言うと低い。太い線と細い線はバウンダリィって言いまして，境界線です。ですから，黒い濃い境界線が，姉とお母さんと父親の間にあります。だから，ここは隔絶していると言うか，離れている関係ということですね。で，興味深いのは母親よりも姉の方が上にあるということです。つまり，今の円環的な質問法で，姉の方が母親を引っ張っている，あるいは，母親が長女に依存しているということがわかります。IPと母親と姉のチームもここで線が引かれて，この二人が団子状態だということですね。そして，父親とIPとの関係は，細い破線で示されこの二人ほど隔絶した関係にはないという風なアセスメントから介入を試みます。ここで皆さんだったら，常識的に考えていいんですけど，ど

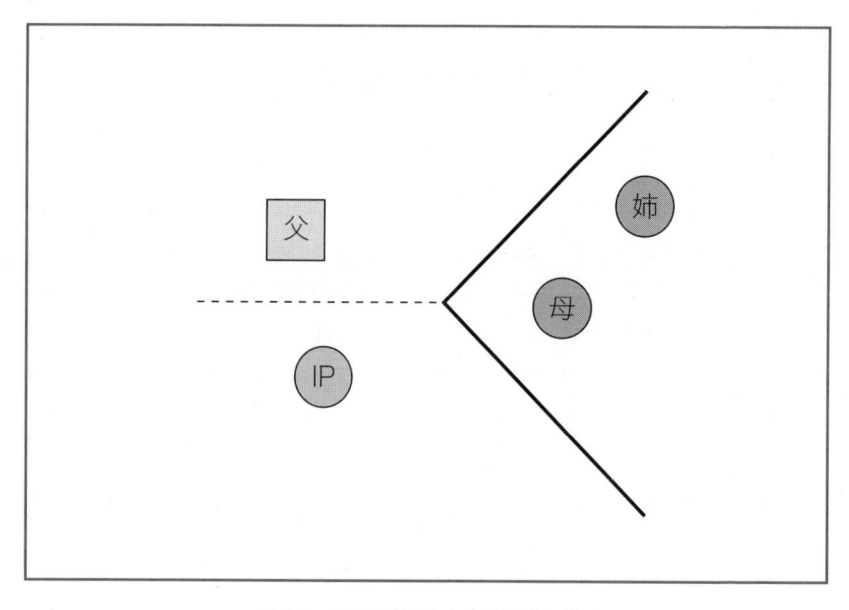

図10　円環質問法から家族構造を描く

ういう介入が望ましいと思いますか？　構造派の家族療法は非常にオーソドックスでシンプルで常識的なアプローチをするわけです。こういう家族にあって，姉は17歳くらいだったと思いますけど，この子は13歳かな。13〜14歳ですね。そうすると，この姉がIPともっと近づいて，それで父親と母親が上にきて，この二人の姉妹をある程度コントロールするというのが，まあたとえば，構造派の家族療法だと，治療のゴールとして，家族関係のゴールとして持って行きたいところです。

行動の連鎖

1. 家庭でのIPの異常行動の出現連鎖

　そして，それにはどうしたらいいかということになります。面接をしながら続けていくわけですけど。で，ここでですね（図11），冒頭に言いましたように，この子が異常行動，つまり，泣き叫ぶ，喚くという行動が家庭でもあるということがわかりました。これは，非常にわかりやすく，興味深いことです。姉とお母さんとが密着して，いろいろファッションの話だのテレビ

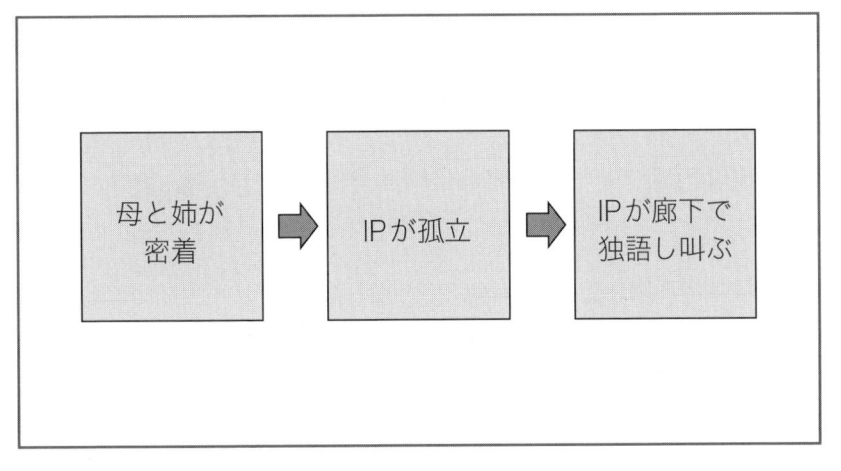

母と姉が密着 → IPが孤立 → IPが廊下で独語し叫ぶ

図11　家庭でのIPの異常行動の出現連鎖

の話だのそういうことを話したりしているとIPが孤立してくる。で，孤立するとこの子は，家の廊下に出てですね，一人でぶつぶつ叫ぶんですね。で，何か声が聞こえているみたいだとか，幻聴があるみたいだとかっていう風にお姉ちゃんは言っていたんです。とにかく母親と姉が密着して，IPが孤立するとIPは変な行動を取る。これって，学校で起きたことと同じなんですね。

2. 学校でのIPの異常行動の出現連鎖

　学校で彼女が問題行動を起こすときというのは決まっています。どういうときかというと授業中ではありません。給食の時間や休み時間が多い。あるいは林間学校なんて，みんながこう仲良くグループを作って遊ぶようなときが多いですね。ですから，給食時とか，休み時間クラスの生徒たちが密着しますね。みんなぺちゃくちゃ授業と違って友達と話していい時間帯です。そうするとこの子が孤立する。この子が孤立すると，廊下に飛び出して，一人で叫ぶということが見られます（図12）。これ学校でのことですけど，家であったことと非常にパラレルだということに気がつきます。で，ここで最終的に包丁持ち出しちゃったもんだから，大変な騒ぎになっちゃったわけです

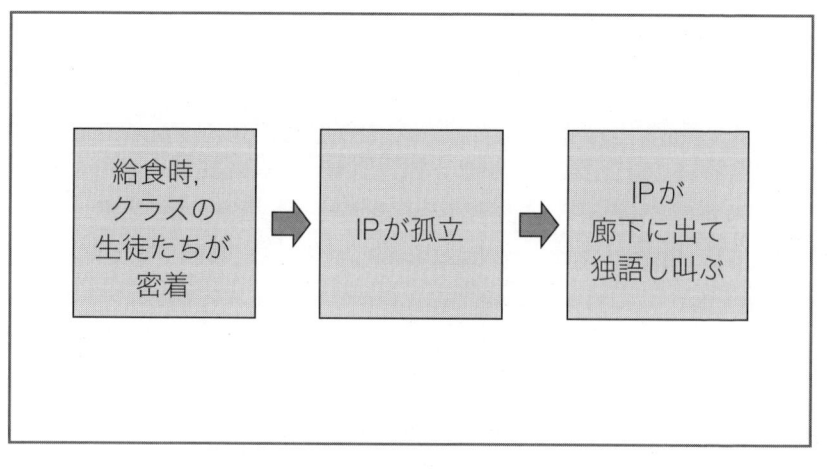

給食時, クラスの生徒たちが密着 → IPが孤立 → IPが廊下に出て独語し叫ぶ

図12　学校でのIPの異常行動の出現連鎖

けど。学校の先生もずっとこの行動については心配していた。でも、家でも同じ行動があるということが面接でわかりました。

3. 父親が帰宅してIPがビクビクするまで

　それから、もう一つですね、こういう連鎖もあります。お父さんがお酒を飲んで帰ってきて、テレビを見ます。そうすると、自分の好きなテレビ番組を見たいので演歌などの歌番組などにしようとすると、お姉ちゃんはチャンネルを変えられてしまうので面白くなくて、自室へ捨て台詞を言って逃げていく。そうすると、そこにいた母はお姉ちゃんの後を追ってお姉ちゃんのいる2階へ上がっていきます。で、このIPはというとビクビクしながらお父さんのずっと隣にいる。で、お父さんはこのビクビクしたIPに気がつかずに、お酒を飲みながらテレビを見続けるという連鎖があります（図13）。これもですね、皆さん見てわかると思うんですけど、全部行動の連鎖ですね。つま

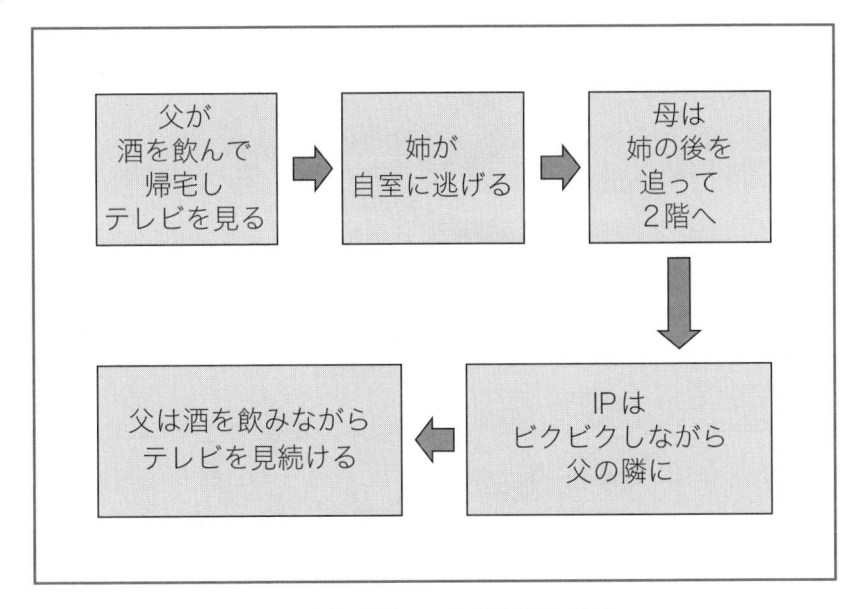

図13　父親が帰宅してIPがビクビクするまで

り，何を思い何を考えっていうそういうものは一切省かれちゃっています。このケースではそういうアプローチを取ったということもありますけれど。こういうシステミックに，行動の連鎖とか，それがどういう風に動いているかっていう，そういう相互作用的なことを見るときは，やっぱり行動の連鎖っていうものの観察がとても大事です。不登校のケースもそうですし，摂食障害のケースもそうです。ある問題行動をめぐって，家族が問題を解決しようとして，同じような連鎖行動を取っていくということに注目します。

座席変更

そして，面接の途中から，最初に入ってきてすわった位置からの席替えをしていますね。ここで座席を変更して，まず，1って書いてありますけど。父親と母親に何してもらったかというと，姉とIPとがあまり仲が良くないって

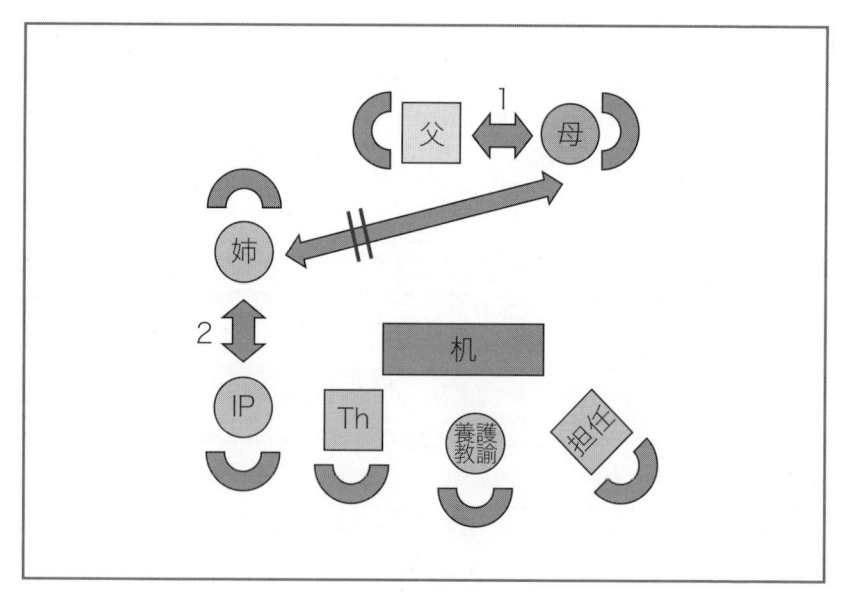

図14　座席変更

いうことなんで，仲の良い姉妹になるためにはどうしたらいいか。あるいは，仲が良い姉妹とはどういうものなのか，どうあればいいかということをお父さんとお母さんに話し合ってもらったりしています。このあと，3つくらい非常にシンプルな話し合いの課題をご両親に与えますけれども，一切解決できません。一切話し合いが成立しません。たぶんですね，両親間でまともに話し合ったことがない家族です。ですから，会話になりません。お父さんが一生懸命話を持ちかけるんですけど，お母さんはますます話がわからなくなって，われわれの方を見て助けを求めます。助けを求める言葉も，何を言っているのかわかりません。実際ビデオをお見せできればいいのですけれども，時間がないのでお見せできませんが，そういうお母さんです。これは駄目だということで。つまり，ここで何をしようとしたかというと，さきほどの家族構造でおわかりかもしれませんけど，父親と母親との間での問題解決能力ですね。家族の中での問題解決能力の程度はどれくらいかという，そういうアセスメントをしています。ですから，このアセスメントをしてみると，この両親にはほとんどそういう機能がないですね。二人で相談して，何かを決めてくっていうことはまったくないということがわかりました。そこで，2番目にですね，姉とIPとで座ってもらって，僕が傍にいますけど。それで，ここで話を聞いたのは，この子が将来どういう風になったらいいとお姉ちゃんは思うか，という話をしています。初診の段階でこの子はパン屋さんになりたいと言っていたので，お姉ちゃんにこの子がパン屋さんになるのはどう思うかって言ったら，"それはいいんじゃない"って言ってくれて。それで，お姉ちゃんにIPがパン屋さんになるための手伝いが何かできないかなっていう風に聞いています。そうすると，しばらく考えてはいたのですが，僕の方から"お皿洗いだれがやってるの"って聞いたら全部お母さんですね。お皿洗いから食事から全部。この17歳と14歳の娘さんがいる家庭で，母親の手伝いを一切しないんですよ。これはやはりスキルとしても問題ですし，母親の負担も絶大なので，お皿洗いをしよう，IPがパン屋に勤められるようにお皿洗いをお姉ちゃんがIPに指導して，それでその成績をつけてお父さんに報告しようという課題を面接の最後の最後に与えます。

最終処方

　それがこの最終処方です（図15）。まあ，この処方って書いてあるのは，お薬を出すわけではないですけど，"行動処方"って言います。こういう行動をしてくださいねって言います。ちょっとかっこいいって言えばかっこいいのですけれども。別に指示でもいいのですけれどもね。何か効くような感じがするので処方って言っているのかもしれないです。

　さて，どういう処方を与えたかといいますと，お姉ちゃんがIPにお皿洗いを指導する，その成果を，お父さんに報告する。最初お姉ちゃんはできた・できないって言っていたんですけれども，その後三段階法でつけてくれました。○，×，△です。とっても良くできた，普通だった，駄目だったっていうのでつけて，そしたらIPもこの成績表を見て，一生懸命頑張ってお皿洗いをします。お姉ちゃんももちろんお皿洗いを指導するわけですから，こうやるんだよっていう風に手伝って見せてあげます。で，その成果をお父さんに

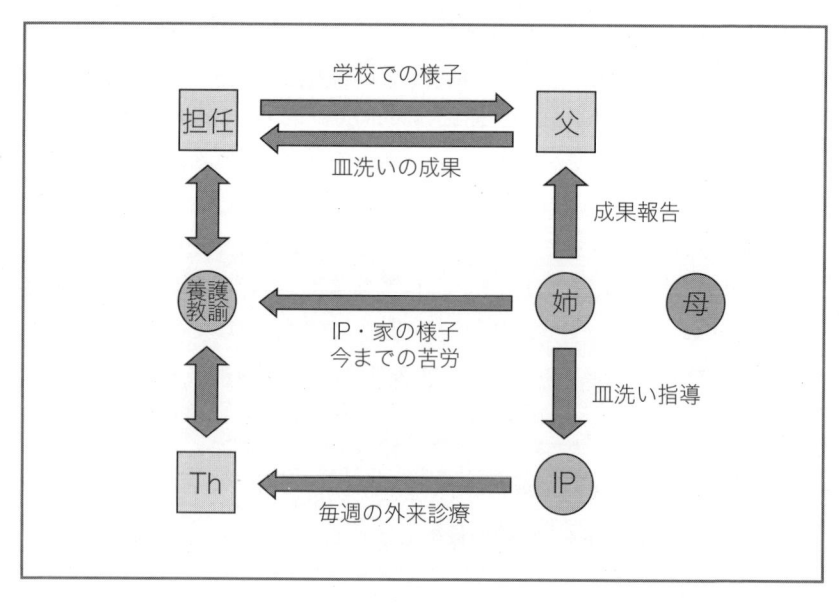

図15　最終処方

報告し，お父さんは担任の先生にそれをレポートする。そして担任の先生は学校でのIPの様子をお父さんに週1回レポートする，そういう風になりました。それと担任の先生と養護の先生と僕とは，縦つながりで，この家族のことを心配していて連携をとっていますというイメージを持ってもらっていますし，実際そうしています。で，僕のところにはこの子は毎週外来診察に担任の先生と一緒にきています。これはフォローアップの意味で外来でつないでいます。特別，薬だとかは全然使っていません。

　ここで不思議な点は2カ所あるかと思います。1カ所は，姉がなぜ養護教諭のところへきているかという点ですね。名目はIPの様子を月1回教えてほしいということで，合計3回くらいきてくれています。実際は何を狙ったかというと，この養護教諭に姉の苦労話を聞いてくれるようにとお願いしてあります。姉はインタビューの中でわかったのですけれども，小さいときからちょっと発達の遅れた妹がいて，それが姉が学校でいじめられる原因になっちゃっていたのですね。

　またそういうわけで高校を中退したりしていて非常に苦労しています。そして実際にお母さんをこのお姉ちゃんはサポートしてるわけです。この家族は非常に孤独な家族です。お客さんもこないし，人の出入りがほとんどない家です。それから家族の団らんというのも一切ありませんし，それから家族でどこか行くとか，たとえばファミレスとか旅行行くとかっていうこともないし，親戚づきあいもほとんどありません。そういう家の中にあって17年間いろいろ苦労してきたって話を，この養護の女の先生にしてもらっています。この養護の先生っていうのは，僕と一緒にずいぶんいろいろなこの養護学校のケースを見ている方で，とても温かみがあって，カウンセリングもお上手な方でして，お姉ちゃんは2回，3回きて涙を流しながら，今までの自分の苦労話をしている。そして苦労話をすればするほど，このお姉ちゃんは，IPのお皿洗いの手伝いをすごく一生懸命やってくれて，結果的にはこの子の問題行動がですね，この1回の合間面接以後消えた理由にはなっています。もう一つ不思議なことというのは，母親のところに何も線が結ばれていない点です。この母親はこの面接，治療に関してつまはじきなんじゃないか，かわいそうじゃないかと，そういう質問がワークショップやると出てきます。けれども実際にこの最終処方で一番得しているのは母親です。"中村先生は素晴ら

しい"という風に母親はいつも称賛してくれているわけですが，なぜかと言うと，今まで何にも手伝わなかった娘たちが急に皿洗いをはじめたりしてくれて，病院に行っていいことがあったということで，母親は喜んでいたわけです。ですから母親は，自分がつまはじきになっているとかそういうことは感じずに，いいことが起きたと，そういう風に思っています。

　それともうひとつ担任の先生には，しばらくは給食時に教室でIPのそばにいて食事をとってほしいと頼みました。

異常行動消失後の家族構造

　さらにその後どういう変化が起きたかと言うと，これも構造で書いてありますけれども（図16），父親が一応ヒエラルキーのトップにいて，それでこっちのまあ，団子状態になってますけど，お姉ちゃんが，一応パワーは持っているという，そういう変化が起きています。ですから，父親と母親が協力して，この2人の姉妹をケアするというそういう構造にはなっていませんけど，こういう家族構成の変化で症状が消失したと想定しています。

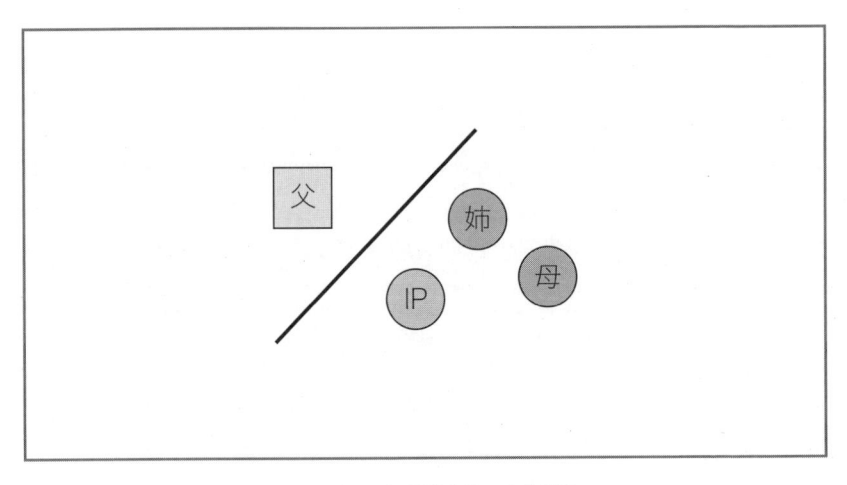

図16　異常行動消失後の家族構造

治療の基本的な考え方

　それで，こういう治療の基本的な考え方にどういうものがあるかというと，先ほどもお見せしましたように（図17），家族を一つのシステムと考えた時に，個人はサブシステムとなります。そしてサブシステムの中には次のような要素を考えるわけです。たとえば，行動療法であると個人の行動部分にアプローチするし，認知療法であれば認知にアプローチをする。自律訓練法などになれば身体部分にアプローチをする。それから，思考部分にアプローチをする典型的なのはまあ，たとえば精神分析療法とかそういうのになるかもしれません。あるいは感情部分に表現を特にフォーカスをあてるとかそういう風になれば，ロジャリアンの人たちになったりもするかもしれません。いずれにしても個人療法はこれの5つの中のどの部分を扱うか，あるいは特にどれを扱うかとそういう領域ですが，家族療法というのは主に家族のシステムの関係を変える。家族のシステムの関係を変えるということは，われわれは病院や学校のカウンセラーであるわけですからこのコミュニティというシステムの中で，自分という治療者が家族にどうかかわるかということを常に視野に入れていなくてはいけないわけです。ですから家族療法をやる人って

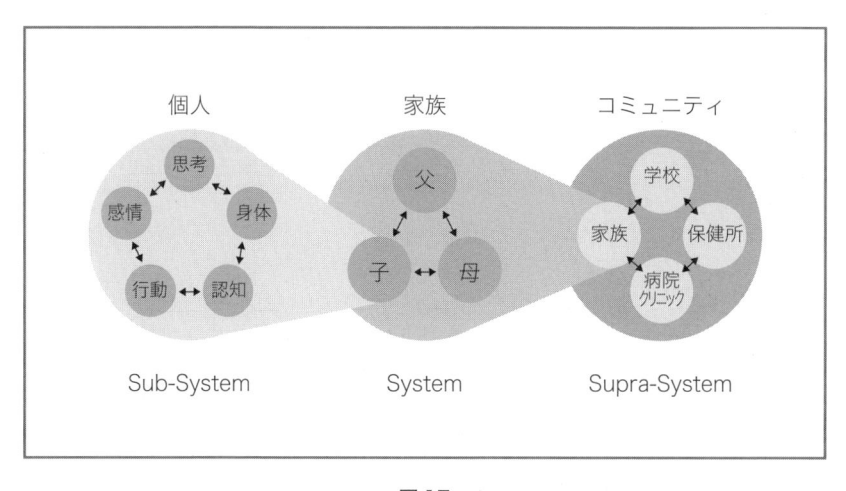

図17

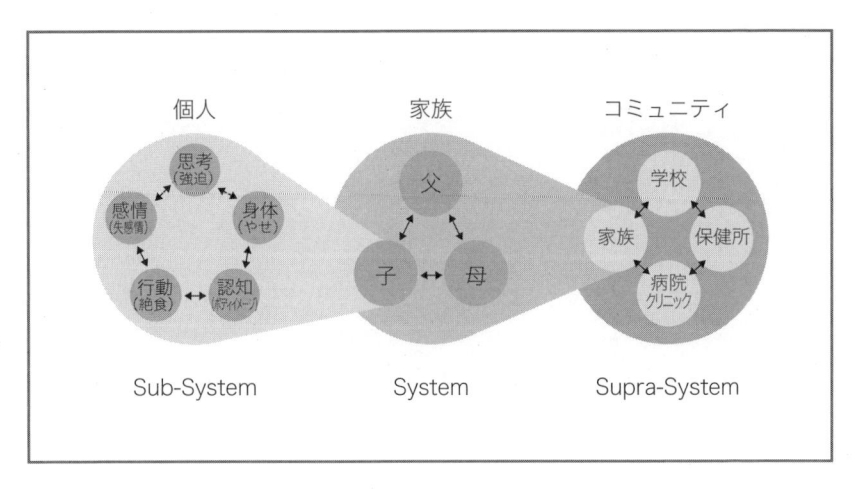

図18

　いうのは、このサブシステムからスープラシステム、社会、個人からコミュニティまでの幅広い視野で、援助活動をしないといけない。ですから米国では家族療法家っていうのはほとんどが、ソーシャルワーカーです。
　たとえばこれは摂食障害のイメージですけど、強迫的な思考、やせがあり、ボディイメージが障害され、拒食を起こし、失感情症っていう感情があまりないという、そういう場合にこの家族がどういう風に動く、うごめくかということを見ます（図18）。たとえばこの家族システムの感情を伴った行動の連鎖ですと、この子が食べない、そうするとお母さんがIPに"食べなさい"という風に言う。そうするとますます食べない。そうなるといよいよお父さんに援助を求めるけれども、お父さんはたとえば、"病気だから仕方がない"と言う。そこでお母さんはますますイライラしながら、この子に"食べろ"という風にいう。でこの悪循環がエスカレートしていくと、どんどんどんどん痩せがひどくなって死にいたるという場合だってあります（図19）。ですから、この悪循環をどういう風に断つかということを、われわれは考えるわけです。その子が何を思い何を感じ、どういう生育史かということも、もちろん大事ですけど、こういうシステミックに考えるというのも重要です。あまり皆さん慣れてないかもしれません。以上です。

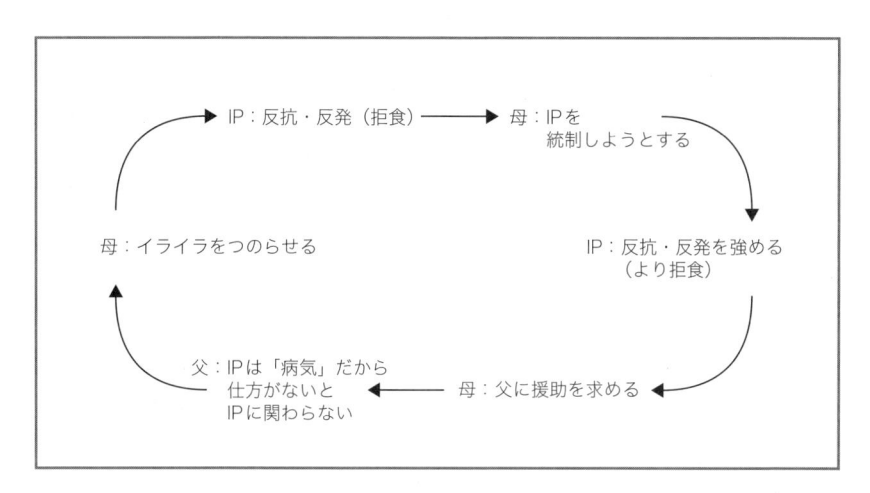

```
    IP：反抗・反発（拒食） ────→ 母：IPを
  ↗                                  統制しようとする
母：イライラをつのらせる              ↓
  ↑                          IP：反抗・反発を強める
  │                              （より拒食）
父：IPは「病気」だから  ←── 母：父に援助を求める
  仕方がないと
  IPに関わらない
```

図19

付　記

本論文は，2009年3月18日に静岡大学で開催された"家族を考える公開事例検討会"プログラムのうち，第1部レクチャーの部分を逐語化し，加筆，修正したものである。

文　献

1) 中村伸一：一回の合同面接で問題行動が消失した軽度知的障害の事例——"クライアント・センタード"なシステミック・アプローチの有効性について．日本心理臨床学会第27回大会発表論文集, 144, 2008.
2) Pinsof W : Integrative problem-centered therapy. J. of Marital and Family Therapy. 9 ; 19-35, 1983.

Ⅱ 「家」の思想をめぐって

「家」の思想をめぐって

はじめに

　わが国で家族療法を実践していると，欧米にはない家族のありように気づくようになる。

　ある仲のよさそうな夫婦が「私たちは離婚した方がいいのでしょうか？」という風変わりな主訴で来談した。二人には2歳の男の子がいる。事の始まりは結婚前。妻は名古屋出身の一人娘で父親を早くに癌で亡くし，母親一人の手で大事に育てられ，大学に入学し上京した。夫となる大学の指導教官と恋愛関係になり婚約した。夫は千葉県の小さな農家の長男で，学問の方で身を立てることを実家に認めてもらい弟が農家を継いでいる。夫は期待通り若くして将来有望な大学教官として活躍し，東京のマンションに一人暮らしをしていた。結婚生活は彼の住まいで始めようと約束していた。妻の母は一人娘の「嫁入り」にことのほか力を入れ（名古屋では当たり前とのこと），高価な桐のタンスなどの大型家具などを数個購入し，親戚や今まで世話になった近所の人々にそれらを披露した後，東京の夫婦のマンションに送った。これらの家具がマンションに運び込まれてみると夫婦の生活空間がかなり手狭になった。結婚後，夫の両親が訪ねたときにその手狭さに驚き，「名古屋のお母さんは何て見栄っ張りなんだ！」と非難し，妻はこの発言にいたく傷つき泣きながら母に電話した。

　そのおよそ2年後，この夫婦に長男が生まれたことに千葉の夫の実家は大変に喜び，初節句を夫の実家で祝うこととなった。実家の農家の庭には，10メートルを超える電柱のような旗竿に巨大な鯉のぼりがたなびき，広い居間

にはたくさんの膳が並べられ，親戚はもちろん近隣の人々，地元の名士や青年団，住職などが夫と夫の祖父と父親を中心に祝宴を持ち，妻は土間で忙しく汁物を用意した。ちなみに，こうした風習は千葉のこの地域では昔から続いているものである。初孫となる赤ん坊は，見知らぬ親戚に次々と抱かれ泣き叫ぶが，泣けば泣くほど「丈夫な孫」と誉めたたえられるばかりで，妻はハラハラしながら土間からそれをも見守った。祝宴が終わると，参加者には大きな引き出物が配られ，皆ほろ酔い加減で上機嫌に帰路についた。東京に戻った妻は激しい憤りを覚え，名古屋の母に電話した。「千葉の実家の方がよっぽど見栄っ張り！」と。

　その後は，夫婦そっちのけでの実家同士の罵り合いが始まり，挙句の果て，両方の実家から「もう離婚しなさい」と夫婦が言われ，当惑して私のところを訪ねることになったという。その時点では，孫をどちらが取るかで両家の争いが続いていた。

　この夫婦のケースに限らず，家族の文化や価値観というレンズを通して来談家族や夫婦を観たとき，われわれの臨床では，伝統的な「家」の思想にまつわる葛藤や紛争があちらこちらに見られることに気づくことが多い。

　たとえば，今でも身近に「家」を意識させられることとしては，「お見合い」や結婚披露宴などで「佐藤家・鈴木家ご両家結婚披露宴会場」と書かれた案内，「お盆休み」「嫁」「婿」「婿養子」「家長」「本家」「分家」「先祖」「家風」「家柄」という呼称などなど数え上げればきりがない。

　このような「家」の思想は明治民法で「制度」として確立し，一般の国民の間に浸透していったと考えられるのだが，この制度はそれまでの先祖崇拝主義に基づいた儒教的な「家」の思想を継承したものであり，そのため「男尊女卑」的な色合いが強いものとなっていた。

　今の若い世代の人々にとって，こうしたことは無縁に感じられるかもしれないが，いまだに「お盆」の帰省ラッシュのニュースに触れたり，「先祖代々之墓」が墓地に目白押しにあるのを見るにつけ，われわれ日本人の根底にはいまだに「家」の思想があることに気づかされる。古い資料（統数研「国民性」調査）だが，「どちらかといえば，先祖を尊ぶ方か，それとも尊ばない方か」という質問に対して，「尊ぶ」と答えた人は，1953年で77％，1963年で67％，1978年で72％とほぼ7割を維持している。

このミニ・レビューでは，筆者なりに整理してみた「家」の思想（あるいは制度）について紹介することでわが国の家族を理解するために最低限必要な（豆）知識を供給したい。もとより筆者は家族社会学や史学さらに民俗学などには門外漢の臨床家なので，文献からの引用や，その孫引きなどを継ぎはぎしたものからなるレビューであることをあらかじめお断りしておきたい。叙述の由来である出典の正確さを期したいと思われる読者には申し訳なく思う。

Hendryの「家」の図

　図1はHendryの著書の中にあったものをもとに，筆者がいくつか手を加えたものである。海外の臨床家から日本の家族の特徴について説明を求められたときに，「家」について日本語で書かれたものを調べたが，多くのものが私には専門的すぎたりして英訳に苦慮していた中で出会った著書である。外国人から見た方が，「家」を視覚的にも単純化して見せてくれているようで重宝して使っている。

　まず，はじめに，この図は明治民法がもとになっていることを断っておきたい。この図で視覚的にわかりやすいのは，これから生まれてくるもの（子孫）と何世代にも前に死去した「家」を司ってきた人々（先祖）が，生死を超えて営々と下から上へ一つの流れとして描かれている点である。この「家」の流れを継承しているのは原則として男子，かつ長男である。先祖教はもともと儒教に由来すると思われるが，幕末から明治にかけて「神」すなわち神道の色合いが強くなっていった。しかし一方で「盆」や「仏」から「先祖」に至る過程では，仏教由来の呼称や儀式が採用されているのも面白い。この「仏」から「先祖」に至る過程をある米国人の家族療法家に話したところ，だんだんと死者との喪の作業の間隔が広がってゆく儀式が営まれており，とても合理的にできていると感心された覚えがある。さて，それ以前の「家」については，どのようなものと考えられてきたのだろうか。

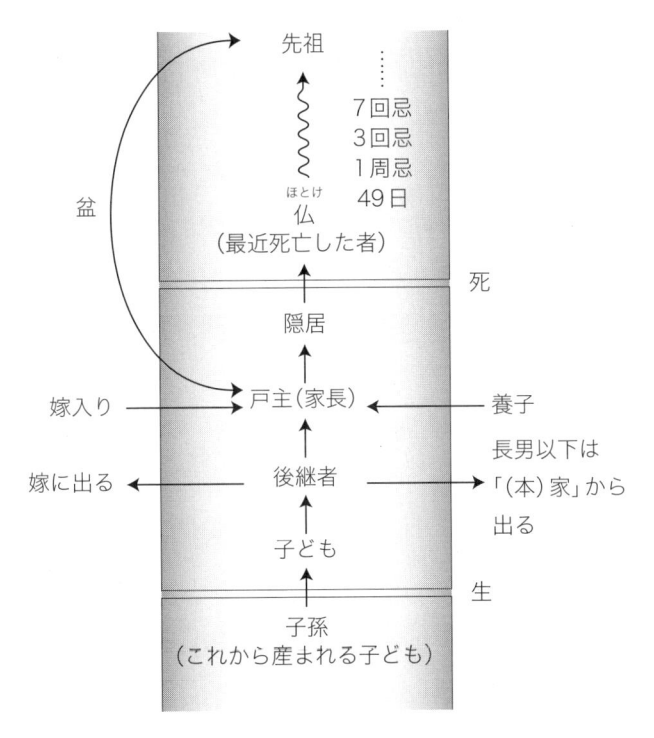

図1　Hendryの「家」の図を改訂

明治民法以前の「家」

　西欧の狩猟社会と異なり，日本は特に弥生時代以降，農耕共同体が各地に生まれたとされる。別華薫（Carl Becker）は，日本語と英語の日常の挨拶の違いにその由来をみている。たとえば「こんにちは」と"How are you?"や"How do you do?"の違いである。彼によると，「こんにちは」は「今日は晴れですね」「今日は雨ですね」といった当日の気候を述べ合った農民の挨拶に由来し，気候のことを常に気にかけていたわが国の農耕文化から生まれた挨拶であり，一方英語の挨拶は，狩りに出かけてたまたま出会った相手に対して「今日の収穫はどうだった？」とか「今日は何をしていた？」といった問いかけが挨拶として定着したのだという。妙に説得力のある説明である。

この農耕共同体の時代には，同年輩の仲間（ヨチ・ヨコ）が集団の協働儀礼をおこなっており，集団内部は対等な信頼関係で結ばれていた。庶民の親族は双方的（父系制＋母系制）だった。万葉集によると竪穴住居などの建造物は，「ヤ・イホ・ムロ・クラ・トノ」などと呼ばれており，「イヘ」は建物ばかりではなく，その背後にある家族が結びついての呼び名であったようである。またその後出現する「イエ」は，かまどを中心とする共同炊事体制に由来する用語であるという。

　奈良時代から平安期に入り，もともとの農耕共同化社会もウジ（政治組織・親族組織）の出現により，支配階級では，それまでの双方的な家系性ではなく，純粋父系化したと考えられている。奈良時代には「家」は「イヘ・ヤケ（ヤカ）」の両訓をもち，建造物や施設を意味し，「家族や親族，共同体」の意味合いは薄れてしまったようである。

　中世になると，支配階級では「家」は嫡子継承（父子継承）を意味するものとなり，12世紀前半の貴族では「家」の継承とは政治的地位・家文書類の継承を意味し，領主では「職」の継承がなされた。鎌倉時代では家門・一族を「家」とし，家長（惣領）を中心とする父系血縁集団が成立し，平安期の貴族から武士への「家」の伝承がなされた。

　近世の「家」では，幕藩権力により個々に権力を持った家父長による自律的支配は破壊され，儒教を取り入れ，「忠孝」の思想をよしとした制度的な「いえ」に変えられていった。しかし，農民家族には，いまだに共同的な「雰囲気」が支配し，階層的関係も武士に比べゆるやかであり，家父と家族の権威と恭順に基づく支配服従関係は多分に情緒的であり，武士のような絶対的な厳しい権力支配はなかった。また商人は経営能力重視で，男子がいても能力に欠けるとみなされると養子を取って商売を相続させた。また武士以外では姉家督相続や婦女相続もあった。

明治政府の「家」制度（明治時代：1868〜1912）

　列強の開国をせまる圧力に内政を立て直さなければならなくなった日本は，大政奉還をもって600年続いた政権を徳川幕府から明治政府に移譲した。こ

の明治維新では，政府は列強にいち早く追いつくため富国強兵・殖産興業を急ぐ必要があり，そのためには従来の家族の結束力を鼓舞することで国民の活力を束ねる必要があった。そのためにも，旧来の家族関係も近代化されなければならなかったが，大政奉還により天皇制を強固にしなければならないのと同時に近代化を成し遂げなければならないという大きな矛盾に直面することとなった。

　結果的に，明治政府が新しく民法を作りそれを施行するまでに30年もかかったが，その紆余曲折は「民法典論争」と呼ばれている。はじめ明治政府はフランスからボワソナードを招き，新民法の大筋を10年かけて完成したが，それは西欧的な個人主義，民主主義的性格が強く国情に合わないという理由で反対され施行が延期となり，結局のところ，その後ドイツ的な保守的民法がつくられ1898年になってやっと施行された。この過程で日本が本来「先祖教」の国であることを主張する穂積八束と西欧的家族主義をよしとする梅謙次郎との間で民法典論争と称された激しい論争が展開された。

　穂積は1891年「民法出でて，忠孝亡ぶ」と主張し，一対一の男女の自由な契約で家族が成立するとみる西欧的民法を導入することは，祖先から継承された家長権を基礎とし，天皇制を尊ぶ日本の家族制度を破壊するものだとした。

　そして「建国の基礎たる愛国の情と人倫忠孝の精神を以って社会を維持せんとするときは，祖先教に依頼するの外他に方法なし」とし，わが国は祖先教の国で，先祖はその肉体は存在しなくなっても，その霊は家に宿ってそれを守り，家長はこの世における祖先の霊の代表者であるとした。したがって家長権は神聖にして犯すべからざるものであって，家族員は祖先の霊をまつり，その体現者である家長に服さなければならないとした。そしてこのような家族制度が国体（国体：万世一系の天皇が統治する特殊な国家を意味し，民族的優越性を示す概念として幕末から第2次世界大戦前まで用いられた）の基礎であるとした。

　つまり，以前からある封建君主に対する「忠」を近代的な中央集権的な国家に対する忠誠に拡大しようと努め，一国を一家とみなすことによって，親に対する「孝」と天皇に対する「忠」とを「一本」にした国体観念を作り上げた。このことで武士階級を中心に浸透していた儒教由来の「忠孝」の思想

と神道を重んずる天皇思想との融合をはかり，さらに伝統的な仏教も否定することのない家族制度が作り上げられたと言ってよいだろう。

　この制度によって庶民（特に家長）は自分たちも武士階級と同じように「忠孝」を重んずることで，今までの士農工商では比肩できるはずのない武士階級と同じように国家に寄与することができるというプライドを持つことができるようになったといえよう。

　しかし，歴史的にも，地主に対する小作人の恭順は親に対する「孝」に等しいものと考えられていたし，主人と奉公人，手工業での親方との徒弟関係，家元と弟子なども同じく「忠孝」を重んじた「疑似親子関係」とみなされていたので国民にとっては，この穂積の主張に違和感はなかったと考えられる。

　ここで脇道にそれるが，この「疑似親子関係」におそらくは関係する現象について鈴木孝夫の説をもとに筆者なりに敷衍しながら若干触れてみたい。

　鈴木孝夫は『ことばと文化』の中で日本語特有の人称代名詞の使用法について指摘している。もともと日本語の会話では，たとえば「I」や「You」といった西洋語では欠かせない主語を省いた形でも会話を成り立たせることができるというおそらくは世界でも珍しい語用法を持っている。このことは先の日本語の挨拶に人称代名詞が用いられないこととも関係していると思われる。日本人同士の対話ではより脈絡や非言語的なメッセージの読み取りを通じて，主語なしでの対話を成立させるということをごく日常的にやっている。これは仮に人称代名詞や相手の名前などの固有名詞を省かずに会話をしてみると，それがいかに不自然なものになるかでもわかる。

　ここで鈴木孝夫は日本語の人称代名詞の使用法について興味深いことを述べている。たとえば子どもに対して母親が，「お母さんはね……」とか，妹に対して姉が「お姉ちゃんはね……」などのような家族内役割を主語化することが多く，それは目上の者が目下の者に対して自分を示すときに用いられることが多い（たとえば妹が姉に対して自分のことを「妹はね……」とは言わない）ということや，たとえば母親が息子である長男に対して「お兄ちゃん，何が食べたいの？」とは聞くが，その次男に対して「弟ちゃんは，何が食べたいの？」と聞くことはない。このことは実は不思議な語用法である。つまり母親にとっては息子のはずの長男が，母親の兄のようにも聞かれかねない。母親が彼女の実の兄に対しても「お兄ちゃん，何が食べたいの？」と聞くこ

ともありうるのである。

　さらに，たとえばこの母親が，公園でその弟（と思われる年下の男の子）と遊んでいる見も知らぬ男の子に対して，その子が弟のものを取り上げたのを見て「あなたお兄ちゃんでしょ！」と注意することがある。この例のように，まったく赤の他人の子どもに対しても「お兄ちゃん」を用いることもあるのである。「そこのおじさん……」といって年下のものが，実際に叔父でもない年配の男性を呼ぶことが可能なのも同じことである。いずれにしてもこのような「疑似親子関係」さらには「疑似家族関係」的に日本人が人称代名詞を用いることは，いかにわれわれ日本人が「個人志向」の西欧人と異なり「家族志向」の文化を持っているかを物語る一つの根拠となろう。

　また「家」制度では「家」を継承する「子ども」の存在が大変重要視されたことは，従来言われてきたように，「夫婦中心」の家族を営む西欧の家族に対して，「親子中心」もしくは「子ども中心」の家族と言われるわが国の家族のあり方の一要素として関係していることは間違いないだろう。子どものいる夫婦間でお互いを「お父さん」「パパ」「お母さん」「ママ」と呼び合うという習慣も「子供中心」の家族関係を象徴的に示していると思われる。

戸主・主婦権・「家」の継承

　1871年，明治政府は廃藩置県を命じ，全国的に戸籍の登録制度を導入し，すべての国民を掌握するために個々の家族をもとにこれをおこなった。1872年には戸籍の登録制度が執行され，戸主に戸主権を与え，戸主を筆頭とする家族を県ごとに登記させた。戸主権（家長権）とは，(1)家族の婚姻・養子縁組に対する同意権，(2)家族の入籍または去家に対する同意権，(3)家族の居所指定権，(4)分家の許可を示す。さらに戸主を保護するために，1875年から1889年の間は，戸主には徴兵の免除もしくは延期が許された。

　また，法的権限ではないものの戸主の妻である主婦には，「主婦権」が与えられた。これは，家庭内の衣食住を管理する慣習的権限であり，現在でもその慣習が残っている地域もある。特に農漁村では主婦も生産活動に加わり主婦権も強いものだった。エヌシ（東北・信州），ヘラトリ（東北），クラザカ

シ(佐渡)といわれた主婦は,米・味噌の入った蔵を管理する人という意味を持ち,嫁は毎日の食事の支度をするのにも必要な分量だけ主婦から預かり,直接蔵に入ることはできなかった。主婦権を嫁に譲渡することを,ヘラワタシ(東北)とかシャモジワタシ(関東)と呼び,長野県北安曇野では,大晦日の晩に杓子を鍋蓋の上にのせ,手拭一本を添えてから姑から嫁に手渡される風習もあった。また,隠居制のある地域では,隠居の時期が家長権・主婦権の譲渡を意味した。

「足入れ婚」「妻問い婚」「通い婚」と呼ばれる一定期間夫が妻の家に入り生活し,それと同時に夫の親が隠居するという「嫁入り婚」に先行される儀式風習もあった。つまり,このようにして嫁を迎え入れる準備期間の間に夫(戸主となるもの)の親が隠居することで,一軒に二人の主婦が同居することが避けられた。このように,長子相続制や隠居制度を残すことで保守的な性格を民法に盛り込んだ。

福武直は,このような「家」の特徴を以下のようにまとめている。

1) 祖孫を通じて過去から未来へと「家」が連続的に継承される。
2) 家長(戸主)の地位の権威の存在とそれを支える家産の存在。
3) 長子による家督相続。
4) 親子関係が夫婦関係に絶対的に優位する。
5) 結婚が家と家との結合である。
6) 兄弟の序列を反映して分家がおこなわれる場合,分家と本家の関係が不平等である。
7) 同族の存在。
8) 同族結合が強いために婚姻関係が弱い。

こうした「家」制度が維持されるためには,「嫁」は身体健康で「孫」(願わくば男子)を出産することが絶対視された。そのために不妊の嫁は「石女(ウマズメ:不生女)」と呼ばれ正当な離婚(離縁)の理由になった。その他にも嫁の慢性的な身体疾患,不倫(性的関係がなくとも),感染症などが離婚の正当な理由になり,明治時代は人口1,000人に対して約3件が離婚しているという世界に冠たる離婚大国であったことは特記すべきところである(図1)。

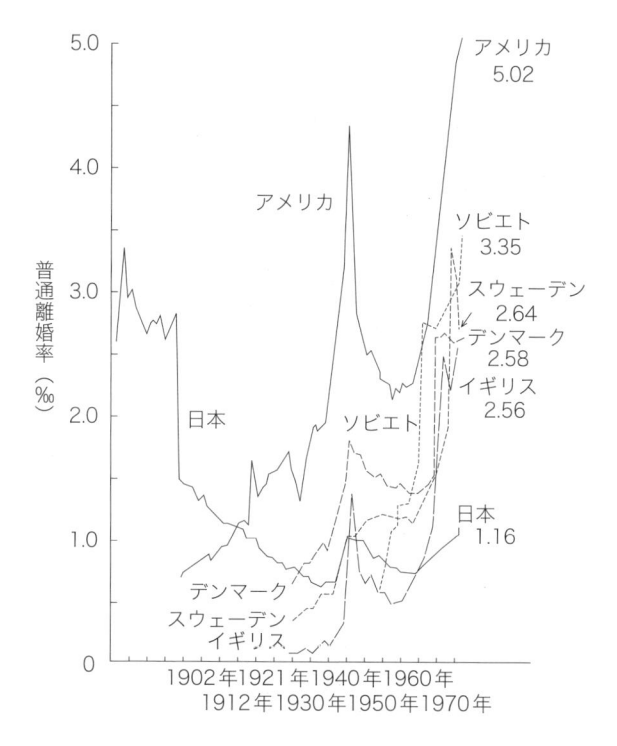

図1 各国普通離婚率の推移
資料：United Nations : Demographic Year Book. 29, 1977.
出典：湯浅雍彦：各国家族の動揺と日本の家族．コミュニティ，55，地域社会研究所，p.7, 1979.

「はじめに」で取り上げた事例についても，夫が農家の長子であったこと，初孫が男子で本家である夫の親族は「家」をあげて初節句を祝ったこと，その果てに「家」同士の意地の張り合いになり，婚姻関係よりも同族結合を強調し，孫の争奪戦にまで発展していることをみれば，福武のあげた「家」の特徴が今現在の夫婦にも大きく影響していることは明白である。また，最近でも多くの夫婦療法の事例で，夫婦の子どもをめぐる（特に夫側の）「家」の圧力は並大抵ではないものがある。他にもこうした「家」の葛藤をめぐる事例を簡単に示そう。

現代でも，夫婦のあいだに子どもが誕生しないと，その原因を「嫁」に求

める傾向が圧倒的に強い。ある30代の夫婦は結婚後3年たっても夫（一人っ子で長男）の射精不全（性交時膣内で射精できない）が改善せず来談したのだが，来談のもともとのきっかけは妻が夫の母親（姑）に「子どもはまだなの？」と耳元でささやかれたことに端を発していた。妻は夫の射精不全が原因で妊娠に至っていないことを姑に告白することはできずにいたところ，姑の方から婦人科へ行ってみることを勧められた。明らかに不妊の原因は妻（嫁）にあると決めつけているようだった。妻は悩み，夫婦で不妊外来に行こうと夫に進言し，やっとのことで受診することができた。妻には問題なく，夫の方も自慰行為では射精することが可能で精子の数も活動量も十分あるので，セックス・セラピーを求めて最終的に筆者のところを訪ねたのである。

　ごく最近でこそ，たとえば精子の数と活動量に問題があることが不妊の原因の一つにあげられ注目されているが，いまだに多くの姑やその取り巻きは「嫁（妻）」に子どもができない原因をア・プリオリに求め，こうした夫婦を苦しめる。
　「家」の継承と嫁の立場がよくあらわれた例をもう一つ示そう。

　前医から妻の抑うつ状態が改善せず，夫婦療法を薦められて来談したケースだった。聞くと妻は来談時，長女を連れて実家に戻り療養しているという。夫によるこうした別居は妻の浮気が原因だという。実家でも妻は自分の両親から「嫁ぎ先」での浮気を責められ，なかなかうつ状態の療養にはなっていなかった。
　夫婦の歴史を聞くことにした。夫婦は由緒ある見合い組織の紹介で出会い結婚した。夫は何世代も続く企業の社長を父に持つ長男。姑ははじめから嫁に跡継ぎの男児を期待していた。妻は，最初の2回の流産のあと女児を授かったが，産後でベッドに伏しているときに姑から「今度は男の子を頼むわよ」と言われ大変に傷ついた。夫も姑の言葉にことさら慣慨するでもなく，このことが余計に妻を傷つけた。次に出産した女児は難産かつ超未熟児で2日も生存できず死亡したが，産後の肥立ちが悪かった妻は単独入院を続けた。1週間後に夫から「また女の子で，すぐに亡くなった」と難産を労うでもなく，さらに赤ん坊の喪失を悲しむでもなく，この悲劇をこともなげに知

らされたのにも強い悲しみと失望、そして憤りを抱いた。その後やっと男児をもうけるが、この男児に対しては姑が栄養や教育についていろいろとやかましく口を出し、長女には目もくれない差別にも傷ついた。

こうした事態になんら気持ちを寄せてくれることのなかった夫と違い、浮気相手の男性は大変な共感と同情を示してくれたという。しかし、この浮気は夫および姑の知ることとなり、「長男を置いて実家へ帰れ」と罵られ、長女を連れ立って実家に戻ったのである。

念のため強調しておきたいのだが、これらのケースはどれもこの5年以内に筆者が経験したケースであり、まして明治時代のものではない。

さて、ふたたび話を明治時代に戻したい。現在でさえもこれらの例にも見られるように、こうした民法の制定（1898年）によって家族関係がゆがむのをおそれた明治政府は、1890年に「教育勅語」（1948年失効）を発布し、淳風美俗の家族制度を「教育」を通じて国民に注入した。家族の結合を強化するには、国民の家族意識の形成がもっとも効果的であることを、明治以来日本の政府は熟知していた。また、女性が家庭にあって再生産機能を円滑に果たすのが鍵であることも知っていたから、女性に「良妻賢母」思想を叩き込んだ。しかも「良妻」よりも「賢母」が重視され、子どもへの愛情は充分な教育を与えること、学歴社会の中で勝者となるよう努力することが求められた。学歴社会と良妻賢母論がほぼ同時期に生まれたのは偶然ではなかったのである。こうした家族が、天皇制に批判的な諸思想が国民に普及する防波堤になり、戦時下にあっては国内の戦時体制を下から支える力となった。こうして明治政府は大国との戦争や隣国への軍事的侵略を進めていったのである。

大正時代に至って女性の選挙権や参政権そして人権の問題がクローズアップされ、さらに、「法」をもって家族関係を裁くということに抵抗を感じていた民法反対派は、伝統的な親子・夫婦の関係が、いままでの「徳義の関係」から、一変して「権利義務の関係」になることでわが国の淳風美俗だった家族制度は破壊されることになると強く危惧した。こうした背景から、通常の裁判所とは別に家事審判所（現家庭裁判所）を設け、裁判所が権力をもって夫婦家族を裁くのではなく、「相当ノ地位、名望アル人ガヨク事情ヲキイテ……互ニ譲歩シテ……治マリヲツケル」制度、つまり、「自然ソレデ争ハ

ズニスム，起ツテモソレガ治マツテシマフ」ようにすることこそ，淳風美俗・家族制度を保つ方法になると考え，「権利義務ノ問題トシテ裁判スルコトヲ避ケテ，円満ニ解決セシメル」ために，今でいう調停制度が生まれた。

しかし，その後第2次世界大戦へと突入してゆく過程にあった日本では，「国体」に連なるところの「家」は再度の教育勅語の復活と共に軍事国家をまとめ上げるための重要な集団と化し，東条英機首相が「家庭を守り，子弟の養育に任じ，その夫を，また子を，兄弟を，前線銃後に活動せしむるあたたかき源泉は，家族制度に基づいている。これは帝国女性の天職であり，将来永久に保守しておかねばならない」と述べるにいたる。

第2次大戦後の「家」の制度上の廃止と思想としての復興

敗戦後，1947年（昭和22年）の新民法施行と共に家督相続は廃止となり，遺産相続だけに改められた。相続権も配偶者の権利を認め，男女間での均分相続となった。明治以来続いてきた「家」制度の完全な廃止である。

新憲法はこのように名実共に男女の平等を強調し，従来の「家」から「家」に嫁ぐ「嫁入り」から，二人の男女の平等で自由な愛情に基づく婚姻に対して「結婚」という新しい用語を当てはめ，それを核家族のスタートとした。

こうした急激な変化にはとても日本の社会はついてゆけるものではなかった。明治民法の誕生時と同じように，この新民法の成立には，旧来の「家」制度を保守しようとする人々と大きな改革をもとめる人々との間で，激しい論戦がなされた。

そもそもこの論争は，1947年の新民法施行の1年前の敗戦直後，吉田茂首相が，天皇制廃止を受けて「皇室と国民の間に，なんら区別もなく，いわゆる君臣一如であります。君臣一家であります。……国体は新憲法によって，毫も変更せられないのであります」と発言したことにすでに端を発していると思われる。現人神から人間天皇になってもなお天皇を中心とした「国体」は揺るがないものであると主張し「家」を再び擁護しているのである。これは，敗戦下にあって国民を鼓舞するための発言ではあろうが，ここには「家」制度は廃止されても，「家」の思想は恒久的に維持されるべきとの意向が顕著

にあらわれている。

　さらに，1951年のサンフランシスコ講和条約以後，家族制度を復活させようとの動きが強まり，1954年，自由党の憲法調査会の会長であった岸信介は，「今の民法では「家」という観念がまったくないので，「家」－ファミリーというものが失われてしまい，祖先をまつり，血統を尊び，子孫に伝えるという考え方が失われてしまった。……子は親を養う責任はないというので，年寄りは皆養老院へ行ってしまえといった調子であるが，これが，日本の国情にあったゆき方であろうか。日本の伝統や，習慣，国情にふさわしい「家」のあり方というものが，私にはどうしても必要であると思われる。そして，その「家」の精神にもとづいて国家が形成され，また国際的に進出するもととなるのだ」（「婦人公論」）と述べ，婦人たちから全国的に非常に強い反感をかっている。

　しかし，新民法を巡る論争においても，明治の民法典論争で穂積が「民法出でて，忠孝亡ぶ」と嘆いたのと同じように，「新民法出でて，忠孝亡ぶ」との声が聞こえてくるのである。

おわりに

　浅学を省みず，「家」の思想というテーマで，わが国の家族を理解する上で必要と思われることがらをまとめてみた。いまさら述べることでもないが，個人以上に家族はその国の歴史と文化の影響を受けながら現在に至っている。都会の若い世代のクライアントと面接する際など，われわれは彼らに「家」の思想など無縁であるかのようにみなして，面接をおこなっているかもしれない。しかし，少なくとも彼らの3世代前の家族員には，とくに明治民法に記された「家」制度からの影響を受けたと思われる「家族イメージ」が現在でも息づいている。また，明治だけではなく，大正，昭和，そして平成と時代を生きてきた家族の中に，この「家」の思想が（否定的なものも含めて）何らかの形で息づいているのを日常の家族臨床の中に見ることができる。

　上野千鶴子は社会学的な視点から，「ファミリー・アイデンティティ」について興味深い知見を示している。上野は，たとえば3世代からなる家族員

のそれぞれに「あなたはどの範囲の人々（モノ・生きものなども含む）を『家族』とみなしますか」と問うことでファミリー・アイデンティティの「境界の定義」を尋ねるというインタビューをおこなった。そこでは，家族員それぞれがみなしている家族構成員が異なってくるという興味深い結果が得られている。例外的なものもあるが，往々にして祖父母は世代や同居の範囲を超えた旧来の「家」の構成員を「家族」と認識していることが多いし，彼らの孫にしてみれば多くは自分たちと両親という核家族をその構成員にすることが多いようだ。この方法を用いることで，筆者（私）はどのような「家」思想の影響が家族員に及んでいるのかを知ることができると思っている。

特に筆者は，夫婦や家族との面接において，しばしばジェノグラムを描きつつ家族の話を聞くことが多いので，どうしても「家」の思想の影響がどのように，あるいはどのくらい世代間で伝承されたり，拒絶されたりしているかに関心を向けてしまうことが多い。こうした臨床経験から垣間見たいくつかのケースを，本稿の中でも，ごくかいつまんで紹介してみた。これらのケースでの問題解決のために，私たち治療者が，彼らの「家」思想の伝承問題に焦点を当てるかどうかはケースごとに違うものの，陰に陽にこうしたわが国特有の「家」思想の影響があることを知っておくことは無駄ではないだろう。

さらに治療者自身の生活史の中で，先祖を含めた自分の家族や配偶者から「家」思想がどのように伝承され，それらに自分がどのように対峙しているかを認識しておくことが，クライアントの持ち込んでくる「家」思想の葛藤や束縛から，治療者が自由でいられるためにも重要であると思う。

ときに男尊女卑的な家族に接している治療者が，こうした家族に過剰に批判的感情的に反応してしまい良好なジョイニングができなくなっていたり，一見ふがいなく見える父親や夫に，むやみに家長としての責任や指導力を期待したり，強要したりしてしまうといった現象の背後には，もしかして治療者自身の中にいまだ意識されていない「家」思想からの影響があることもありうるのである。

（今回のミニ・レビューは2005年に駒沢大学で開催された下坂幸三先生らを発起人とする「東洋思想と心理療法研究会」で講演したものをもとに原稿化したものである）

文　献

1) Hendry J : Marriage in Changing Japan : Community and society. Charles E. Tuttle, Rutland, Vermont & Tokyo, 1981.
2) 磯野誠一, 磯野富士子：家族制度：淳風美俗を中心にして. 岩波新書, 1958.
3) 鹿野正直：戦前「家」の思想. 創文社, 1983.
4) 牧原憲夫：民権と憲法：シリーズ日本近現代史②. 岩波新書, 2006.
5) 佐々木潤之助編：日本家族史論集Ⅰ：家族史の方法. 吉川弘文館, 2002.
　　Ⅰ. 家族史の方法
　　　明石一紀：家族と共同体：「家族の起源」からイエ成立論へ.
　　Ⅱ. 家父長制をめぐって
　　　大竹秀男：近代庶民家族秩序論再説：非家父長制説に対する批判に答えて.
　　　岩本由輝：労働組織としての家父長制家族：柳田・有賀におけるそのとらえ方.
　　Ⅲ. 家族史の現代
　　　水田珠枝：家族の過去・現在・未来：家庭の崩壊を中心に.
　　　石原邦夫：戦後日本の家族意識：その動向と研究上の問題点.
　　　千田有紀：「家」のメタ社会学：家族社会学における「日本近代」の構築.
　　　上野千鶴子：ファミリィ・アイデンティティのゆくえ.
6) 鈴木孝夫：ことばと文化. 岩波新書, 1973.
7) 上野千鶴子：近代家族の成立と終焉. 岩波書店, 1994.

Ⅲ　見立てと介入

家族療法以前
客・商人・商品

はじめに

　本書（東豊編『家族療法のヒント』）はこれから「家族療法」をしてみようという比較的初学者と思われる人々に向けて編まれたようである。そこで私は初心に近い臨床家や学生たちに向けて現場の臨床では必須で当たり前のような考え方だが，意外に教科書などでは取り上げられることの少ないことについて述べてみたい。以下に述べることがらは，主に私のスーパーバイザーとしての経験から生まれたものである。タイトルの「家族療法以前」は，本書が主に経験豊富なわが国の家族療法家たちの寄稿であることを意識してつけたが，本来なら「○○療法以前」とすべきところである。つまり今や心理療法の世界においても，「○○療法」と銘打ったブランドものがひしめいており，心理療法家になろうとする人たちも「いったい自分はどの○○療法家になろうか？」「どの○○療法が最先端なのか？」「どの○○療法がもっとも効果があるのか？」「短期に学習できる○○療法はどれか？」などといった関心をだれもが持っている。同じように近頃のクライアントや患者も，どの心理療法がもっとも自分の悩みや症状に有効なのかと事前に情報を集めてやってくることが多い。

　たとえて言えば客の多様な需要にこたえるべくたくさんの種類の店舗が開店し，しのぎを削る状況とでも言ってよい。しかしながらクライアントの需要と治療者あるいはカウンセラーの供給とが一致し，しかも効率よく治療過程が進むことは思いのほか少ないのではなかろうか。以下ではわれわれの日ごろおこなっている臨床行為を商品の売買になぞらえて語ってみたい。副題

の意味はそこにある。「客」はクライアントや患者,「商人」はわれわれ治療者あるいはカウンセラー,そして「商品」はわれわれの提供できる臨床サービスの内容である。

　私はこのたとえを「隠喩」を超えてあえて「還元」と呼びたい。「還元」とは「根源的なものに（再び）もどす,またはもどること。例：利益を社会に還元する」（岩波書店『国語辞典』第6版）とある。こうした「還元」をできない心理療法専門家と称する人々がわが国にはあまりにも多いのではなかろうかという思いが背景にはある。以下,まったく「商売」の話になるが,実は心理療法の「還元」なのである。

臨床サービスはいかにあるべきか

1. 何を求めて来店したのか
a. どのような商品を求めてなぜ「今」「私の店」へ来たのか

　これは大変重要な問いだが,なかなか後にならないとわからないことも多い。以前来店した客の紹介かもしれないし,他の店の紹介かもしれない。どのような店と聞いてやってきたのかは最低知りたい。客本人の買い物でない場合もある。家族のために,あるいは子どものためを思って商品を求めてくることも多い。「なぜ今なのか」は,客自身の都合に一見聞こえるが,実は客とその背後にある環境のせめぎあいに由来することが多い。この問いの回答が,どのような商品を勧めるべきかを左右する。来店した客に勧めるべきはたとえば（各種）個人療法なのか夫婦療法なのか,はたまた家族療法なのか。ときには学校やその他の援助機関を含めた「コミュニティ・セラピー」もどきなのか。あるいは入院治療なのか。

　こちらは自身が提供できる商品の知識とその効用,そして適用を熟知している必要がある。また他の店の商品についてもその適用についての知識を持っているべきである。

　いずれにしても「よい店員」であるための最低限の接客マナーと客の要望や戸惑いを十分に汲んでいるというメッセージを伝えたい。これは「共感」ではなく,「聞き届け」である。多くの商店ではロジャースのするような共感

的受容的態度はのっけから取らないし，そうすることは商売関係においては不自然である。この「聞き届け」は簡単なようで難しい。コンビニの店員が，しばしば目も合わせずに早口で応対するがあれはよくない。客の目を見て，客の話すスピードよりもやや遅く，しかもできれば客の音程より低くとる。もちろん態度が横柄であってはならない。「聞き届けた」ことを簡明にきちんと伝えられれば客は満足するのが普通である。店員は常に手持ちの商品を頭に浮かべ，「聞き届けた」要請に沿えるかどうかを吟味しながら客のいくつかの要請のうちのどれをピックアップし，焦点づけした話題にするかを決めてゆく。

b. 具体的な商品を求めてくる客

　何らかの情報を得て具体的な商品を買い求めにやってくる客もある。来店に感謝したうえで，「なぜ，その商品なのか」をたずねる。その商品への期待，商品への理解を聞きながらこちらの供給と客の需要が現実的に満たされるものであれば売買契約に入る。しかし，よくあることだが商品への十分な理解がないために過剰な期待を抱いてくる客も多い。この場合客のその商品への期待を十分に受け止めたうえで，「もっと満足のいただける商品」のいくつかを陳列し，それぞれの特徴を説明してその客にあった商品をすすめることも必要となる場合がある。

c. 何かを買いたいのだが，その商品が何なのか漠然としている客

　それとは逆に，ぼんやりやってきて何を探しているのかわからない客もいる。何が必要なのかあいまいなまま来店したのである。こちらの客の方がわれわれには扱いやすい。話を聞きながら，「必要なもの」を客と共に発見できるからだ。「必要なもの」が見つかるまで何回か来店してもらうのも良いだろう。客自身，自分が何を求めて来店したのかに気づく喜びを分かち合えること，そしてさらにその必要に応えられる商品を提示できることは商人冥利に尽きることさえある。こうした客を後に述べる「買う気がない客」と勘違いしないようにしたい。よくある誤りは，特に限られた商品を売っている店で，早々に「その商品を買う動機づけがない」と判断し，他の店も紹介せずに客を追い払ってしまう例である。

2. 来店の経緯を知る

a. 求めている商品よりも価値のある代用品が，客の身近にもあるのに気づいていない客

　こうした客の多くは大変孤独である。店へ出向かなければ必要なものが手に入らないと勘違いしている。何人かのこうした客には，来店前に「いのちの電話」や「メール・カウンセリング」「メールでのチャット」などでその必要性を満たそうとしてきた人たちもいる。商品を買うことで「保障」「励まし」「支持」などが得られることを期待してくる。しかし，彼らがひどく孤独でない限りは，これらの事柄は身近な人々との間でまかなうことが十分にできるものである。何も商品だけがこの需要を満たすものではないのだが，そのことに気づかないか，身近なもの（両親，先生，友人など）にそれらを求める勇気がないのである。あるいは相談したが傷ついた経験を持つ。われわれはまず身近なものに（もう一度）相談してみてはとすすめる。それはわれわれが販売を拒否しているのではなく，われわれの差し出す商品よりもずっと価値のある代用品（事実としては「本物」）があることに気づいてもらうためでもある。勇気づけられて実際に相談し「本物」が身近にあったことに気がついて大喜びで報告に来てくれる人もいる。

　よく考えてみるとわれわれのような商売が成り立っていること自体が世の中の「不幸」である。もっと人と人との間が親密で信頼感にあふれていれば，われわれのような商人は「不要な商人」であるはずであるという認識は常に持っていたい。

　しかしわれわれと同業を自称する者の中には「客の身近な人よりもその客の人生にとってずっと貴重な商品を売ることができる」と一辺倒に思い込んでいる商人もいなくはない。確かにこのようなことがなくはないが，これは商売の偶発的な結果であって，商人がこれを目標に商売をするとはおこがましいと思う。こうした商店には客は紹介できない。

b. 求めている商品を今まで見つけられなかった客

　こうした客にはその経緯を十分に聞く必要がある。どういう必要性からその商品を買ったのか。なぜ満足しなかったのか。なにが不満で使用しなくなったのか。買ったことへの後悔の気持ち，売ったあるいは「売りつけた」

商人（たち）への憤りなどは，この客との売買を進めてゆく上で重要な情報となる．つまりよしんばわれわれがふさわしい商品を売ったと思っても同じクレームが生じる可能性が大である．しかし往々にしてこのクレームの背後に本当の客の求めているものが見えてくる．

c．無理やり買いに行かされて来ている客

　親や配偶者や場合によっては学校の教師などが，気のすすまない本人に「客になって商品を買いにいくように」いう場合がある．付き添って来店したりもする．実際のところこうしたケースはかなりの数にのぼる．この場合，本人は「客」のように見えるが，実はそうではない．この「みせかけの客」は本当に商品を必要とは感じていないからである．「本当の客」はこの場合，両親や配偶者などの本人に商品をすすめる身近な人々である．この客の商人への要求は「本人に商品を買わせて欲しい」である．したがって商人は，「本当の客（たち）」を同定し，そうしたアイデンティティを持ってもらい，彼らの訴えに沿った商品を売る必要がある．すぐに「家族療法」や「夫婦療法」あるいは，学校システムなどを含めた「システムズアプローチ」を販売することを明言する必要はないが，いずれはこうした商品であることがわかることが望ましい場合もある．

d．求めていない商品を強制的に買うように命令されてきた客

　これらの客扱いの秘策を教えてくれたのはJay Haleyである．こうした客は法的な強制がないためわが国ではいまだに少ないが，米国などでは，DVの加害者，麻薬使用者，はたまた企業命令などさまざまな理由で店に送り込まれてくる．店で彼らに必要とされる商品を買い，ちゃんと更生しないと社会復帰や職場復帰がみとめられない客たちである．彼らに対して商品を売る秘訣をHaleyは，「二度とこのような店に来て欲しくもない商品を買わせられないためにはあなたと私とでできることは何でしょう」と客にまず問うことであるといった．この誘いは客の来店動機を正確に把握したすぐれたものである．

e. その他の客

　紙面の関係でそれらの対応を十分に述べることはできなかったが，買う気のないように見える客（境界例，自己愛パーソナリティ障害，反社会性パーソナリティ障害など各種パーソナリティ障害がベースにある客），いろいろな店で買いあさっても決して満足しない客，商品にけちをつけることで満足を得ようとする客，商品を買いにきていることを絶対に他人に知られたくないという客（われわれを独り占めしたがる）などさまざまな客がいることを知り，彼らとどのように売買契約を結び，商品を売るかを考えなくてはならない。その際，商品の中でも結果的に家族療法が売れ筋となることが多いように思う。

3. 私は私の商品を売るべきか

　以下は常識的なことの羅列なので簡単に説明したい。

a. 客の需要に合った商品が用意されているか

　客商売であるからには正確な見きわめ（アセスメント）がとにかく大事である。私の場合，補助的な見きわめ法としてロールシャッハ・テストのデータを中心に見きわめることが多いが，これらのデータは必ず客に時間をかけてFeedbackし，その結果の是非について話し合う（Rorschach Feedback Session：RFBS）。ちょうど眼鏡を買いにきた客の視力などを測定し，一番あったレンズを提供しようとするのと同じである。

b. 品揃えはどのくらいあるか

　自分の扱える商品をよく知っていなくてはならない。

c. 他の店を紹介する必要性があるか

　自分の店では扱っておらず，客の要望にかなう商品が他の店にあるのを知っていれば迷わず2，3店舗を紹介する。それぞれの店や店員の特徴を伝えておくことも重要である。このような「顔なじみの商店会」のようなネットワークは客の利益になるし，自分の店の信用も増す。

d．他の店に行くことも同時に勧める

　自分の商品ばかりでなくプラス・アルファの商品（たとえばデイケア・サービスなど）が必要な場合も時期に応じてそれらをすすめる必要がある。

4．どのような商品を提供できるか

　ここでは商品の説明，商品の効能の説明，商品使用に当たっての諸注意を伝えることが含まれる。商品に関する質疑応答が十分にできることがのぞましい。特に重要なのは使用を開始してからの商品へのクレームを聞く用意がいつでもあること，場合によっては途中で商品を交換することもあることを伝えることである。

5．商品の受け渡し

　いよいよ最後は商品を手渡し，代金をもらい，来店に感謝し，次回の来店の日時を決めることである。まれにだが試供品を提供し，気に入ったなら同じものを買い上げてもらうこともある。

おわりに

　臨床あるいは心理療法行為やカウンセリングを「臨床サービス」と呼ぶこと自体に違和感や戸惑いを感じる読者もいるだろう。さらにこうした行為を「客・商人・商品」の関係へと還元することに，不快感を禁じえない読者も多いかもしれない。こうした不快感の中には，人の「こころ」を扱う崇高な専門家を下種な「商人」もどきと一緒にされることへの不快感，心理療法は物を売るような「即物的」なものではないとの考え，援助や治療は「儲ける」ためにする行為とは本質的に違うのだという考えや，まさに「商人」という意識を捨て去ってこそ真の心理療法家なのであるという信念，さらには「客の求めと商品とは限りなく渾然一体となり，ある真理に向かって進むのだ」などと考える向きもあろう。

しかし，私の信念は「たかが商売，されど商売」なのである。われわれの日常において自分が何らかの「客」になったときのことを考えればすぐにわかる。売り手の真摯な態度や自信から生まれる信頼感，わかりやすくその商品の効能を説明し，私に持つことをすすめる真剣なまなざし，願ったものを手に入れられたときの喜び，逆にそうでなかったときの不快感や不満，求めていたものよりも良いものを推薦してくれた時の感謝の気持ちなどなど，これだけ考えても十分である。ましてや自分の働いて得たお金でそれ相応のあるいはそれ以上のサービスや商品を手にいれられた時の快感や安堵感には計り知れないものがあるという経験は私だけのものではないだろう。ただしわれわれの扱っている「商品」は客の人生や生命を左右する可能性のある「商品」でもある。それゆえか「よい商売」をすることでわれわれも人の助けになったと感じ，存在意義も感じられるものである。

　私のいきつけの魚屋の主人は，今日「旦那，今日は何にしますか？　今年の北海道産の秋刀魚は脂がのって美味いよ。刺身でもこぶ締めでもいけるよ」と安価で美味しい秋刀魚をすすめた。スーパーのものとは違うというプライドが垣間見られる。前回，私がなにを選んだかもよく覚えており，それも考慮に入れて推薦する。私の嗜好はもちろんだが，もしかして私の体調や気分まで読み取っているのではないかと思うこともある。私の「これどこのもの？　どうして食べたらいい？」などの問いにも小気味よく答えてくれる。時には「（この手の魚は）これからが旬だからもうちょっと待った方がいい」とまでアドバイスしてくれる。今までここで買い求めて後悔したことはない，今日は秋刀魚を手に満足した気分で家路につけた。主人のプロ意識に感謝したい。

患者の両親関係を見立て介入する

はじめに

　家族療法もしくは家族面接を要するケースは，なんといっても子どもや思春期青年期の問題行動や症状である。しかし，一般の臨床医にとって「家族と会う」方法に原則といったものはあまりないのではなかろうか。ところで家族療法家は家族関係に変化をもたらすことで患者の症状や問題行動を軽減もしくは消去することをもくろむが，その際，何といっても鍵になるのが，治療者と両親の関係をうまく築き，さらに両親の関係をコントロールできるかどうかである。これは必ずしも両親と良好な関係を築くことを意味するわけではなく，関係を見きわめそこに適切に介入することが必要とされるということである。以下では思春期・青年期を含む子どもの問題を抱えて来院する両親関係の典型的な3つのタイプを示し，それらへの介入の原則を述べ，あわせて陥りやすい介入の誤りについて触れてみたい。

両親関係の3タイプと介入の原則と注意点

1. Open fight

　いわゆるあからさまな口論や喧嘩が家庭でも治療者の前でも展開される両親である。子どもの問題を巡っての口論である場合もあるし，夫婦固有の問題である場合もある。子どもといえばこうした両親の言い争いに慣れっこになっているといった風情である。ときに両親は子どもの問題をそっちのけで喧嘩を続

けることもある。典型的な子どもの示す問題としては，非行が代表的である。

　こうした両親をコントロールするには治療者が両親の激しい口論のたびにひるまず積極的に力強く介入しなくてはならない。子どもが問題を呈しているのに，両親が争っている場合ではないと権威をもって言い，具体的な子どもの問題解決策を提示する必要がある。子どもそっちのけでの夫婦喧嘩に対する「喧嘩両成敗」といった態度が必要である。

　当然のこととして，これにはエネルギーがいることではあるが，そうしないと面接は混沌としたものとなり両親はいつまでも問題の解決に向けて動こうとはしない。治療者が受け身的な姿勢でいると次第に強い無力感に陥り，治療者への「どちらの言い分が正当か」といった両親双方からの強力な働きかけに身動きが取れなくなりやすい。うっかり片方の言い分に賛同を示すと面接は治療者を巻き込んだ修羅場と化す。

2. United front

　「表向き連合」と訳しているが，一般にこうした両親関係を扱うのには時間を要する。両親は「一見」子どもの問題を解決しようと積極的に見える。例としては不登校やそこから発展した家庭内暴力，ひきこもり，拒食症，境界例や強迫性障害などがあげられる。こうした家族では，子どもの問題が発生する前は両親間のコミュニケーションが少なく，主に母親が子どもと密着していたりする。この密着は子どもの側からの一方的な依存ではなく，母親の子どもへの長い依存の歴史が背後にあったりする。ところが，子どもの問題が生じてからは今まで母子の関係から隔たっていた父親も関与し，母親と協力して子どもの問題を解決しようとする。この両親関係の特徴は両親間の対立関係がまるでないかのように治療者の前でふるまう点である。治療者のアドバイスを積極的に求めはするが，両親間で自主的に話し合って問題を解決しようとする姿勢に乏しい。よしんば治療者がアドバイスしたとしても一時的なもので，なかなか永続的な効果が得られない。

　ときに治療者が子どもの対応を巡って両親間での意見の相違を見出し，それを明確化して両親で話し合うように促したりすると，両親はこうした話し合いを持つことに揃って不快感を示すか，意見の相違を必死で否定しようと

する。「何が何でも（治療者の前で）平和を装おうとする」といえる。

　治療者の陥りやすい介入の失敗は，治療の全責任を治療者にゆだねるように感じさせられる両親に対して業を煮やし，両親間での自立的な話し合いを持つように強く介入する場合である。このような介入をし続けると，今度は両親の方が適切なアドバイスをくれない治療者を間接的に責めるといったことが起きる。その結果，治療は膠着してしまったり，ドロップアウトしてしまったりする。

　同じく両親の潜在的な対立関係に着目する治療者（家族療法家に多い）はこうした両親に嫌われる。その結果，「子どもの問題で助けを求めてきたのに夫婦関係にまで口を挟まれて不愉快だ」というメッセージが出されることが多い。この場合も両親揃って治療者を「余計なお世話をする無益な存在だ」と言外に非難し治療の場を去ってしまう。

　こうした両親はしばしば結婚当初から夫婦間の親密さに問題があり，双方が夫婦関係に早い時点で失望していることが成功裏に進んだ治療面接過程の後期になってわかってくることも多い。したがって当初は，こうした両親は治療者からの二人の意見の相違の指摘や，現在の子どもの問題から離れて，両親関係の過去の歴史を話すことは避けようとする。それゆえに，しばらくは治療者は子どもの問題解決に向けて両親が協力して解決しようとしている姿勢を大いに評価し，両親との信頼関係をつくることに専念した方が良い。その上でアドバイスしたり，対応策を三者で協議できるようにしてゆくのが安全である。

　また，こうした関係にある両親は，子どもの問題が軽減されると，その協力関係は薄れ，もともとあったような希薄なコミュニケーションを持つ両親関係に戻ってしまいやすい。

3. Over-/Under-functioning

　子どもの問題を解決しようと片方の親（母親であることが圧倒的に多いが）が，積極的に治療を求めてやってくる場合である。もう一方の親（父親）は，子どもの問題について知らされていないか，知っていても（たとえば）母親によって，父親の関与は無益か有害であるとみなされ治療場面には現れるこ

とは少ない。いわば母親のみが子どもの問題を解決する責任と能力があると両親共に認めているかのように見える両親関係である。この場合，母親がover-functioningな役割を取っているとみなされ，一方父親はunder-functioningな人だと称され，父親自身もこうした関係に甘んじている。こうした両親では子どもの問題ばかりではなく，母親が一切の家族の問題に責任を持ち，実際に解決してきたという歴史を持っていることが多い。こうした母親とは対照的に父親は，うだつの上がらない親と子どもからもみなされる。実際，母親もこうした父親のことを子どもの前で蔑んだり，「あのような人間にはならないように」と昔から子どもに語り続けていたりする。

　こうした両親関係の下で育った子どもは，当然のようにover-functioningの親の側に引きつけられ，この親の期待に沿うべく同じく家族外の場面でもover-functioningにふるまうようになる。いわゆる「過剰適応の子ども」となりやすい。こうした子どもはたとえば学校で常々「良い子」として教師に認められており，友人関係などは争いごとを避け良好な関係を築こうと過剰に努力するために，上辺だけの友人関係に終始することが多い。またこの子に期待を寄せている教師からの些細な失敗の指摘が，大きな挫折感を生み，突然，不登校がはじまったりする。その他，こうした不登校が高じた家庭内暴力や，摂食障害，境界例，強迫性障害など，こうした子どもの示す問題はさまざまである。

　さて当然のことであるが，こうした子どもにはover-functioningの親（多くは母親）に伴われて来院することが多くなる。場合によっては，母親のみがまずは来院する場合もある。いずれにしても治療者にとっては，まずはこのover-functioningの親と十分な信頼関係を築くことが責務であることを肝に銘じておく必要がある。母親のみが来院して子どもへの心配を「捲くし立てる」さまに，辟易してはならない。ましてや子どもがこないことには，診断もできないし，治療も始まらないなどと言い放ってはならない。とにかくこうした親の不安や苦労を聞き届け，「あなたががんばってきたから，この程度で済んでいる」くらいの肩入れが必要である。

　それでも，こうした親は往々にして治療者を不快にする。「私にしか子どもの気持ちや苦しみはわかるはずがない」との憤りとも取れる不安に満ちた確信は，しばしば治療者のアドバイスをはねつける。ときに治療者はむしろこ

の親の方が，精神疾患を持っているのではないかと疑ったりもする。しかし，時間をかけて，やや謙(へりくだ)った姿勢を維持しながら（治療者があえて「one-down positionを取る」といったりする），こうした親の強い不安や落胆をじっくり聞き届けてゆくことで，親の信頼を得ることができれば，この親の常軌を逸したかに見える不安も薄れ，平常に近いコミュニケーションも取れるようになることも多い。

　こうした親と子どもとの同席面接（たとえば母子同席面接）を持つことはとても重要である。この際にも，無理に子どもに発言を求めることはせず，来院している親との関係作りを重視する。極論を言えば，治療者には子どもとの関係作りよりも，親（多くは母親）に気に入られれば良しとするくらいの目標を持ちたい。なぜなら，このover-functioningの親が治療者を嫌えば，ドロップアウトの可能性は当然高くなるからである。ただし，こうした治療者の姿勢に子どもがどのように（非言語的に）反応しているかには細心の注意を払いたい。

　両親と子どもで来院した場合も同様である。ややもすると治療者は物言わぬunder-functioningの親（多くは父親）の来院に感謝したり，若干の肩を持つような発言を不用意にしてしまったりする。当然のこととして，こうした発言はover-functioningの親を不快にし，「（治療者は）私の苦労を何もわかっていない」証拠と取られかねない。常にover-functioningの親の顔色をうかがいながらの介入が必要となる。多くの介入の失敗例は，治療者がこのover-functioningの親と対抗してしまったり，いわゆるこうした親からの「過保護・過干渉」とみなされやすい子どもへの関与をいさめたり，under-functioningな親の肩を持とうとしたりすることにより生じる。

　治療的には，over-functioningの親の力量を讃えつつ，それでも苦労は絶えないこと，さらには「身体的な疲労」についてのみ聞き取るようにすると良い。不安，抑うつ，心細さといった「精神的な疲労」の吐露は，その親自身ばかりではなく，家族全員を不安にするので治療者の方からはあえて尋ねない方がよい。その親の身体的な疲労や不調について家族全員が知ることだけで十分である。そのことで，それまで他の家族員がover-functioningのある親をあたかも「不死身」であるかのように思い続けてきた神話の一部が崩壊し，現実が少しだけ見えてくる。

おわりに

　以上述べてきた3種の両親関係のタイプ分けをきわめて単純化し述べてきた。子どもの問題で来院する両親関係のすべてを，この3通りに分類することはできないことは言うまでもない。2種の混合だったり，治療経過中に，あるタイプから他のタイプに移行したりといったこともあるであろう。しかし，一つの雛形としてこれらを治療者の脳裏に刻んでおくことができれば，子どもの問題を解決しようとやってくるさまざまな両親関係をコントロールし，ドロップアウトを未然に防いだり，介入のポイントが見えてきたりする。繰り返しになるが，子どもの症状や問題解決に何よりも必要なのは治療者がその両親の関係を見立て，それらにふさわしい治療的・力動的関係を築くことが（いずれ子どもへの個人療法的なアプローチを取る取らないにかかわらず）先決である。

　　（本稿は，筆者がおこなっている「家族療法連続講座」の1講座の要約である。タイプ分けのオリジナルはもともとは「夫婦関係」についてのもので，筆者が約20年前にLinda Bell, Ph. D.の講義で聴いたものであり出典は不明である。ただし，筆者の本講義の内容は，以前のL Bellからの夫婦関係の講義からは大きく展開され，筆者なりに家族関係とその介入原則にまで敷衍されており，かつ大幅に付加改訂されて今日に至っていることを付記しておきたい）

Ⅳ　思春期・青年期

家族療法家からみた思春期・青年期

はじめに

　精神療法や心理療法の世界では，しばしば，そしてしばらく治療者側の理論的枠組みを患者や家族との表面的な合意，もしくは合意なしにあてはめ治療と称する操作がおこなわれてきた。それらは本当に患者とその家族にとって実効性のあるものなのかをあまり問うことなく続けられてきたきらいがある。

　たとえば一丸藤太郎は，子どもの問題で母親が来談し，母子並行面接をおこなう場合，母親面接で得られた情報は子どもとその面接者に共有されるが，子ども面接で得られた情報は母親および母親面接者に流してはならないと語った[5]。これはアンナ・フロイド由来の母子並行面接を踏襲しての発言だろうが，こうした治療枠が，治療効果についてさしたる考慮なく漫然と，いまだにわが国の児童相談所や教育相談所，さらには大学院生とその教官などによる母子並行面接にあてはめられているのが散見される[15〜17]。治療者の理論的立場がたとえば精神分析だからといって，このような治療構造を子どもの問題の解決にほぼ「自動的」にあてはめる傾向にあるとすれば来談者の福利を第一に考えるべきであるわれわれの使命からすると問題が残る。

　これは思春期以前の子どもに対する精神分析的な治療構造を模倣した一例ではあるが，思春期・青年期のケース（以下ひとまとめにして「青年」とする）については，われわれは一般的にどのように対応しているのであろうか。

初回面接にみられる青年と親との関係

　筆者が青年やその家族と接する機会には2種類ある。一つは，これはメインの治療の場なのだが，心理療法（個人・夫婦・家族）を中心に保険を用いないで開業している場がある。もう一つは一般の保険診療での精神科外来診療という場である。それぞれの場で青年とその家族に接する機会がある。拙著[14]の中で述べた初回面接についての記述はこの心理療法のみの開業現場での経験である。そこでは最初の電話での接触も重要な情報として取り上げられているが，今回これは省略する。

　また筆者以外の職種，たとえば精神保健福祉士，心理職，看護職などといった職種の違いや，さらには職場の違い，たとえば，病院，学校の相談室，教育相談所や児童相談所，家庭裁判所などの「出会いの場」の違いによって「出会いの様相」が当然異なってくることをお断りしておきたい。

　ここでちょっと脇道にそれるが，青年との「出会いの場」についての日米の違いについて私見を述べてみたい。米国では，とりわけ18歳以上の青年が親に連れられて来談することはまれである。多くの年長青年は親から離れて暮らしており，問題の発見も親ではなく学校の同僚やそこのカウンセラーであったりする。あるいは青年自身が相談機関を親とは関係なしにみつけ来談する。日本では青年と親とが同居している期間も長く，それゆえ親が青年の問題行動を案じたりすることが多いように思う。ただ大学生などでは日米共通して親とは別に青年個人の問題として相談室を訪れるものも多い。

　ところで米国では小中学生年齢の「不登校」の場合は義務教育に対する「親からの教育ネグレクト」と市や州がみなし，一定期間の親の通学への努力が効果なければ，即時通学を促すべくスクールカウンセラーの介入などが義務づけられている。こうした制度からも米国の方が青年の「社会化」は当然のものとして推し進めるし，青年の方も「家を出て，自立する」のが当然のあり方と考えているように思う。

　これとは対照的に，日本では青年を「抱え込んでいる」家族が多いように思われる。典型的なのはいわゆる「ひきこもり」の青年たちである。米国ではたとえば「ひきこもり」に至る前の不登校などの段階で，公の機関が社会から要請された義務として積極的に介入するので「ひきこもり」に至るケー

スは少ないであろうし，家族も日本の家族と違って早々に「ひきこもり」は尋常ではない事態ととらえ何とか社会に押し出そうとするだろう。こうした背景も手伝ってか，青年が治療の場に現れる「出会いの様相」について言えば，わが国の方が「家族がらみ」であることが圧倒的に多いように思う。

　さて本題に戻ろう。まずは筆者が先に述べた2つの場で出会う青年とその親との間で観察される「出会いの様相」について，いくつかの典型的なバリエーションを紹介してみたい。
　拙著[14]の中で取り上げた心理療法，とりわけ家族療法を求めてくる場合には，家族も青年も初回面接が家族合同面接で始まることを前提として受け入れているように見受けられることが多い。それでも家族合同初回面接の最中に青年の方から個人面接を自ら希望する場合もある。またいわゆる「ひきこもり」青年が来談を拒み，家族とのみの面接だけが最初は持たれることも比較的多いのもこの個人開業の心理療法面接の特徴でもある。また，家庭内暴力が激しい場合などは，親が青年には内緒で来談することもまれならずある。
　話が前後するが，こうした青年のケースとは大まかにいって12歳から20歳ぐらいまでを筆者は想定している。こうした青年たち，とりわけ高校生以上の青年たちも，先の子どものケースのように親や教師などの心配から親に付き添われて来談することが多い。このあたりは先に述べたように，わが国特有の現象かと思う。ただ，まれではあるが，米国の青年のように自分自身の問題としてとらえ，解決を求めて単独で来談するケースも青年の場合にはあるし，こうした傾向は増えつつあるように思う。
　しかしながら，多くの青年は治療者と親との初回の同席面接において自分から問題あるいは悩みを自主的に語ろうとはしない。その結果，多くは親の心配が優先して治療者に語られる。この間，青年は，従順におとなしく親の不安を聞いていたり，他人事のようにぼんやりしていたり，親の進言に明らかな不快な表情を見せたり，親の陳述の最中に批判的に訂正を加えたりする。
　他の場合では，親が青年を面接室もしくは診察室に残して外で待つべきかどうかを治療者にたずねたり，逆に青年が部屋に入る前に親が単独あるいは両親で，事前に治療者に会っておきたいと申し出るものもある。また他のケースでは，若干の親からの陳述の後，青年自らが治療者のみと話したいと

親の同席を拒むものもいる。

　一般の保険での精神科の診療所では，多くの青年が母親と現れることが多いのだが，まれに父親と一緒に来たり，両親で現れたりもする。これと違って，筆者の保険外での面接でははじめから両親揃ってくるのが9割以上である。これには筆者のところに紹介された時点で，すでに家族で来談するように促されていることが多いことと，夜間や土曜・日曜・祝日にも面接を持てていることが，特に父親の参加しやすさの理由になっている。

　こうした初回面接の場が青年期の子を含む家族の関係を如実に示しており，こうした「出会いの様相」のさまざまな展開はまさに青年期臨床特有のものであるといってもよいであろう。つまり単独で来談した成人や，親の意のままに連れられて来たように見える児童のケースでは，あまりみることのないダイナミックな「出会いの様相」である。

これらの「出会いの様相」はわれわれに何を伝えているか

　筆者はFamily Danceという表現で来談家族の生き生きとした関係性の持ち方を表現しようとした。ここでも治療者と青年と家族との「出会いの様相」をダンスに例えたい。ところでこうした「出会いのダンス」という視点からすると，母子並行面接や親子分離面接をかなり早期からもくろむような治療者からの介入は，あたかもこのせっかくの生き生きしたダンスを見ずして個々人と出会おうとする実にもったいない設定である。しかもそれぞれに担当治療者をつけるといったマンパワーと，場合によっては経済的負荷を必要とする介入である。

　筆者の初回面接の原則は，この「出会いのダンス」をまずは存分に見せていただくというものである。下坂幸三[18]は一般外来の面接という場で，過食症の青年が母親と来談したにもかかわらず，青年だけが先に入室し，母親とはそりが合わないゆえに一人で入室したことを伝えると，「ぜひその折り合いの悪さを見せていただきたい」と青年に要請し，合同面接での初回面接を開始している。

　一般的にいって家族療法家は合同家族面接に慣れており，それゆえ初回面

接からこの「出会いのダンス」を観察しようとする。家族療法家は，そこで関係性と繰り返されるコミュニケーション・パターンを観察しようとしたり，家族の構造といわれる家族内の権力構造，家族内境界，距離などを同定しようとする。しかしながら特に精神分析理論によってたつ個人療法家が，青年個人の病態水準もしくは精神分析的発達レベルを査定しようとするのに対して，家族療法家はこうした発達的な査定をしないことが多い。

しかし，筆者の臨床経験からすると「家族のダンス」を観察するだけでなく，このダンスの様相から「家族関係の発達的なレベル」をアセスメントすることがとりわけ重要であるように思う。

「家族関係の発達モデル」と「発達停止」理論

家族関係の発達モデルそのものを論じたものはあまりないように思う。強いて近いものといえば「家族ライフサイクル論」があげられよう。BarnhillとLongo[1]は家族ライフサイクルにおける固着点（停滞）としての家族関係の再現として，現在の家族関係の病理をとらえ直すことを提唱した。これは精神分析的発達理論の固着点という概念の家族発達における適用であり，「いまここ」での家族関係の展開を重視することの多い多くの家族療法家とは異なった視点を提供している。

一方，もともとの精神分析的発達理論は主に内在化された対象表象を治療者への転移などを通じて構築されており，その後発展した対象関係論においても，いかに乳幼児観察を基礎にしているといっても一般の臨床家にはその抽象的とも感じられる理論は近寄りがたく，そのせいか多くの精神分析的精神発達理論の実証性が乏しい印象を与えるのは否めない。しかしながら，近年の母子関係の観察や早期外傷体験の機能的脳画像分析などを通じて実証性を求める方向にあるのは望ましいことである。

ところで精神分析的発達理論の中でも，その理論を背後に持ちつつも発達理論を幼児児童を直に観察することで成し遂げた理論家がいることを忘れてはならない。それらの理論はBenedek[2]，Jacobson[6]，Mahler[9]，Spitz[19]そしてBowlby[3]によってなされたものである。とりわけMahlerの理論では母

子関係ばかりではなく父子関係など幼児児童を含む家族環境についての言及が含まれていることは，これからの家族療法家の関心をもっと引いてもいいのではないか思う。

このMahlerの理論を中心に，BowlbyやSpitzの観察と理論とを吸収し青年期境界例の理論を構築し，その理論に基づいた治療論を展開したのはMasterson[10, 11]であるのは周知のことである。Mastersonは，Mahlerの分離・個体化（separation-individuation）の4つの下位段階，すなわち分化期（differentiation：3～8カ月），練習期（practicing：8～15カ月），再接近期（rapprochement：15～22カ月），対象恒常性（object constancy）が完成される時期（おおよそ2～3歳）の中で再接近期における発達停止が，青年期境界例の主要な問題であるとした。ただMahler自身がすでに境界例をこの再接近期における問題であるとしているのを忘れてはならない[8]。おおよそ3歳までの分離・個体化のプロセスを第一次の個体化の時期とすると，思春期・青年期はこうした過程の再現を経て成人にいたる第二次の分離・個体化の過程とみなしたのは卓越した仮説であるといえる。

しかしながらMastersonも最終的には青年の両親との関係を説明するのに対象表象（object representation）という分析用語を持ち出さずにいられなかったのは一般の臨床家にとって不幸なこととなった。つまり精神分析とりわけ対象関係論に明るい臨床家以外の多くの臨床家にとっては，せっかくの境界例の実際的な理論もやや手の届かないものになったのではないかと思われる。とりわけ青年の内的心理世界に生じる現象を2つの自己像と母親像である部分自己表象（part-self representation）と部分対象表象（part-object representation）に分け，それぞれに付与される情緒的要素を撤去型部分単位（withdrawing part-unit）と報酬型部分単位（rewarding part-unit）と名づけたのは対象関係理論と実践臨床との間で齟齬の生じない臨床家以外の一般の臨床家にとって，その理論を難解にした。しかしながら，いくつかの事例の中における治療実践を読む限り，彼の理論は臨場感をよく伝えるものになっている。

筆者は内的対象関係だけの「発達停止」や「固着」ではなく，同じ関係性のダンスが目の前の家族関係にも展開されると考えている。

以下では，これらのMahlerの観察した発達段階を示しながら，それに見合った青年と家族との現在の関係を表してみたい。

1. 未分化期（nondifferentiation）
a. 正常な自閉期normal autistic phase（1〜2カ月）
b. 正常な共生期normal symbiotic phase（3〜4カ月）とからなる。

［家族関係］
　父親を寄せつけない母と青年との密着。一緒に寝る。長らく母子ともに社会に出ようとしない。母子ともに治療者の接近を脅威に感じている。母子での心気的訴えの共有。主語の不明な会話（例：治療者が母親の感情と青年の感情とをその会話から判別できない）。

2. 分離・個体化期（separation-individuation）
a. 分化期differentiation subphase（5〜8カ月）

［家族関係］
　まれだが母子間での居心地の悪さが見られるが，青年は父親の存在は無視し，友人関係においても拒否的か情緒的交流はほとんどない。基本的には母子密着は続いている。母親は青年を少しずつだが父親やほかの他者に近づくように促すことがある。

b. 練習期practicing subphase（9〜14カ月）

［家族関係］
　青年は特定の（生の）対人関係を必要としない物事に興味を見出し，その事に没頭し，母親の存在を忘れているかのようである（パソコンゲーム，収集癖，その他のこだわり）。母親がいないことを知ると抑うつ的になったり，再登場した母親に攻撃的となる。父親の存在を避けようとしたり，無視した

りする。両親は青年の興味に関心を示すがなかなか関与（共有）できない。

c. 再接近期rapprochement subphase（15～24カ月）

［家族関係］
　境界例に見られる家族関係が典型的。母親とのアンビバレントな関係（距離感の急変）。父親への緊張感を伴う接近とその後の馴染んだ関係の形成。特有の情動の不安定さ。自己価値観の上下動。衝動性。孤独感。抑うつ感。しばらく友人と遊び歩いていたかと思うと，家にしばらくいつく。両親（特に母親）も青年との不安定な距離感に狼狽し疲へいする。

d. 個体化期individuation subphase（24～36カ月）

［家族関係］
　親密な友人関係（cham group）の形成。同世代の青年との「世代文化」の共有。異性への成熟した関心。両親と青年はある程度安定した距離がとれる。自己達成感の享受。肯定的自己イメージの形成。

3. 対象恒常性object constancy（36カ月以降）
［家族関係］
　大人としての両親に対して客観的な（良い面・悪い面双方についての）評価ができるし，同時に親の苦労もわかろうとする。両親にも理解できる方法で自分を表現したり，主張したりできる。両親も成人に至る過程の青年をサポートする。青年は自分で自立的な具体的生活をイメージし実行できる。

自分自身の理論に縛られすぎたMastersonの失敗

　先に述べたようにMastersonはこの分離個体化の時期，とりわけ15～24カ月の再接近期に，何らかの問題が実際にあったと「仮定して」境界例青年

と両親特に母親との関係の調整を図ろうとした。これを青年期における第二の分離・固体化の時期においての再現，いわゆる「発達停止」あるいは「固着」としてとらえた。また，母親たちもその母親（青年からすると母方祖母）からの分離・固体化に失敗した「境界例」であると断言し，相当な気構えで母親たちに接しようとした。

その結果，Mastersonは青年期境界例の親子間に見られる，この分離・個体化の激しいジレンマにあえぐ密着した母子関係を入院という形式で物理的に引き離すにあたって，引き離すことによって生じる双方の不安や怒りが，それぞれの担当者との信頼関係の形成をもとに鎮まるのを待ってからではないと親子の合同面接は持たないようにした。

このような強引な分離によって，患者は両親に「見捨てられた」ことによる抑うつを「防衛するために」治療スタッフへの怒りとしてこれを行動化する。これは仮説に基づいた人為的強制的な介入であって，再接近期にある母子あるいは父子関係を「直に」観察しての処遇ではない。さらに治療者は行動制限のさなかで患者の行動は自己破壊的であると述べ，感情と行動との関係を繰り返し指摘する。いわゆる精神分析でいう「直面化」である。この間，親との面会は禁止され，親の方も週1回のソーシャルワーカーによる面接を受ける。そこでは親の方の分離に伴う怒りを言語化させ，罪悪感を軽減させ，親自身の発達過程の中で自分の親との間で抱いた葛藤を解釈するといった作業がなされた。そして合同面接にあたっての適切なコミュニケーション様式をあらかじめ示唆した。

このように特に母親との接触を断つことが治療上重要であるとされたのは，再三述べるように，Mastersonが母親たちもまた境界例であるとの考えを強く持っていたからである。母親も青年と同じように分離・個体化にまつわる問題を抱えていると想定していたわけである。こうした病理モデルに基づく治療枠の堅持の是非については後に述べるが，その後のGunderson[4]の観察では，境界例青年の母親たちも同じく境界例であるという見解は否定されるに至った。

このようにMastersonの入院治療モデルは，慎重といえば慎重すぎるくらいであり，冒頭で筆者が述べたような「出会いの様相」「出会いのダンス」といった「家族ダンス」を十分に観察しているようには見えない。むしろ境界例と診断した時点で，ア・プリオリに親子とりわけ母子の分離不安を入院という

物理的な分離によって「即座」に図り，第一段階testing（あるいは抵抗）−第二段階working through（徹底操作）−第三段階separation（分離）というプロセスに乗せようとしていた。

　こうした姿勢はMahlerやSpitzそしてBowlbyが直に母子関係と親子関係を観察していたのとは違った姿勢であり，関係に対する介入を優先しているというよりは，特に青年の内的対象関係の「整備」を優先している。それでもKernberg[7]による入院治療よりははるかに実際の家族関係を扱っているという点では評価に値する。

　筆者ならば対人関係やその行動化から，その青年を入院の必要な境界例と診断したとしても入院時の保護された環境の中での早目の家族合同面接は最低持ちたい。そこでのテーマは治療者も加わっての家族から入院治療の必要性を説くということになろう。そこで激しく展開される「家族ダンス」から，治療者は親子の関係性の発達レベルがMahlerの観察したどの時期に相当するのかを見きわめたい。つまり，未分化期なのか，分化期にあるのか，練習期にあるのか，それとも再接近期にあるのかなどを同定し，安定した対象恒常性を持てる関係からどれほど青年と両親の両者が隔たっているのかを観察することに努めるであろう。

家族関係の発達停止としての青年の問題（症状）

　多くの家族療法家は，精神分析由来の精神性的発達モデル（psycho-sexual developmental model）には関心を払わず，システム論に基づき「目の前」の家族関係の変化をもくろむ。

　しかしながら「面接内での変化」を真骨頂とする構造派の家族療法を創始したMinuchin[13]は，その家族面接の中でよく家族関係の発達停止を指摘する。アノレキシアの青年ばかりでなく，他のいろいろな問題を持っているとされる家族との面接でもそうである。Minuchinの面接の中で15歳の拒食症の少女は，「家族を彼女の意のままに躍らせる能力を持つ赤ん坊」とラベルされる。両親もこの娘を15歳として扱っていない現実が披露され，年長の同胞たちも妹を5歳であるといい，14歳の妹はMinuchinによって「姉より成長して

いる」と称されこの妹は狼狽する。

　一方でMinuchinは身体的成長という事実にも家族を直面させる。たとえば母親にいまだに依存し続けている18歳の息子と母親に，そのあたかも2歳児とその母親であるかのような母子関係の現実を指摘しつつ，いきなり息子とその父親を面接中に立たせ，「君はお父さんの背を超えているね。すばらしい成長だ」といったことを述べる。

　実はMinuchinは親子関係の発達モデルを重視していた。それはかの拒食症を家族療法で86%改善させたという偉業を成した時の治療モデル[12]がそうだった。青年の年齢によって，つまり両親からの自立をどのくらい促すかによって，家族合同面接，個人面接，両親面接の頻度を変えている。こうした青年の実年齢へのとらわれは初期のMinuchinに見られることであって，その後はあたかも親子関係の発達レベルの査定をし，それに見合った介入をしているように見える。

まとめ

　今回このシンポジウムで述べたかったところを今一度まとめてみたい。

1) 青年期のケースは，「家族がらみ」であることが圧倒的に多い。
2) 家族に伴われて，あるいは家族を伴って来談したときには，実際のありのままの家族関係を観察できる絶好のチャンスである。
3) 「家族関係のアセスメント」が重要である。
4) 「家族関係のアセスメント」をMahlerの「親子関係の発達モデル」を下地におこなってみる。
5) これらの関係は，「固着」や「退行」といった個人の精神分析的発達モデルに由来するというよりは「今現在のありのままの関係」ととらえることができる。
6) 青年の実年齢にふさわしい親子関係を性急に求めるような介入はつとに慎むべきであり，現在の親子関係の発達レベルをアセスメントし，次の段階の親子関係の発達レベルに近づけるべく慎重に介入する必要がある。

文　献

1) Barnhill L H and Longo D : Fixation and regression in the family life cycle. Family Process, 17 ; 469-478, 1978.
2) Benedek T : Adaptation of reality in early infancy. Psychoanal. Quart, 7 ; 200-215, 1938.
3) Bowlby J : Separation anxiety. Int. J. Psychoanal., 41 ; 89-113, 1960.
4) Gunderson J G : Borderline Personality Disorder : A Clinical Guide. John Scott & Company, 2001.（黒田章史訳：境界性パーソナリティ障害——クリニカル・ガイド．金剛出版，2006.）
5) 一丸藤太郎：5th World Psychotherapy Congress, Beijing, 2008.
6) Jacobson E : The Self and the Object World. International Universities Press, 1964.
7) Kernberg O F : Psychoanalytic psychotherapy with borderline adolescents. Adolescent Psychiatry, 7 ; 294-321, 1979.
8) Mahler S M : A study of the separation-individuation process and its possible application to borderline phenomena in the psychoanalytic situation. 1971. (The Twentieth Freud Anniversary Lecture. In : The Selected Papers of Margaret S Mahler Vol. 2. pp.169-193. Jason Aronson, 1979.)
9) Mahler M S : The Selected Papers of Margaret S Mahler Vol.2. Separation-Individuation. Jason Aronson, 1979.
10) Masterson J F : Treatment of the Borderline Adolescent : A Development Approach. New York, John Wiley & Sons, Inc., 1972.
11) Masterson J F : From Borderline Adolescent to Functioning Adult : The Test of Time. Brunner/Mazel Pub, 1980.（作田勉ほか訳：青年期境界例の精神療法——その治療効果と時間的経過．星和書店，1982.）
12) Minuchin S, Rosman B and Barker L : Psychosomatic Families : Anorexia Nervosa in Context. Harvard Univ. Press, 1978.（福田俊一監訳：思春期やせ症の家族．星和書店，1987.）
13) Minuchin S : Inviting the Family Dance. The Minuchin Center for the Family, DVD, 2006.
14) 中村伸一：家族療法の視点——初回面接．金剛出版，1997.
15) 中村伸一：心理臨床の大学院生のための実践教育へのいくつかの提言．京都大学大学院教育学研究科・心理教育相談室紀要，臨床心理事例研究 34；12-13, 2007.
16) 中村伸一：佐々木論文へのコメント——これからの基礎訓練のために．上智大学臨床心理研究 30；148-150, 2007.
17) 中村伸一：秋山さんの事例報告へのコメント．神戸松蔭こころのケア・センター臨床心理学研究 4；41-43, 2009.
18) 下坂幸三：過食症とその家族の初回面接．クボタ心理福祉研究所制作ビデオ，1994.
19) Spitz R A : The First Year of Life : A Psychoanalytic Study of Normal and Deviant Development of Object Relations, International Universities Press, 1965.

思春期青年期と家族療法

青年による最後の夫婦介入

はじめに

　私は今回，家族の発達あるいは家族のライフサイクルという観点から思春期青年期の問題をあらいなおしてみようと思う。特にその両親あるいは夫婦の機能の家族ライフサイクルにおける適応的な変遷をまず提示してみたい。次に本来精神力動的な概念である退行と固着という現象を家族を一つのシステムとみなすことによって，家族にもあてはめてみることの治療的有用性について私のケースを提示することを通じて検討したい。同様に従来言われてきた固着の要因についても精神分析的な概念を家族システムにもあてはめてみた。また固着をゆるめ多少とも家族ライフサイクルを前進させるための方法としての「儀式」の処方をケースの中で紹介したい。
　この「儀式」処方が効果を発するための理論的背景として，おなじく精神力動論の概念である「自我による自我のための退行（regression in the service of the ego）」を家族システムにもあてはめられないかと考えた。

家族ライフサイクル

　BarnhillとLongo[1]は，Duvall[2]の家族発達段階を用いて，家族がある段階から次の段階へと移行するために必要とされる9つの要点を提示した（ローマ数字はDuvallの発達段階を示す。下線部は主題）。それらを要約して以下に紹介する。

0-Ⅰ：男女の<u>コミットメント</u>
Ⅰ-Ⅱ：夫と妻が父親と母親になるという<u>親としての新しい役割の発達</u>
Ⅱ-Ⅲ：子どもが育つにしたがって子どもの<u>新しいパーソナリティを受け入れる</u>
Ⅲ-Ⅳ：学校，教会，ボーイスカウト，ガールスカウト，スポーツクラブなど，<u>家族外の組織に子どもを参加させること</u>
Ⅳ-Ⅴ：青年期に要請される役割変容を達成し，さらに両親が息子や娘に起こっている急速な社会的・性的変化を理解することを通して<u>青年期を受け入れること</u>
Ⅴ-Ⅵ：青年の<u>自立へのためし</u>を両親として許容し励ますこと
Ⅵ-Ⅶ：<u>送り出し（launching）の準備</u>。子どもの自立は両親によって受け入れられ，青年は生まれ育った家族の外で自立し，新しく自分の家族を築くための生活の準備をする
Ⅶ-Ⅷ：子育ては終わり，<u>子どもは出立し，夫婦が再び向き合う</u>
Ⅷ-Ⅸ：ライフスタイルの変容を伴った，<u>引退や老年，あるいはその両方の受容</u>

　単一で進んでいく個人のライフサイクルのモデルと違い，家族という世代の違う複数の人々の営みは重層的である。したがって家族ライフサイクルではこれらの移行段階の重複にも注意を向ける必要がある。たとえば0-Ⅰ移行段階はⅥ-ⅦあるいはⅦ-Ⅷ段階と重複するのが普通であろう。夫婦の一生のそれぞれのライフサイクルで図示するとたとえばおおよそ以下のようになる。

```
-Ⅴ-Ⅵ-Ⅶ-Ⅷ-Ⅸ----------
    0-Ⅰ-Ⅱ-Ⅲ-Ⅳ-Ⅴ-Ⅵ-Ⅶ-Ⅷ-Ⅸ---
           0-Ⅰ-Ⅱ-Ⅲ-Ⅳ-Ⅴ-Ⅵ-Ⅶ-Ⅷ-Ⅸ
                     0-Ⅰ-Ⅱ-Ⅲ-
```

　このように少なくとも2世代の夫婦の重複があり，平均寿命の伸びた現在では3世代の夫婦の重複もある。個人の発達モデルをヴァイオリンのソロ演

奏だとすると，家族の発達モデルはビオラやチェロも加えた三重奏にもなる。それぞれの楽器の奏でる音が重なり，美しい和音にもなるし，聞き苦しい不協和音にもなる。

　図示したモデルはかなり単純化したものであって，いわゆる「結婚適齢期」といった社会通念の変化や子どもの数の違いによる子育ての期間の違いによって夫婦のライフサイクルのそれぞれの移行段階までの期間は変化するし，離婚や再婚などによってもさらに複雑になる。

家族の退行と固着

　外見上あるいは年齢的には「恋愛－結婚－子育て－子の出立－」と進んでいるように見える夫婦（両親）であっても，Barnhillらの提示した9つの発達移行期課題のある課題までしか機能的には到達していない場合もある。臨床的にはこうした家族に問題行動や症状が出現しやすい。裏を返すと，現在の家族の何らかの障害は，その家族のそれ以前に到達すべき家族ライフサイクルの移行期課題の未達成を示すものであろうという推測である。

　またその障害の内容や意味（メタファー）を吟味することで，表面は発達しているかのように見える家族であってもある移行点での全面的あるいは部分的発達停止が推測され得る。Barnhillらは，この現象を「家族ライフサイクルにおける退行（regression）と固着（fixation）」と呼び，精神力動理論の有用性を強調した。しかしここで言う「固着」は精神分析理論での精神性的発達（psychosexual development）にそったリビドー固着とは違い，もっぱら特に両親（夫婦）関係における発達上の膠着点（stuck point）を示している。しかしながら精神分析の「固着」の概念からはさらに学ぶべきものが多々ある。たとえば前田[4]は固着が生じやすい場合を以下のような5つの場合にまとめている。

　①素質的要因（素質的に特定の部分本能衝動が強い）
　②過度の満足が得られた場合（居心地のよかった段階へ「夢よもう一度」
　　という形でしがみつく）

③過度の欲求阻止があった場合（得ようとして得られなかった欲求は，いつまでも求め続ける）
④過度の満足が突然に拒否された場合（急な変化は外傷体験となって残る）
⑤ある不安がただちに抑圧されて安定感が得られた場合（不安や恐れが抑圧によって処理された体験があると，その安心感，満足感が固着へ結びつく）

束の間に人が集まっては去っていく集団とは違い，家族という集団はふつう人が人生の多くの時間を過ごす特殊な集団である。そこでは婚姻が営まれ，血縁関係が生じていく。新しく人が産まれたり，加わったり，去っていくが，かなりの年月を同一集団で過ごすことが多い。したがって，あたかも個人に性格や人格があるように，家族という一つの集団あるいはシステムにもその家族独自の雰囲気あるいは文化やルールが形成されていく。

したがって私は家族にも上述した固着の生じ易さがあてはまるのではないかと思う。5項目のすべての主語を「個人の」ではなく「家族の」に置き換えてみればよい。以下ではBarnhillらの見解を下地にして，私のケースで家族の退行と固着について検討をしてみたい。

ケース

1. A家族

19歳のA子は短大の合宿先で息苦しさと全身の震えのために担当教師に抱えられるようにして自宅に戻った。A子が言うには，中学時代からのファンである男性歌手Zが女性歌手Yと付き合っているところをマスコミが取り上げ，そのことでこのところ悩み続けていたせいだと言う。歌手ZがYと別れてくれれば，自分はすぐに良くなると言って家で転がり回って泣きわめいた。息苦しいと言う一方で自分で首を絞めたり軽いリストカットもあり，母に伴われて初診。面接で私が歌手Zの名前を上げただけで床にへたりこみ泣きわめいた。母はA子を抱き締め，Zのことを聞いた私を鋭い目つきでとがめた。

A子は4歳ごろより小児喘息に罹り，軽い発作は来院時まで続いていた。両

親は絶えずＡ子の健康状態を心配し続け，外にもあまり出さず友達づき合いも制限した。また昔から母と姑の関係が悪く，母は「わたしがＡ子のおむつをかえていると，臭うからもっと離れてしろ」と姑に言われたことを思いだし，いまだに悔し涙を浮かべる。こうした苦労を夫（Ａ子の父親）に訴えても夫は母に我慢するよう言いながら宥めるばかりで，実際には姑には何も進言してくれず，母親は泣きながらＡ子を抱いて何度か自分の実家に帰ったりもしている。しかし，結果的にはこうした母の行動も姑の非難の的になった。

　Ａ子の小学校時代は表面的には比較的明るく活発であり，よく気のつく子だったと母は自慢げに語る。しかし，母はＡ子の健康を案ずるあまり，帰宅後は家にいるようにさせたため友達との行き来は乏しかった。

　中学に入っていじめにあい，帰宅して泣きじゃくっていることもあった。母が事情を聞き出し学校へ抗議もしたがあまり改善されなかったと言う。中学3年のころＡ子は歌手Ｚの熱唱する姿をテレビで見て，大変励まされる思いがして，「あんなにＺも頑張っているのだから，こんなことで学校へ行かなくなってはいけない」と感じ，友人もつくらずひたすら登校したと言う。高校から短大へかけてもおなじくＺを慕って頑張って登校していた。友人とのつき合いは表面的で友人たちに合わせるのにひどく緊張して，遊んで帰ってくるとくたくたになっていた。短大での3泊の合宿はＡ子には相当に負担だったらしい。

考察と介入

　初診時の年齢だけを考えればＡ子とその家族は，家族ライフサイクルのⅤ−Ⅵ（自立へのためし）やⅥ−Ⅶ（送り出しlaunchingの準備）の移行期にあり，家族を離れての短大での合宿はこのステージにふさわしいイベントであった。しかしながらＡ子の場合，そこでの困難が症状行動を生じせしめている。症状行動は（喘息発作によく似た息苦しさ）なにかしら幼児的であり，それに対処する母親の行動も幼児をあやすかのようである。さらに父親も同じようにＡ子に対応し，あたかも腫れ物にでも触るようであった。

　次に，Ａ家族が家族ライフサイクルの主にどの時点に退行し，固着を起こしているかを家族史を検討してみることで考えてみたい。言い換えるとＡ子はどの移行期の家族関係，特に両親の関係を症状行動を通じて再現しようと

しているのだろうか。

　遡っていくと，もちろんのこと0－Ⅰ（コミットメント）のステージにまで問題を推察することはできようが，私はこのケースの主たる固着点をⅠ－Ⅱ（親としての新しい役割の発達）の時期とⅡ－Ⅲ（新しいパーソナリティを受け入れる）あたりではないかと想像した。すなわち次のステージであるⅢ－Ⅳ（家族外の組織に子どもを参加させること）への移行が特に両親の過剰な心配のためにうまくいっていなかったと考えられる。

　4歳から始まった喘息は小学校低学年のころまで激しく，たびたび両親は喘息発作を起こしたA子を抱いて近医に駆け込んだ。このころの両親とA子の関係に類似した関係が今回の症状をテコに再現されている。

　さてA家族の固着の要因はどうだろうか。私は「（家族が）過度の満足が得られた場合」を想定した。A家族にとってA子の喘息発作は不安の種であると同時に，両親がA子の命を案ずる主導権を持ち，A子の両親として正当に舅姑の干渉を排除できる場を提供していたとみなすことも可能であろう。A子にしてみれば協力して自分をもっとも保護してくれる両親を体感することができるわけである。こうしたA家族の状況は家族史の中でかなり長く続き，ある満足感を伴うホメオスターティックな安定性を形成していたと考えられる。

　介入は6年間の長期におよんでいるが，初期には両親の協力と保護機能を褒め，A子にも急いで自立に向けて歩み出す必要がないことを伝えた。短大を中退したA子は歌手Zの「追っかけ」のグループに入り，友人もできた。その後アルバイトを何度か試みるがやはり緊張のため疲労し長続きしなかった。現在は家事と両親の自営業を手伝い感謝されている。A子もそうしたあり様にほぼ満足しており，以前のように焦らなくなった。喘息の頻度は激減した。それまですれ違い気味だった両親はA子の症状への関与を通じてコミュニケートできるようになり，前よりも良好な関係にある。

2. B家族

　B子の抜毛は11歳の時から始まり，皮膚科では改善されず，15歳の時にはじめて精神科を受診したが変化なく，19歳になって私のところを訪れた時に

はかつらを取るとほぼ丸坊主の状態だった。

　初診時，B家族は両親と8歳になる弟との4人家族であった。B子の発症時の周辺のことがらについて聴いていってわかった重大事は，B子の抜毛が始まる時期にB子の3歳下の妹が不慮の事故で亡くなっていること，またそのころ弟が誕生していることであった。以来母親は片時もこの不幸にして亡くなった次女のことを家族が忘れないようにと家中に次女の写っている写真を貼り巡らしていた。母によれば，父親をはじめ他のだれもが次女のことを忘れてしまっているように感じ，忘れさせまいとしてそうしたという。

　B子は抜毛で薄くなった頭のままできわめて明るく積極的な中学生活を送り，特に母親を喜ばせた。しかし希望した高校に進めず，高校生活がつまらなくなり不登校となる。その後抜毛が悪化し，かつらを着け始める。なんとか高校は卒業し，アルバイトを続ける毎日だった。

考察と介入

　B子の11歳での症状発現は明らかに次女の死という家族に加わった急激なストレスと関係があると考えられた。中学からは次女の死後抑うつ的で涙もろくなった母親を励まし続けていた。高校に入ってからは母親の方がB子に依存するようになり，母親はなにかにつけB子の部屋に出入りし話し込んでいた。学校でも家でも明るくふるまおうとするB子は相当な過剰適応を自らに課していたと言えよう。この破綻は不登校となって現れたと思われるが，両親は心配するどころか不登校をB子の自主的で積極的な選択とみなしている。その後症状の悪化を見ているが両親は気丈で明るいB子のことはさして心配していない様子であった。

　この家族に会った時，あたかもB子がこの家の母親（caretaker）のような印象を受けた。Ⅵ－Ⅶ（送り出しlaunchingの準備）も終えてしまったかのような親子の関係であった。しかし11歳から始まった症状を維持させている。私はやはりⅤ－Ⅵ（自立へのためし）とⅥ－Ⅶステージでの困難が症状を維持させているのだろうと思った。それは両親がB子の自立に何の不安も抱いていないということと関連がある。

　普通子どもの自立には両親の不安がつきものである。たとえば18歳の少年がバイクの免許を取りたいと親に言い，親が危ないから止めろと答え，それ

に対して青年が「じゃあ何のための教習所だ！」と言って反発する。こうした親からの心配と親子のstruggleがあってこそ「自立のためし」が親子相互にとって可能になる。しかしこのように長期の部分的な退行，つまり8年にわたる抜毛をしながら家族の中で過剰適応あるいは過剰機能し続けてきたB子は，両親の依存の対象にこそなれ不安の対象にはなれなかったという不幸がある。私はB子の両親に甘えられないフラストレーションの原因は，特に母親に際立っているこの家族の次女に対するmourning workが滞っているためだろうと考えた。一般に家族の突然の不幸は家族ライフサイクルを停滞させ固着を起こす。固着の要因は「（家族の）満足が突然に拒否された場合（急な変化は外傷体験になる）」（前田[4]）に相当する。

　私はこの家族と次女のmouring workをすることにした。B子の抜毛を「抜毛－坊主－僧侶－喪の作業」と意味づけ，まずセッションとセッションの間に抜いた毛をすべて集めて次のセッションで家族全員で数え上げた。はじめの1カ月では3,302本の毛が集められた。私は「3,302本分の供養がまだ必要ということである」とメタファーを使い，室内を暗くして家族とともに正座して円陣を組み中央に抜いた毛を集めて，一人ずつがマッチで火をつけて燃やし合掌した。はじめは冗談めかしておもしろがっていたB子も母親も，私と父親が真剣に儀式をおこなうのを見て次第に真摯な態度に変わり儀式に参加した。終わった後，穏やかな沈黙と抑うつ感が家族を支配したように私には思えた。約7カ月で抜毛はおさまりショートヘアでかつらも必要としなくなった。その後B子には抑うつ感が垣間見られ，そうしたときにはB子の方から母親に半分ふざけたように甘えるようになった。母親は「いい年をして気持ち悪い」と言いながらもB子の甘えを受け入れた。その後B子には恋人ができ出歩くことが増え，両親が恋人とのつき合いについて心配し，B子もそれがうれしいようであった。母親はB子の部屋には入り浸りにならなくなり，「喪の儀式」を真剣にしてくれた父親を見直すようになった。

　このケースでは主たる固着点はステージⅣ－Ⅴ（青年期を受け入れること）にあると思っている。B子の両親，特に母親はB子の思春期的なstruggleをまったくといってよいほど見て取っていない。これは母親の亡き次女への固執のせいでもあるし，それを癒そうとしたB子の過剰適応あるいはoverfunctioningのせいでもあった。

またこのケースでは，B家族が治療の中での「喪の儀式」を通じて半ばplayfulな，しかもそれでいて深刻な退行を一時的にしたと言えないだろうか。これは家族をあたかも一つの「自我」だとするとKris[3]の"regression in the service of the ego"とでも言えそうな現象である。この場合主体が家族なので"regression in the service of the family"と言い換えることができよう。つまり家族が一時的に，情緒的によりcontrolされた状態で退行し，それが結果として以前よりもさらに適応性を増すことになったと言えないだろうか。

おわりに

　以上2つのケースを引き合いに出して家族ライフサイクルにおける固着と退行，そしてそこからの回復過程について話してきたが，サブタイトルである「青年による最後の夫婦介入」の意味するところについては正面から論じなかったのでまとめをしながら最後につけ加えたい。
　夫婦あるいは両親の関係はBarnhillらの家族ライフサイクルにおける移行課題に伴ってある程度柔軟に変化して行くべきものだが，Erik Eriksonのステージがそうであるように段階を追って進むものであって，決して飛び越したりはしない。夫婦両親の関係の変遷も同じことが言える。飛び越したかのように見える関係では前段階のステージに必ず「固着」が生じると私は思う。これらの「固着」を健全に解消し，次のステージに適切とされる夫婦両親の関係に移行するために，われわれはさまざまな知恵を持っている。その代表的なものが社会慣習となっている「儀式」である。
　たとえば0－Ⅰ（男女コミットメント）のためには結婚式や披露宴があるし，Ⅰ－Ⅱ（親としての新しい役割の発達）のためには，「出産祝い」や「お宮参り」があろう。その後も「誕生祝い」「入学式」「卒業式」「成人式」「就職祝い」「結婚記念日」「葬式」「一周忌」などなどさまざまなものがある。その度にわれわれは家族のライフサイクルが年を追うごとに進んでいくのを実感するわけである。この実感が伴わないとき，家族のライフサイクルは滞り，形式だけが先行してしまう。
　引き合いに出したケースでもわかるように，子どもの症状や問題行動も

滞った夫婦関係や両親の関係をより適応的にし，家族ライフサイクルを進ませる働きがある。しかし，この力には限界があるように思う。一般的には，もしも夫婦の関係が悪く，それが子どもが青年期以後にまで一貫して及んでいるとすると，その関係は永続的に続く可能性が高いと言われている。いくら子どもが症状を出しても，それが青年期以降だとすると両親の関係を変えるテコにはなかなかなりにくいということでもある。そうしたことから私の発表にこのような副題をつけた次第である。

文　献

1) Barnhill L and Longo D : Fixation and regression in the family life cycle. Fam. Proc., 17 ; 469-478, 1978.
2) Duvall E : Family Development, Lippincott, 1957.
3) Kris E : Psychoanalytic Exploration in Art (1936 : repr., New York, International Universities Press, 1952.).
4) 前田重治：図説臨床精神分析学. 誠信書房, p.29, 1985.

摂食障害をもつ家族への接し方と家族介入

摂食障害と家族療法

　摂食障害に対する家族療法の効果は，1993年の米国精神医学会（American Psychiatric Association）のガイドライン[1]に盛り込まれるほど実証性のあるものになった。このガイドラインが推奨している家族療法の適用は，アノレキシアに対しては年少もしくは青年の患者であること，ブリミアに対しては青年の患者はもちろんのこと，親との葛藤が継続している年長の患者にも適用があるとしている。

　概してアノレキシアは小学校高学年くらいから見られる病態（制限型のアノレキシア）であり，それに対してブリミアは中学生から高校生以降に発症することが多い。両病態ともダイエットなどによる体型や体重へのこだわりがきっかけとしてある。つまり，ブリミアでは"気晴らし食い"が発症のエピソードの最初に見られたとする報告も多いが，詳しく聴取すると必ずといってよいくらいやせ願望が先行してあり，短期にしろダイエットを試みたものの失敗し，その結果，抑うつ感が襲い，そこから過食が始まることが多い。以上のようにアノレキシアとブリミアとはオーバーラップする部分がかなりあり，それらの家族の様態も重複した特徴を持つ。以下ではRootら[5]らの提示した神経性過食症の家族の3タイプを要約して紹介し，併せてそれぞれの家族への筆者の介入の原則を示したい。アノレキシアの患者のいる家族もRootらの3タイプの家族のどれかに属することが多いので，ここでは摂食障害の家族の3タイプとした。

摂食障害の家族の3タイプと家族への接し方

1. Perfect Family

a. 特徴

　文字どおり失敗のない完璧な家族である。患者にとっては「失敗（挫折）の許されない，完璧にふるまわなければならない家族」である。親子間の境界は明確で硬い。常に他者にどのように見えるかに敏感で，非現実的な完全無欠な自己イメージを追求し続ける結果，いつも前向きに果敢に物事に取り組むが自尊心は育たず，他者の高い評価に比べて自己評価は低くギャップが激しい。患者に過食嘔吐があることを知ると家族は「まさかうちの子に限って」と驚き，事実を否定しようとする。以下に述べる overprotective family や chaotic family に比べて，患者にはしばしばアノレキシアの時期が先行している。表面的には家族の混乱はなく，両親仲も悪くはない。完璧症は母親譲りであることが多く，一方，父親がアルコール依存症だったりする。末娘であることが多く，年齢が高ければ患者は自分から治療を求めてくることもある。

b. 対応

　3つのタイプへの対応としてすべてに共通することであるが，家族に対する心理教育的な介入がまずもって必要とされる。"拒食"も"食べ吐き"も家族を不安に陥れる。初めはいったい何が起こってしまったのだろうと狼狽してしまったり，やみくもに患者の異常な行動や考えを叱責したり，強制的に食べさせようとする親もまれではない。家族内での緊張と混乱は極度に達してしまっている。こうした家庭環境を穏やかなものにするには，神経性食思不振症や神経性過食症の知識を家族に供給することはきわめて重要である。
　比較的年長のブリミアの場合には過食嘔吐を家族に知られないように行い続け，困り果てて単独で治療者のもとを訪れることもある。この場合，親元を離れ自活している患者ではまれに個人療法だけで援助することも可能な場合があるが，家族（あるいは配偶者）と同居の場合は，患者が秘密を維持する負担自体が症状を固定化してしまっているという悪循環がよく見られるので，この事実を家族に伝え理解してもらった方が，一時的には家族の不安は増大するが，結果的には患者の負担は軽減される。このことをよく患者に理

解してもらい承諾を得て，家族に治療者から過食嘔吐の存在を伝えるようにする。往々にして日ごろから朝起きると冷蔵庫が空になっていたり，トイレに吐物がついていたり，トイレづまりがあるなどで怪訝に思っていた家族は驚きとともにこの事実を受け入れようと努力する。患者の予測に反して，「何となくわかっていたが本人から言い出すまで待っていた」という母親も数多くいる。

治療者は一般的な心理教育的な情報提供ばかりではなく，過食嘔吐の"効用"を強調し，家族に理解を求める必要がある。一時的にでも「うつ気分から逃れられる」，「体重と食事のことでいっぱいになった頭が何も考えないすっきりした状態になれる」，「その日のいやなことを忘れられる」といった患者がやっとのことで語る効用について，治療者が言葉を添えて両親に理解を促す必要がある。同時に「必ず良くなる」こと，過食から逃れようとするとかえって「過食が追いかけてくる（過食の外在化 externalization）」こと，嘔吐後の身体ケアの仕方など，こと細かに説明指導する。最終的な目標は，時間をかけて過食嘔吐と共存した穏やかな家庭生活を目指すことである。初め患者は両親の前で今までの"良い子"から"悪い子"や"変な子"になってしまった自分にいたたまれないが，両親の理解が進むにつれて「話せたこと」は必ずや過食嘔吐の負担を軽くし，症状は軽減していく。

2. Overprotective Family

a. 特徴

多くは母親が最初に治療者に接触しようとし，「評判のよい治療者」を求めて母親が患者を連れ回した後だったりする。母親の話からは患者の年齢が実際の年齢よりもかなり低く感じられ，時に話の主語が母親なのか患者なのか聞いていてわからなくなる。患者はものごとを自己決定しなくてすみ，片や家族は患者の意向をできるだけかなえようと努力を惜しまない。こうした家族では"心配"や"不安"といった愛情に根ざした感情表出は許されても，"悲しみ"や"怒り"といった相手を傷つけたり落ち込ませたりする感情は表出することは許されないという暗黙のルールがある。また，「家族以外の者を信じてはならない」といった排他的な家族の雰囲気があったり，家族（母親）

が患者にとって最良の世話役であるといった信念がある。両親もしくは片親は，自身の原家族（生まれ育った家族／実家）との未解決な問題があり，情緒的に距離がないことが多い。特に患者の母親は自分の原家族の問題の犠牲者であったという気持ちを引きずっていることが多い。過食や拒食は患者が思春期にさしかかり，心理的に親から離れようとする時期に始まる。両親は患者なしでの夫婦だけでの生活は想像することすらできない。末娘（最後に親元を離れる娘）が多い。

b．対応

こうした家族の典型例を数多く扱って治療効果を上げたのはMinuchinら[4]である。この家族には先に述べた心理教育ばかりではなく，彼らがおこなったような家族関係を変えてゆくための直接的な家族への介入が必要となる。まずもって重要なのは，両親のそれぞれの不安と改善への努力を十分に聞き取ることを通じて，彼らとの協働的治療関係を形成し維持することである。

多くの父親は患者と母親の密着し，かつ葛藤的な関係からは距離をとっており，長らく患者の拒食や過食嘔吐行動には直接介入できないでいることが多い。母子を冷ややかに見ていたり，母親の育て方を非難することもある。治療者が求めることは，両親が協力して患者に対応し，患者を自立に向けて援助することなのであるが，なかなか一筋縄ではゆかないことも多い。筆者はこの葛藤の多い母子関係を，葛藤の少ない安心できる依存関係に変化させることを初期には重要視する。むやみに母子の分離を図ることは治療が混乱し，症状の悪化や自殺の危険さえ伴うことになるからである。安全で永続的な母親への依存関係が保証されると，行きつ戻りつだが，おのずと母子の間に健全な距離ができてくる。父親がこうしたプロセスを辛抱づよく支援してくれれば，患者は次第に回復に向かう。患者の症状の回復と母親の孤独感と抑うつ感は並行して起こることが多い。こうした母親を父親がサポートできるように援助することが最終的に必要となる。

3. Chaotic Family
a. 特徴

　この家族の前述の2つのタイプの家族と異なる特徴は，家族のルールや信念に一貫性がなく混乱していることである。このタイプは従来の摂食障害の家族の記述[2,4,6]の中には含まれてこなかったが，重篤な過食症の家族にはしばしば存在する。家族内の境界は極端に透過性が高い（enmeshed）かと思うと極端に低い（disengaged）ことがある。それぞれの家族員の自律性は障害されており，えせの自立性（pseudo-autonomy）を示す。家族を統率する力を持つ者がいないので無力感が漂う。抑えの利かない"怒り"や"憂鬱"が表現され，"愛情深さ"を示す感情は表現されない。つまり，両親からのholding environmentは子どもには供給されない[3]。家族史の中に，しばしば隠蔽された癒されていない深い悲しみや対象喪失がある。このような家族の中にあって，しばしば患者は親のような役割を取ったり（parentified child），また子どもに戻ったりと揺れ動き，結局のところ「親のようでもなく，子どもでもない」といったどちらのグループにも帰属しない感情に見舞われる。母親のアシスタントとしてそれまで機能し続けてきた長女が症状を出すことが多いようだ。

b. 対応

　こうした家族にある患者には，境界性パーソナリティ障害を併せ持っているとみなせる患者も多くいる。こうした家族に接するとき，治療者も大いに混乱してしまうことが多い。その結果，無力感に陥ったり，逆に家族の混乱を治めようと，がむしゃらに指示を出し続けたりする。これらの指示はことごとく無効化されることとなり，治療者は治療が進まない責任を感じ過ぎてしまうこととなり，ますます治療が膠着する。家族は「私たちを楽にさせてください。しかし，関係は変えないでください」という逆説的ともいえるメッセージを暗に治療者に送り続けているかのようである。

　こうした家族に介入するにはかなりの家族臨床の経験が必要となる。治療者自身の中に沸き起こる陰性感情を自由に受け入れ，それらを治療的な介入の中に生かしてゆく技術が必要とされる。そのためには，あくまで「家族は安定した親密さを求めて，もがき続けているのだ」という認識を忘れてはな

らない。合同面接だけでなく両親それぞれとの個別面接，両親面接，患者との個別面接などを自在に取り入れて，治療者の負担ができるだけ軽くなるようにアレンジする必要がある。合同面接の中での陰性感情の表出の背後に親密さを求めてのあくなき欲求があることが，個別面接で理解されることがある。両親との個別面接では，結婚にまつわる期待と失望，患者への期待と失望が十分に聞き取れるようになれば，かなり治療は進んだと考えてよい。さらに，自分の生まれ育った家族関係と現在の家族関係との関係を洞察したり，その理解を促したりすることで現在の混乱した家族関係に距離を持って見つめ直すことも可能になることもある。いずれにしろ，時間をかけてこうした個別面接などを生かすことで，家族員それぞれとある程度良好な関係が形成されてくると，合同面接の中での治療者の混乱は少なくなり，介入の方向も見えてくる。

おわりに

　両親は治療者にとって最有力な協働治療者であると述べたのは下坂幸三[7,8]である。下坂は長年にわたり膨大な数の摂食障害の患者とその家族にかかわり続け，最終的に到達した介入の原則の一つが，この両親の立場と心情を擁護しつつ時間をかけて家族を援助するという一貫した姿勢であった。これは欧米流の家族療法が，われわれ日本人にとってはとかく性急とも思える家族関係の変化をもくろむのとは異なった，順当で安定した治療経過を生み出す。こうして彼は多くの（重症の）摂食障害を治療してきたのである。われわれもこうしたゆるぎない援助姿勢を家族に示し続けることで摂食障害を改善することができる。

文　献

1) APA : Practice guideline for eating disorders. Am J Psychiatry, 150(2) ; 207-228, 1993.
2) Bruch H : The Golden Cage : The Enigma of Anorexia Nervosa. Harvard University Press, Cambridge, 1978.
3) Kegan R : The Evolving Self. Harvard University Press, Cambridge, 1982.
4) Minuchin S et al. : Psychosomatic Families. Harvard University Press, Cambridge, 1978.
5) Root P P M et al. : Bulimia : A Systemic Approach to Treatment. W W Norton & Company, Inc., New York, London, 1986.
6) Schwartz R, et al. : Family therapy for bulimia. In : Handbook of Psychotherapy for Anorexia and Bulimia (Garner D, et al., eds.), Guiford, 1984.
7) 下坂幸三：アノレクシア・ネルヴォーザ論考. 金剛出版, 1988.
8) 下坂幸三：心理療法のひろがり. 金剛出版, 2007.

強迫行為をいかす

はじめに

　私にとって一般的な強迫性障害（Obsessive-Compulsive Disorder：以下，OCD）の患者たちの治療は比較的定式化されており，効果も得られやすいものとなっている（これには近年の薬物療法の発展の恩恵があることはもちろんのことである）。しかし，かつてOCDに対しても精神分析的なアプローチをしていたころは，彼らが退行したときに示す誤診したかと思うほどの関係被害念慮や本人も当惑するほどの殺戮的なテーマの悪夢の連続，殺人を犯したとの妄信さらには回復期でのことのほか深い抑うつの扱いには往生したものである。

　またOCDとの現在の私の治療では，境界性パーソナリティ障害（Borderline Personality Disorder：以下，BPD）やうつ病，さらには統合失調症と比較して，その治療中に見られる自傷や自殺のリスクが少なく，いわゆる危機介入もさほどしなくてすみ安定した治療経過で進むことが多い。ただし，情動の不安定さが表立っている患者や実際にその暴発に近い攻撃性を行動化した既往のあるOCD患者には注意を要するのは言うまでもない。

　こうした意味でも，アセスメントはもちろんのこと重要である。私は診断をより確かなものにするために包括システムでのロールシャッハ・テストの結果の中の，MediationやIdeation（特にWSum6の値とM－の数）などから，Psychosisではないことを確認し，患者の潜在的に持っている情動の不安定さの程度（FM, m, Afr, S, AG, FC：CF, Pure Cなど）や潜在的な抑うつの程度，さらに行動化を繰り返す可能性のあるBPDではないことを知っておき，

パーソナリティの全体像の説明に加えて、これらの治療の鍵となる結果を患者とその家族にまずは口頭でフィードバックする。そこで必要に応じては、副作用がほとんどでない程度の量の情動安定剤を、OCD症状そのものをターゲットにしたSSRI投与などに先んじて維持量として服用してもらうことをすすめる。ただし、あとでも述べるが薬物療法が「自分のあずかりしらないところで自分が変えられる恐怖」を生みやすいOCDの特性には十分に配慮する必要がある。

　私のところへはOCDの患者を持つ家族や夫婦が訪れることが多い。洗浄強迫、鍵などの確認強迫はOCDの典型だが、OCD傾向に固定してしまった拒食症や過食嘔吐症（癖）、抜毛症（癖）はまだしも、治療困難をきわめたギャンブル嗜癖や窃視症さらに露出癖など入れるとかなりの種類のOCD傾向の患者を診てきた。

　こうした治療経験から、いかなる強迫行為にも顕在的あるいは潜在的な「快感」が伴うものであるが、同じ快感でも先の性的興奮やギャンブルのような顕著な生理的興奮が伴うものはどうも今の私のやり方では完治せず、また強迫観念が主体で、それと等価の強迫行為に置き換える操作が難しい患者たちは今のところ治療が難しい印象がある。

　しかし一般的な強迫行為が前景にあるOCDは、以下のような姿勢で臨むと経過は良好となる。

強迫行為の「よさ」を認める

　自我違和的で患者を悩ませる強迫行為であっても、それらは「いたしかたないがある程度気がすむ」行為であることを認識してもらう。多少なりとも「気がすむ」点で強迫行為の必要性を説く。

　それに対して自我親和的な強迫行為では、患者なりの合理性について了解した上で、それでもなおその行為が本人の望む日常生活行動やしてみたい活動に制限を加えていることを示唆し、強迫行為にかける時間や回数を少しでも減らしてみる意志があるかどうかを問う。場合によっては患者の強迫行為の合理性を認めつつも、他の人々はなぜ平気で生活できるのかという問いを

し，科学的根拠に基づく議論をなげかけながら，患者がひどく不機嫌にならない程度に揺さぶりをかけてみたりもする。最終的には彼らのall-or-nothingの思考に「科学的確率」というちょっかいを出し，彼らとの理論闘争に「あそび」の要素が加わればよしとする。最終的には治療者は疑義をさしはさみながら敗北するのがよい。

OCDの心理教育

患者と同じ習性や考えを持つ人々がこの世にいて，精神医学ではOCDと呼ばれる人々であることを簡単なマニュアルを見せて患者と家族に説明する。生物学的な原因仮説を紹介する場合もある。遺伝負因についてはGenogram（家族の系統図）を書いているときに触れるが，多くの家族でOCD傾向の血縁者を見つけることができるケースが多い。Genogram interviewでは，視覚的にOCD傾向の者をプロットし，それらの血縁の人たちがOCD傾向を持っていても不適応的にならず立派に社会ですごしていることを指摘し，うまくその傾向を生かせば「すぐれた性分」にもなることを示唆する。さらに治療法についても書かれたものに沿って説明する。これは自我違和的なOCDにはその症状をより「外在化」し，治療者や家族とともにそれを攻略する動機づけを高めることとなる。自我親和的なOCDでも少なからず関心を示してくれる。

「治したい（「治りたい」ではない）」かの確認

多くのOCDの患者は，他者（あるいは薬物によって）によって自分を変えられることに強い抵抗感と不安感を示す。今まで他力本願ではなく，自力本願で生きてきていると思いたいようだ。「この治療者に治せるはずがない」と思う。したがって治療者は「治したい」あるいは少しでも「変えたい」のなら協力する用意があることを控えめに執拗に伝える。

「治る」ことの見通しと「治る保障」を与える

　少し信用してくれたなら，先の心理教育のマニュアルに戻って方法を具体的に説明する。症状行為を数量化する方法を教え，もっとも些細で変化しうるかもしれない症状を選ばせカウント（所要時間や回数）してもらい日記につける。家族と協力してつけることが効果的である。「あれもこれも」ではなく，「カウントしやすいもの一つを選ぶ」のがコツである。「一つの症状を制することができれば，10の症状を制することができる」と治療者は考えてよい。症状行為を日記や表にして変化を「見る」ことができるのは，症状の「外在化」の方法として最適である。さらに変化しても患者が想像していたよりも大きなパニックにならなかったことを確認する。治療者は「強迫的（機械的）」に治療効果を確認する。患者以上に細かくこだわることがことのほか重要である。感情封鎖的な治療者患者関係の維持が必要とされる。

治療者に従うことを約束してもらう

　効果が現れたことを認めてくれたなら，次には治療者の提案に従うことを約束してもらう。これは先の「治したい」かの確認と矛盾する様ではあるが，家族を含めて了解を得ようとすると意外にスムーズにゆく。実はほとんどのOCDはロールシャッハ・テストの結果からもpassiveな人々（Ideationのa：pの比がa≪p）であることがわかる。「症状行為に支配されていること」から「治療者に支配されること」への「すりかえ」を患者に気づかれないようにおこなうことがもっとも重要である。つまり「症状行為」に治療者や家族からの微力ながら援助を得て，自分自身からそれに立ち向かっているのだと思わせ，自力本願であるとの動機づけを維持させる。それゆえ治療者も変化への賞賛を忘れてはならない。

家族や配偶者の協力を得る

　前述したように私の治療は圧倒的に家族や配偶者と共同して治療介入をおこなうことが多い。特に家族も辟易している強迫行為に対しての介入は重要である。先の心理教育的な介入は患者に連れ添っている家族の不安を下げてくれ，その結果，今までのように患者の強迫行為に感情的な反応をすることが少なくなる。これが翻って患者の不安を鎮め強迫行為を減らせることにもなる。治療者の指示に従って家族が「機械的に」対応することが，もっとも効果が得られる。患者にもこうして強迫行為につき合ってくれる家人に感謝するゆとりが生まれればかなり予後はよい。いままでの「際限のない」かのような強迫行為が，患者にとっても家族にとっても「測定しうる際限のある」行為へと変わることが望ましい。

　ある難治な抜毛癖の女性はその抜毛の本数を家族とともに数えるという手法で，治癒していった。これはあえて家族を巻き込んでの介入である。ちなみに彼女はそれまで家族の精神的な支えとして機能しつづけてきていた。家族全員の彼女の症状への支持的かかわりが彼女を変化させた例である。

治癒恐怖を汲み取る

　ある患者は，強迫行為が減少してゆく過程で，このままだと強迫行為がなくなってしまうという不安（治癒恐怖）が出現し，治療の中断を申し出てきた。この場合は躊躇なく，強迫行為を一時的に増やしてみることを提案する。そうすることで患者は強迫行為に支配されるのではなく，強迫行為を支配できている自分を確かめることができる。

　またこの時期に「代替行為」を提案することもよいようだ。場合によっては（患者が取り組む意欲がはじめから顕著なら），治療初期に提案することもある。たとえば強迫行為がしたくなったら「好きな音楽を音量を上げて聴く」とか，「ジョギングをする」「腕立て伏せ」「縄跳び」をするなど，運動をすすめることも多い。夢中で体を動かすのは，より適応的な「代替強迫行為」となりやすい。つまり強迫行為を「しない」という呪縛から逃れるのには，よ

り適応的な代替強迫行為を「する」ことをすすめる。

　以上要点のみを粗雑に述べてきたが，OCDの人々とは本質的に受動的で激情的な人が，自他を「行為」や「思考」をもってコントロールしうると確信しようとすることで，不確かな自己存在の輪郭を描こうとする営みともいえるのではなかろうか。

文　献

1) 中村伸一：家族療法の視点——家族の不安. 金剛出版, pp.207-219, 1997.

子どもの非行行動を心配する母親と家族

事例家族の概要

1. 主訴（母親による）

「次男が今年の3月から4人の友だちとシンナーをはじめている。いろいろ病院などを回ったがやめられない。健康のことも心配だが，学校へ行かなくなったり，（原動機付自転車による）交通事故を起こしたりで困っている」

2. 事例家族

会社管理職の父親（45歳：以下，F），専業主婦の母親（46歳：以下，M），有名大学へ通う兄（19歳：以下，B），高校3年の姉（18歳：以下，S），中学3年の患者（15歳：以下，P）の5人暮らしの核家族。

3. 来談の経緯

最初にMが保健所の紹介で，某クリニックを訪れ，そこの医師が家族カウンセリングの適用と判断し，筆者の外来を紹介され訪れた。

初回面接

　6月中旬，両親とPとで来談。Pは両親の後について入室。両親に促されて筆者（以下，Th）の正面の席に座る。Mの不安げな表情に比べ，Fは落ち着いている。まずMが口を開く。そもそもは交通事故のことで警察に呼ばれたのがMがPの問題に気づいた最初だったと言う。Fはさして驚かなかったという。いろいろ病院を回り脳波に若干の異常を指摘され1週間ほど入院したりもしたが，シンナーは続けている。次の医師はPを入院させたところで根本的な解決にならないと言い，某クリニックを紹介したと言う。その医師がすぐに筆者を紹介した。主にMがこうした経緯を語っている間Pはふて腐れた態度で，自分からは話そうとはしない。

　MはP以外のことでも家庭に問題があるという。4年前に新しい家を建てて以来Bが他の家族と話さなくなったという。子ども部屋を皆に与えたのがいけなかったのではないかと悔やむ。Mが不安げに話しつづけている間，Fはにこやかな表情でPを見つめている。ThはPに一人で話せるかと尋ねるとうなずいたので，両親に席をはずしてもらう。Mは「ちゃんと先生にすっかり話すのよ」と言い残し退室。

　Thとの話し合いでは，Pはシンナーはやめたいことを素直に端的に述べ，さらに家庭の雰囲気が悪いと言う。

　Thは両親を再び招き入れ3人に家族カウンセリングをすすめる。7月中旬に家族全員が参加しての面接を予約。

小考察

　両親ともにPの問題解決に対して積極的であり，Pもシンナーはやめたいと述べた。当然のこととも言えるが，Mの不安が強く多弁にまくし立て，PもFもそれに辟易としている様子が見て取れた。FとPとの関係は基本的には良好のよう。Mは他の家族の問題としてBが会話しなくなったことをあげる。どうもMが家族の中で「空回りしている」印象を持った。予約状況から1カ月後に家族面接を入れ，それまでは毎週の外来で経過をみることとした。

面接の経過

1. 外来での面接

その後はMとP，一度だがFが来談し，おおよそ毎週10分間程度の一般外来での面接をおこなった。7月中旬に家族合同面接を予定していたが，Fの仕事の都合で8月の初旬に変更された。外来での面接はMとが主。MはFがPの問題を軽視しているように感じて不満なこと，Bが大学受験時にイライラして「あんなやつ（P）死んでしまえばいい！」と怒鳴るなど，PとBの関係がきわめて悪いことなどを語る。MはFが心配などしていないと述べるが，それに反してFは単独で出社前に外来を訪れPへの心配を語る。どうもMとFとのPへの心配の足並みがそろっていない。さらにMは家族合同面接にBを誘うことに大変な抵抗を示す。誘ってもBの強い拒否にあうに違いないので声をかけていないと言う。Thは結果はどうあれ，もう一度BやSにも必ず声をかけ面接に誘うように依頼する。Mはしぶしぶ同意した。

第1回家族合同面接までに，ThはMと計7回会っており，ThはMの不安や家族への不満を「同情」して聞くことでMとのジョイニング（joining）をおこなった。その上で，家族合同面接の直前のMとの面接では次のように述べた。「次回の家族の皆さんとの面接での私は，ここでこうしてお母さんとお会いしているときの私と違ってお母さんには冷たく映ります。でも心配しないでください。それがこうした問題を抱えた家族を応援するときのいつもの私のやり方ですから」。Pには脳波異常に対してという説明をし，Carbamazepine 200mg（1日量）を処方した。その後Pは外来にはあまり現れなかったものの毎日欠かさず薬を服用しているとの報告を受けた。このことからThはPの改善への意欲が維持されていると推察した。

2. 小考察

外来には学校があるといってPは2回しか参加していない。その間Mが来談し，不安や不満を述べ立てる。Thはこうしたが家族の中で孤立し，煙たがられていることを予測し，あえて「同情」を示すことでMに肩入れしている（unbalancing）。以上のような下ごしらえをし，家族合同面接に臨んだ。

3. 第1回家族合同面接

　家族面接は保険外で90分，外来ではなくVTRなどの施設の整った面接室でおこなわれた。以下では，面接の実際の会話の断片を紙面の許す範囲で提示したい。

a. 前半

　Fがまず入室。続いてPがあくびをしながら入ってきて長椅子に座る。Mはまわりの様子には目もくれずPと90度の位置にあるソファーにどかっと腰を下ろす。Sが入り，Fの座る椅子が狭いことを気遣う。BはPと並んで座り，Mから一番遠いところに位置する。全員が座ったところでThが入室し，Fにもっと広い長椅子を勧める。

　続いてThは，家族合同面接の趣旨を説明し，初めて来談したBとSとにどのように誘われたかについて尋ねた。BもSも両親から「とにかく」参加するように言われたという。ThはBとSから家族の様子を聞くことからはじめる。

b. 後半

B ── やっぱり親の手がかからない子どもに育てばいいというわけじゃないですけど，やっぱりあまり心配させすぎるっていうのは，ちょっとやりすぎじゃないかと……。親の手がかからないのはいい子だと決して思わないけれど，あまりに手をかけすぎるのはいきすぎだと思う。親がやりすぎるという面がある。

Th ── 具体的にはどんなこと，お兄ちゃんからみて？

B ── んー。まったくプライバシーがない。人の部屋にもうノックもせずガンガン入ってくる。

Th ── どっちが？

B ── もちろん母親です。

Th ── もちろん（笑）。「もちろん」がついちゃった。ああ，そう。それはお兄ちゃんも嫌な思いしたことあるの？

B ── もちろんです。

Th ── （Pに向かって）お母さんノックしないで入ってくるの？

P ── うん。

Th ── 昔からですか？
B ── 昔からです。
Th ── そういうことが，やっぱり弟さんの，友だちとシンナーやるような問題とどこかでつながっていると思いますか？
B ── 直接は関係なくても，やっぱりどっかでつながってんじゃないかと。あと自分の間違いを認めない人間が多すぎるというか……。
Th ── うん。
B ── 間違っても，私は正しいとか……それが多い。
Th ── みんなそう？
B ── やっぱり親が二人そうだったら，やっぱり子どもも……。
Th ── （Mに）だいぶ厳しいですね。お兄ちゃん。
M ── （笑う）
Th ── お兄ちゃんが家族の中で一番よく話をする人って誰ですか？
B ── 特定の相手はいません。

〈次にThはSに同じような質問をするが，SはPのこととわかっていたので当然ついてきたと述べる。家族に対する不満としてはBと同じだと答える〉

Th ── で，お父さんの意見とお母さんの意見って，どんなふうに違うの？ Pに対して片方は「ほっとけ派」で片方は「反対派」とか？ 親っていうのは，いろいろと子どものこと心配だから騒ぎになるわけですけれども……。
S ── お父さんは，お母さんがかまいすぎと……。それで言い合いになってもどちらも譲らない。
Th ── 両方とも折れない。両方とも強いんだ（笑）。

〈Mが最近自分の精神安定のためにある宗教に入り，そこでPの部屋の方位が悪いといわれ，Bの部屋との交換を考えていると述べる〉

M ── お兄ちゃんは勉強しないからいいでしょう？
S ── （うつむいて）でも，お兄ちゃんだって……〈Bをかばう〉。

Th ── やっぱりお母さんはこうと決めたらやっちゃうぞという構えが強いのでしょうかね。
M ── でもいいことはすすんでやった方が……。
B ── まったく意識がないところが問題。ノックもそう。
M ── ああ, Pの部屋は開けますよ。心配だから。でもノックして開けますけど。
Th ── (Pに) ノックしてる？
P ──ううん。
M ── 聞こえないかもしれないけど。
B ── あれはノックとは言わないよ。コン, ポンって (ドアをたたいてすぐ開ける仕草)。
　　　(B以外の参加者は大笑い)
B ── たたかれて,「今開けるのかな？」という間もなく入ってくる。
M ── アハハ……(声をあげて笑い続ける)。
B ── (怒って) アハハじゃないよ！
Th ── 実際どうなんですか？
M ── (笑いながら) トントンって待っていないですね。そう言われれば。トントン, パッですね。
B ── トントンもたたかない。

〈このあとThは親が子ども部屋に入る場合のノックの仕方について家族の話し合いを促し, 入室のルールを決めた〉

4. 小考察

　いつものようにThは家族の入室場面に注目している。一番最初にFが入るのは対社会的にFが家族のリーダーシップを取りうる可能性を示唆する。しかし, 狭いところに座るなど控えめなところがあり, 力を誇示するようなFではない。Thがもっとも注目したのは, Bがあとから入室してPの横に座ったことだった。この時点で「BがPを嫌っている」というMの主張はMの思い込みであると推察された。Fの居場所はThの方から提供することでFの存

在感を支持している。

　続いてThは初対面のBとSとのジョイニングにつとめることから言語的介入を開始している。この間BはPの隣に座り，Mを非難しながらPからの同意を得るようにPとのアイコンタクトを欠かさない。ここまでくるとMの「BがPのことを今も嫌っている」という言説はほぼ否定された。さらにBはMへの批判をあからさまにし，これに子どもたちが呼応して両親と子どもたちの世代間境界がつくられていく展開となる。おそらくMがBを面接に誘うことに二の足を踏んでいたのはBに非難されることをおそれてのことだったのだろうと推察される。しかし，ThのMへの「下ごしらえ」が効いていてMは孤立したりせず，ひどく不安にならないですんでいる。このように問題の中核となる家族内三者関係（F－M－P）の外にある家族員（BとS）の意見は，Thが家族関係を理解しようとするときのより客観的な情報を提供してくれる。家族全員を呼ぶことの最大のメリットの一つはこうしたことにある。

その後の経過と治療終結

　その後外来診療をすすめつつ2回の家族合同面接をおこなった。次の回からBは参加せず，Thの指示（欠席者はメッセージを家族に託す）に従って，「子離れしない親と，甘ったれて自己管理が効かない子どもとの引き起こす悪循環を直さない限り，弟が普通の生活を送れるようになるとは思えません」とのメッセージを手紙に託してきた。しかし，片やBはPとのかかわりを増やした。たとえば，おりしも自動車免許の取りたてだったBはPを助手席に乗せ深夜に練習ドライブをした。Pは以前に原動機付自転車で仲間と自宅周辺を走り回っており，Bにとってはよき道案内役になった。そんなわけでBとPと意気投合した。最後のBからのメッセージは「自分は勉強し大学に逃れられたが，弟は自分の身代わりに家族の犠牲になっている気がした」というものだった。

　秋になってFが動いた。Fは毎月1回の家族全員での外食を独断で家族に宣言し実行に移した。いつもは反対に回るMもこの提案には賛同し，Fの株が大いに上がった。

一方Pは秋の体育祭の応援団長をかってでて，練習に励みはじめた。シンナーや仲間との深夜徘徊は止まり，Mも少しずつ安心し，Pへの干渉も少しずつ手控えるようになっていった。冬になってPはまわりの生徒が受験勉強をはじめるのに同調し勉強に精を出しはじめたところで治療終結とした。その後，MからPが高校に無事進学し，以前のような問題もなく元気に登校しているというお礼の電話が入った。

考察

1. 家族カウンセリングについて

　家族カウンセリングでは家族個々人の見立てもさることながら家族関係の見立てが重要となる。家族カウンセリングの後ろ盾となる仮説はシステム思考から導き出されることが多い。すなわち全体としての家族の機能不全が患者の症状や問題行動となって現れると考える。こうした視点を持つと，たとえ家族の中の一個人と会っていても，その人が家族の中でどのような関係を持ち，どのような役割を担っているのかということに目がいく。特に子どもや思春期の問題や彼らの出す症状に取り組んでいる家族に出会うとき，治療者にはこうした視点がすこぶる重要であり，そこから出てくる仮説に基づいた介入が効果的となる。さらに言うと治療者がたとえ個人療法のみを標榜していたとしても，個人が変わることの家族関係への影響を無視するわけにはいかない。

　ところで，成人に比べて，こうした子どもや若者たちは，そもそも言語を介した個人療法にのりにくく，たとえ続けて来談したとしてもなかなか心を開いてくれないのが常である。だからといって，たとえば箱庭療法をおこなったところで効果が現れるのには相当の時間が費やされるのが常であろうし，旧来わが国でおこなわれてきている母子並行面接での個人の内的世界の理解に基づいた介入も効率が悪いこともある。従来のわが国の心理療法家（カウンセラー）の多くが，正確なアセスメントに基づいた治療選択をし，治療効率をあげようとしてこなかったように思う。むやみに子どもの問題行動や症状に対して箱庭療法や母子並行面接を適用する傾向は心理療法の専門家であ

れば避けるのが当然である。

　筆者は，一般にこの時期のクライアントにとって変化に要する時間はできるだけ短い方がよりよい社会適応のためには好ましいことを経験している。さらに，この時期にあるクライアントの場合，行動の変化の方が，洞察に先行することが多いのではないか。言い換えると行動の変化が後の内省を促す可能性が大いにあるともいえよう。

　この事例でもそうだが，同居家族からの影響がこうした年齢にある子どもの行動に変化をもたらしやすいし，その逆も真であることが多い。適切な家族カウンセリングがこうした変化を迅速にもたらす。

2. 事例について

　多くの思春期の子どもと同じく，この事例でもPは両親に連れられて来談している。しかし，かなり早い時期に「シンナーはやめたい」とThに告げている。脳波に若干の異常が指摘されており，そのことが不安を呼び，処方された薬も相当期間自分から常用している。

　ところで家族全員がPのことを案じているのは初回の家族合同面接で明らかになっている。特に両親そろってはじめから面接に現れているのは経過を良好にするサインである。両親の心配の質には違いがあり，家庭内でのいさかいの種になっているが，ストレートな言語的なコミュニケーションであり，これも経過をよくするものである。

　Pのシンナーと仲間との非行行動[2]もいわゆる社会化非行（socialized delinquency）に属するものであり，素行障害（conduct disorder）に代表されるよう性格性非行（characterological delinquency）ではない。ただ，面接の中で明らかになったようにMからの執拗な心配から逃れようとする側面もあり，神経症性非行（neurotic delinquency）の要素も幾分か含まれている。幸いにして，Pの属する非行集団が受験を間近に凝集性が緩んだようで，このことも急速な改善へと向かわせた要因である。Millerら[1]の言うクライアント側の治療関係以外の要因（生活を左右する偶発的な出来事など）がここでも大きく貢献している。一般的に社会化非行は，このようにその集団の凝集性が低くなると個人の問題行動は軽減していくものである。

3. 介入について

　家族への介入についてまとめてみたい。前述したように，この家族はMの独断にFがやや辟易とはしているが，両親の問題解決への意気込みは高い。Bがドアのノックの仕方に象徴されるMの進入的関与を面接の中であからさまに非難し，Pも同調しているが，Thに事前に「同情」という「肩入れ（unbalancing）」をされているMはさして動揺していない。このときFはMをかばいはしなかったが，中立的な態度で笑っており，両親関係は基本的に良好で安定していると見て取れた。そこでThは，このBの発言を機に，ノックに象徴される両親と子どもたちの世代間境界をつくるべくユーモラスに直裁に介入している。このことはその後Bが大学の授業のために家族面接には欠席しているものの，Bに面接への期待をもたせ，その後のPとの協調を生んだものと考えている。最後のBのメッセージは自分の身代わりになったPへのいたわりであり，それがBとの深夜ドライブをするという償いにもなったのかもしれない。

　しかしながら最終的で非可逆的な家族関係の変化は，Fの「毎月の家族での外食宣言」によるところが大きい。このFのリーダーシップにMも賛同し，家族全員が行動に移している。Mに反抗的なBもFの宣言には従っているのも好ましい。

　以上のように家族関係が変化しPの問題行動は消失したが，介入が基本的に功を奏した大きな理由は，ThがMの不安や不満に「同情」を示し続けたことであると考えている。Thが杓子定規な共感よりも「同情」を示すという技法は重要なものである。

文　献

1) Miller S, Hubble M and Duncan B : A new perspective on some old ideas : Bringing "what works" to focus in treatment, 2000.（中村伸一訳：いくつかの古い考えについての新しい展望――治療に「なにが役立っているのか」について焦点をあてる．精神療法 26(1), 41-48, 金剛出版.）
2) 中村伸一, 中村紀子：非行臨床におけるわれわれの理解枠.（生島浩, 村松励編：非行臨床の実践. 金剛出版, 1998.）

不登校の家族療法

ジェノグラム・プレイバック法

はじめに

　筆者への紹介以前に3年ほどの治療歴を持つ不登校のケースに対して家族療法をおこない改善をみた。計21回の面接が持たれた。全経過において，おおむね指示的なアプローチをおこない登校を維持させた。経過の後半部分は両親との面接に力点をおいたが，そこではジェノグラム（Genogram）を用いて家族ライフサイクルをさかのぼり，それぞれの生い立ち，結婚，夫婦関係そして現在の家族関係について理解を深めた。この際，表記されたジェノグラムの年代を具体的にさかのぼる手法（ジェノグラム・プレイバック法）が用いられたことが，すでに改善途上にあった両親の関係をより不可逆的で良好なものとして維持させるのに役だったと思われる。

　以下ではこのジェノグラム・プレイバック法を用いたセッションを中心に，治療経過とその介入意図を要約して述べ，最後に考察を加えたい。

治療経過

　以下，F（父親），M（母親），P（患者），S（妹）を示す。Thは治療者である筆者である。

1. A年8月（F, M, P, S）

　某教育相談所の紹介で来談。Pの個人療法は引き続き教育相談所のカウンセラーがおこない，家族面接を筆者に依頼してきた。カウンセラーと筆者とは時々会うことがあり，折々にこのケースについては情報を交換する程度で，密に連絡を取り合って治療計画をたてるような方法はとっていない。

　のっけからMが大変に細かなPの毎日の行動や症状の記録を手に，現在までの経過をかなりの時間を割いて説明する。Fは腕組みをして憮然とした表情で，この報告を聞いている。Pは色白でやせ細っている。SはPに比べて体型も良く表情もリラックスしている。

　Mの陳述のあと，すぐさまPが緊張関係にある両親の間に入って気を使いくたびれてしまうと述べ，両親の関係について以下のように意見をする。FはほとんどMに話しかけることはなく，Mがひとり不安になってもマイペースを守るという。Pは不安なMと一緒に動揺し，近づきすぎてお互い傷つけあってしまう。Pは「父親っ子」で何にも動揺しないFにくっついていると楽と述べた。さらにSとは仲が悪く，SとはMの取り合いになるという。SはPと違って両親の関係には影響を受けない「冷たい」ところがあると非難する。

　これを受けて，Fは「私は明治生まれの父が45歳のときの子どもで，『男は喋るな』と教え込まれ，Mの育ちとは正反対だ」と言う。Mも「私の実家では何でも自由にさせてもらった。両親も何でも話し合って決めていた。本当に夫は古いタイプの長男で，私の役割は嫁かこの子たちの母でしかない」と述べる。

　Thは両親間の関係の悪さに落胆するとともに，それが歴史的に根が深いものと感じた。

2. A年9月（F, M, P）

　この回から具体的な介入を始める。すでに教育相談所で施行されていたロールシャッハ・テストなどの結果と初回面接での所見から，極端に「考え過ぎ，感じ過ぎ」のPに対して，「何も考えずにひたすら登校する」ことをすすめた。水泳をするというPに対して，「家を出て登校し，帰宅するまで

を25mプールに飛び込んで向こう岸に着くと考えること。体に力が入ると浮力を失って沈んでしまうので，できるだけ力を抜いてゆったり泳ぐこと。はじめは飛び込むだけでも100点と思いなさい」というメタファーを使った。Fが朝の通勤ラッシュをPとともに出かけ，Pの「飛び込み」を応援すると約束。Mは疲れて帰宅したPのマッサージをすることとする。

3. A年10月 (F, M, P)

ジェノグラムを聴取。両親の生い立ちについてPも関心を示す。指示は継続。体調が悪くても登校しているとの報告。Thは「不調な時に行けることが増えると心も丈夫になる」と支持する。

4. A年11月 (F, M, P)

休みがちだが，はじめて定期試験をすべて受けた。「完璧な登校」を願うPに対して，「遅刻しても登校できた方が丈夫になる」こと，「遅刻や，どうしても行けないときには自分で担任に電話する」(いままではすべてMがしていた) こと，「早退を担任に言える勇気を持つこと」を指示する。Thから担任に，これらの指示の意図を説明することを約束した。

5. A年12月 (F, M, P)

登校し続けているとの報告。遅刻早退もだんだん平気になってきた。Mへの暴力的な甘えは減る。腹痛が出る。腹痛は「がんばっている証拠」とThがラベリング。「腹痛をとる方法を教えましょう。痛くなってきたら心の中で『○○ちゃん偉いね。丈夫になるために頑張って偉いね』と10回おまじないを唱えること」

6. A＋1年1月（F, M, P）
　腹痛は「おまじない」で減少。クラスメイトに「今日は調子悪い」と言えるようになった。

7. A＋1年2月（F, M, P）
　体調は悪いが登校している。

8. A＋1年3月（F, M, P）
　自分をみている自分ができた。試験もすべて受けられた。

9. A＋1年4月（F, M, P）
　しっかりしていない自分。もっとしっかりしたい。Mが動揺せず，ゆとりが出てきた。体調は良くなってきている。

10. A＋1年6月（F, M, P）
　教育相談所でのカウンセリングで自分のことをよく話せるようになった。

11. A＋1年7月（F, M, P）
　授業中でも手を上げて保健室にいけるようになった。個人カウンセリングで「自分をほめることが多くなったね」とカウンセラーから言われたと喜ぶ。Thから，Pはほぼ安心してみていられるようになったので，Pは個人カウンセラーに任せて，これからは両親のチームワークを大事にする面接をして治療の仕上げにしたい旨を伝え，3人ともに合意する。

12. A＋1年8月 (F, M)

　MよりPの受験のときにFが協力してくれなかったという不満が述べられる。寝室も別でFは家族とほとんど関わらないような生活が長年続いている。Thから，「この面接の目的は，両親の関係に大変に気を病んできたPに，これから先はお二人のことは心配せずにPには自分の事だけを考えて生きてゆけばいいというメッセージが伝えられるようにするためのものです」と述べると両親とも神妙な顔つきでうなずく。

13. A＋1年9月 (F, M)

　生い立ちの違いについて聞く。

14. A＋1年10月 (F, M)

　ジェノグラム・プレイバック・セッション。後述。

15. A＋1年11月 (F, M)

　ジェノグラム・プレイバック・セッション。後述。

16. A＋1年12月 (F, M, P)

　Pのためのフォローアップ・セッション。無理なく登校し，やりたいことも少しずつ出てきている。

17. A＋1年12月 (P：ロールシャッハ・テスト)

　Thとは別のテスターによる。

18. A＋2年1月 (F, M, P)

ロールシャッハ・フィードバック・セッション[1]。

以前のロールシャッハ・テストの結果と比較しながらThがフィードバック。以前のような「考え過ぎ，感じ過ぎ」が少なくなり，自分の欲求を感じられる力と事態をより単純に処理しようとする傾向が出てきており，より生きやすくなっていることを指摘する。

19. A＋2年4月 (F, M)

両親とのフォローアップ。

Pは遅刻早退をはさみながら無欠席に近い登校をしているとの報告。そろそろ3年生なので，自分なりに進路の事は考えているよう。Fに英語を習っている。Mが，治療経過中に，今までの「会社の上司のようなF」から，次第次第にPの登校に協力し，さりげなくMをいたわるFに変わってくれてとてもありがたかったと涙声で述べた。FはあえてこのMの発言を無視する。Fは，Mが最近お茶会に出かけたり，友人と会うなどアウト・ゴーイングになったと笑顔で語る。Thは次回を最終回にする予定であることを告げる。

20. A＋2年7月 (F, M, P)

フォローアップ・セッション。

Pは最近では学校へは授業を受けに行くというより，友達に会いに行く感じと笑う。進路の事なども友人と話しているという。両親も2年前とは違って随分心身ともに安定したと評価。家の中が随分明るくなったとMとPが言う。

21. A＋2年10月 (Mの希望にて)

お礼を言いたいといってMのみ来談。Pは随分丈夫になったという。Fとも上手くいっており，何年かぶりで夫婦で旅行。夜半までいままでのことをいろいろ話し合った。忘れていた性交渉もあり，その後もときどきある。体の調子も良くなり，趣味に打ち込んでいる。

その後：A＋3年5月

　短大に入り楽しい学校生活をしているとのPからの便りと，自分で焼いたというクッキーが送られてくる。

ジェノグラム・プレイバック・セッション

　以下では面接経過の後半部分（14と15）のいわば「治療の仕上げ」のためにおこなった両親とのジェノグラム・プレイバック・セッション（Genogram Playback Session）について述べる。Thはいままでの面接で得た両親からの情報から以下のような7枚のジェノグラムを用意し，Thの理解した「家族の歴史」という言い方で説明を始めた。ただし以下に述べる「歴史」は，Thが一方的にいままでの両親の話をまとめて二人に向かって解説したものではなく，Thのつくったジェノグラムを見ながら両親からのコメントを吸収しつ

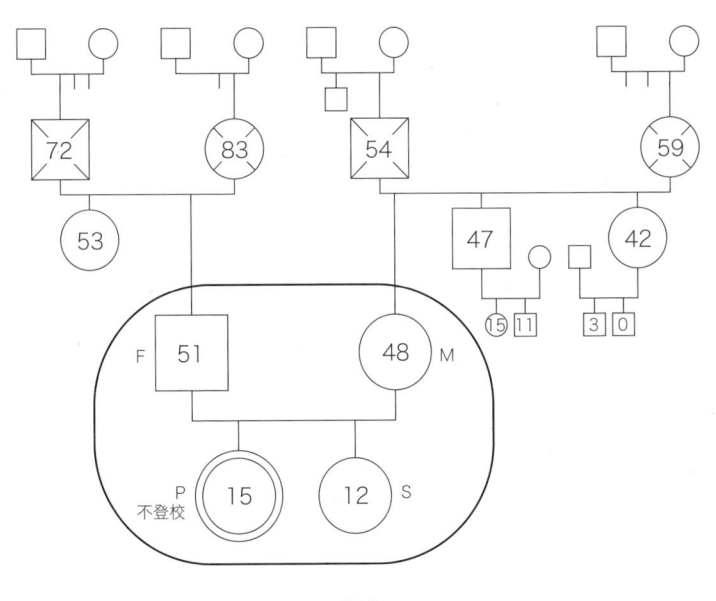

図1

図2

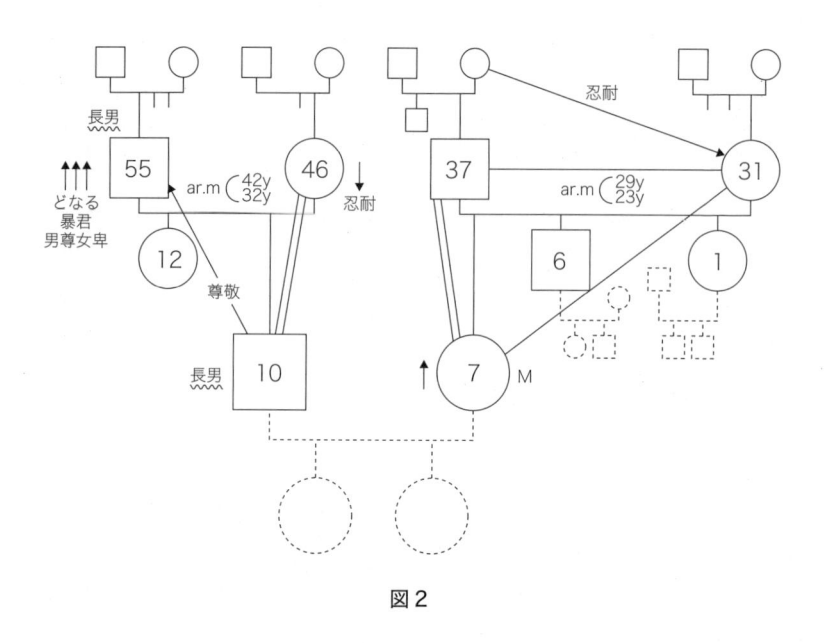

つ，共同でつくりあげられた「歴史」である。

　図1は来談時のこの家族のジェノグラムである。両親にはジェノグラムの書き方について説明し，間違いないかとの確認をして図2を提示した。

　図2は40年前のジェノグラムである。Fが10歳でMが7歳のときのものである。この図で工夫した点は，破線で「将来のジェノグラム」を入れた点である。こうすることで両親は自分たちが現在の家族に向かって，どのようなドラマが展開してゆくのかを見通すことができる。実際，破線の効果は顕著にあらわれ，両親ともに40年前には予想もつかない「運命的な今」に大変に興味を示してくれ，Thの説明に聞き入った。

　Fの両親はそれぞれ42歳と33歳の時に，家同士の合意による見合い結婚をしている。当時にしては晩婚であった。Fの父は明治の生まれの長男で，男尊女卑的な考え方がきわめて強かったという。苦学して役人となり，結婚（嫁をとる）。結婚して4年以内に相次いでFの姉とFをもうけている。FはFの父が45歳のときの子どもであり，この父子の45歳という年齢差は父の明治気質も手伝って，Fにとって父親が遠い存在として畏敬の念をもってみる

図3

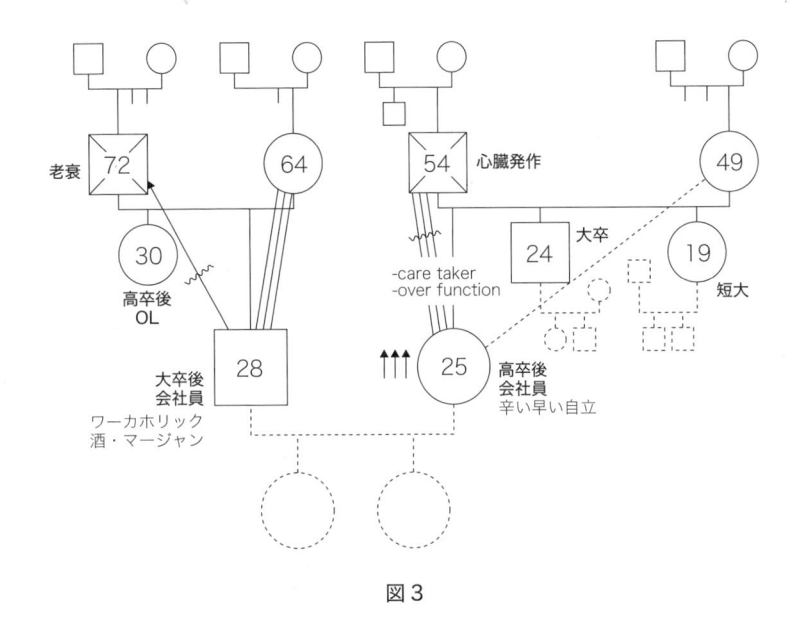

こととなった。実際に父にどこかに遊びに連れて行ってもらったなどと言うこともFの記憶にはない。しかし，Fは一家の長男として両親から大事に育てられたという記憶がある。また，父はしばしば9歳年下の母を怒鳴りつけたり，殴ったりもしていた。母は父の言うことにただただ従い，それに耐えていたと言う。こうした父からFは「男とはこういうもの，夫婦とはそういうもの」と間接的に教わったという。

　Mの父は農家の次男として生まれている。尋常小学校を卒業後，農家が嫌で都会に出てパン屋の見習いとして修行を積み，しばらくして独立して実家の近くにもどり開店。これが大変な成功をおさめることとなる。父と母とは見合い結婚。結婚後すぐにMが生まれ，その後Mの弟と妹が生まれる。長女のMは「しっかりもの」と言われ，兄弟の面倒もよくみた。しかしMの母は近くに住む姑（Mの父方祖母）にいびられ続けた。成功した次男である父の嫁に対する妬みがあったのではないかとMは想像している。Mはこのことを鮮明に記憶しており，「耐える母」の姿をよく目にしていた。さらに母は「嫁は耐えるもの」と姑に言われ続けていたという。同じようにMも母から「耐

えること」の大切さを小さいときから言い聞かせられて育った。しかしFの実家とは対照的に，Mの家庭の雰囲気は明るく，何でも話せる家族だったという。「しっかりもの」のMは父親に特にかわいがられ，小学校のころは経済的にも豊かで好きなことを何でもさせてくれたという。

　図3は図2から18年後のジェノグラムである。Thがこの年を選んだ理由は，この年の1年前にFの父が老衰で亡くなり，Mを溺愛していたMの父がこの年心臓発作で急死しているからである。双方の家族に喪失という大きなイベントが起きている。

　この年Fは28歳であり，某有名大学を卒業し，大手企業に勤めていた。かなりの企業戦士ぶりで，ワーカホリック。仕事仲間と呑み歩き，徹夜のマージャンを楽しんでいた。特に父の死亡後，こうした傾向が強まったという。Fは尊敬していた父を失った悲しみを忘れようと仕事と遊びに精を出していたのかもしれないという。一方で，Fの母は長男であるFにより依存するようになっていった。Fの姉は，高校を卒業後，家を離れ会社事務をしながらの一人暮らしが続いていた。この姉は仕事に生きがいを見出し，この後も結婚していない。Fには結婚しない理由が判然としないと述べるので，Thが「両親の男尊女卑的な関係を見て育ったので，お姉さんには結婚に対する良いイメージが持てなかったのも一因では」と述べるとFも納得する。

　おなじく当時25歳のMが父親を突然失ったことはかなりの悲劇として語ってよい。Fの父の老衰と違って，このような急激な喪失は心の準備もなく突然訪れるもので，よりそれを乗り越えるのを難しくするのが常である。実際以下に述べるThからの説明に，Mは涙しながらそのときの悲しみを語っている。

　Mの父の店は，Mが中学校に入ったころから急速に不振となった。Mに言わせると「天と地の差」だったという。「しっかりもの」のMは，こうした逆境の中を家族を助けようと高校を卒業してすぐに勤め家計を助けた。学校での成績も上位だったので先生も進学を勧め，Mもそれがかねてからの夢だった。しかしMは家族のために働くことを自ら選んだ。18歳での「辛い早い自立」だった。長男である弟の大学進学のための学費や妹の短大進学のための学費も一部はMの自己犠牲的な援助である。こうした中，Mを溺愛していた父が倒れた。Mは悲しみも束の間，自分がしっかりしなければと仕事に精を

図4

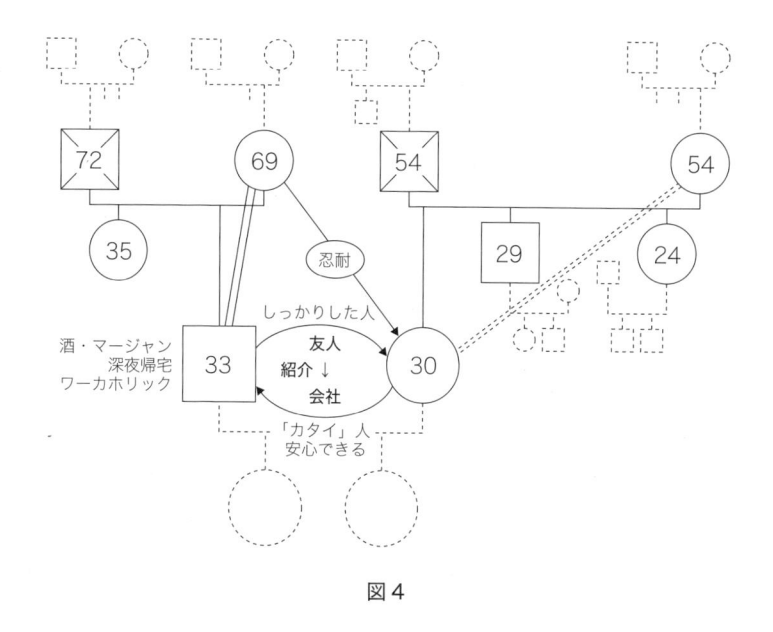

酒・マージャン
深夜帰宅
ワーカホリック

しっかりした人
忍耐
友人
紹介↓
会社
「カタイ」人
安心できる

図4

出し，母親と兄弟の精神的な支えになり続けた。Thが「人の頼りにはなっても人に頼ってはいけない，あるいは人に頼ることを知らないMでなくてはならなかったのでしょうね」と述べると，Mの目から涙が溢れ出た。特に母親には頼りたくても頼れない辛さが語られた。

　図4は図3から5年後のジェノグラムである。この年にFとMは出会い，結婚している。二人にとっての祖父母はすでに他界しており，説明上も重要ではなくなり，ライフサイクルが推移していることを示す意味からも破線にした。

　二人は共通の友人の結婚披露宴で出会い，Fの会社の上司の紹介で交際を始めた。Fは33歳であり，母親からも結婚をせかされていた。Fは「お互い，いい年になっていたし，家のためにも結婚しようかと思った」という。FはMを「きちんとしていて，しっかりもので家庭を任せられる」と感じ，「空気のような女房」でいて欲しいと期待した。MはFを「学歴も高く，まじめで堅い人」と感じ，安心できる結婚ができると思ったという。さらにMの弟や妹がそれぞれに自活し，Mがいなくても実家の家族が生活してゆくという見通しがたったのも結婚に踏み切れた要因であった。二人は7カ月の交

図5

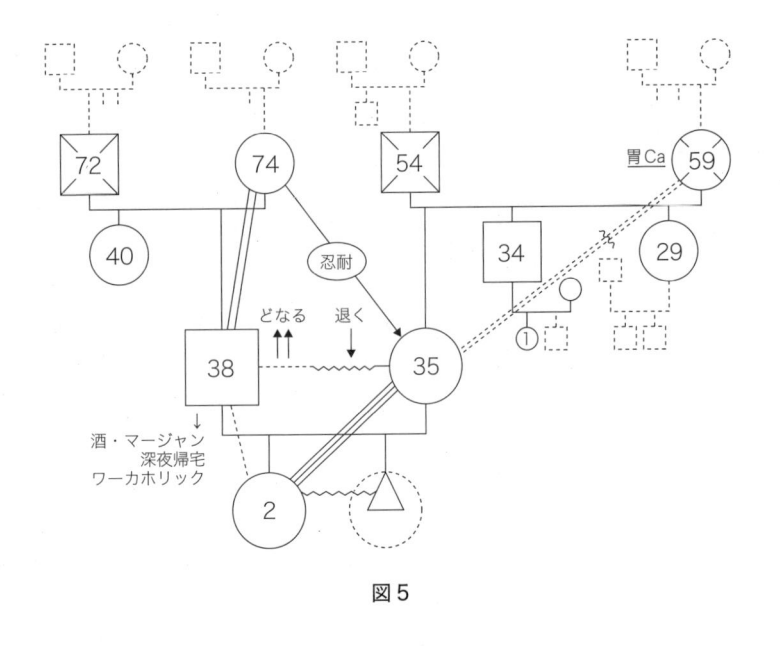

　際期間の末に両方の母親の勧めもあって結婚し，Fの母（姑）の近くに住んだ。やはり母（姑）のFへの精神的依存は強く，Mにとっても姑の存在は大きいようだった。Fは相変わらず家にいることは少なく，明け方帰ってきて，ろくにMと口を利かずそのまま床につくという毎日が続いた。こうしたMを姑は「嫁には忍耐が必要」と説き，Mも自分の母親がその姑との関係に耐えていたことを思っては，Fに表だった不満も言わずに我慢していた。また，結婚前までにMはたいへんな努力をして専門職の免許を取り，自分のキャリアに生かそうと奮闘していた。結婚はこうしたMの継続した努力を断ち切るものでもあり，Mは結婚したことを少し後悔した。

　図5は図4からさらに5年後のジェノグラムである。この年にはMの母親が胃癌で亡くなっている。母親が亡くなる数ヵ月はMは実家に通って母親の世話をした。父親が急死したときのようなショックはなかったが弟も結婚して，子どもも生まれ，Mには実家という帰る家がいよいよなくなったとの感慨が湧き寂しかったという。Mはついに最期まで母親に依存することなく母親と別れを告げた。

図6

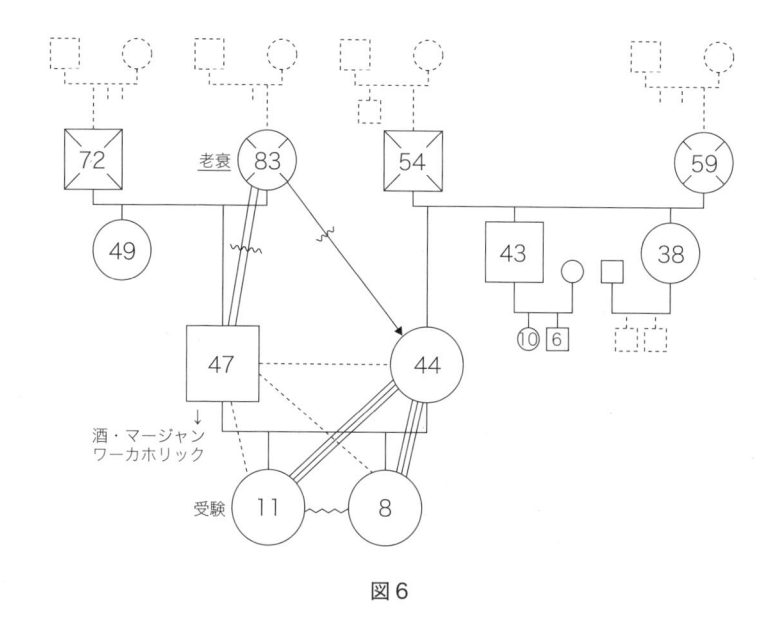

　こうした孤独感からMはまだ2歳だった娘（P）にベッタリになっていった。Fは相変わらずのマイペースの生活でMを寄せつけなかった。この頃からMには頭痛，めまい，手足の冷感などの不定愁訴が出現している。栄養面での強迫的なまでのこだわりをすることで健康を回復しようと努力をした。同じようにPの健康状態についてもかなり事細かに観察し，少しでも変調があるといろいろと情報を集めて症状に一番良いと思われる病院へたびたび足を運んだ。Fに相談しても「母親なら自分で考えろ」と怒鳴られ，しかたなくPを抱えて不安な毎日が続いた。そうこうする内に第二子（S）を妊娠。PはMの臨月が近づくにしたがって不安定になり，出産後はあきらかに赤ん坊の妹（S）に嫉妬していたとMは語る。Fは二人の娘が生まれてからは，ますます家庭から遠ざかり仕事などに時間を費やしていた。Fは「女の子のことは母親に任せておくべきだと思った」と述べる。

　図6は図5から9年後のジェノグラムである。この年にFの母親（姑）が老衰で亡くなっている。Mがかなり世話をしながらの他界であった。Mが目を放した際に転倒し，骨折し寝込んだ後間もなくして亡くなった。Mはこれを

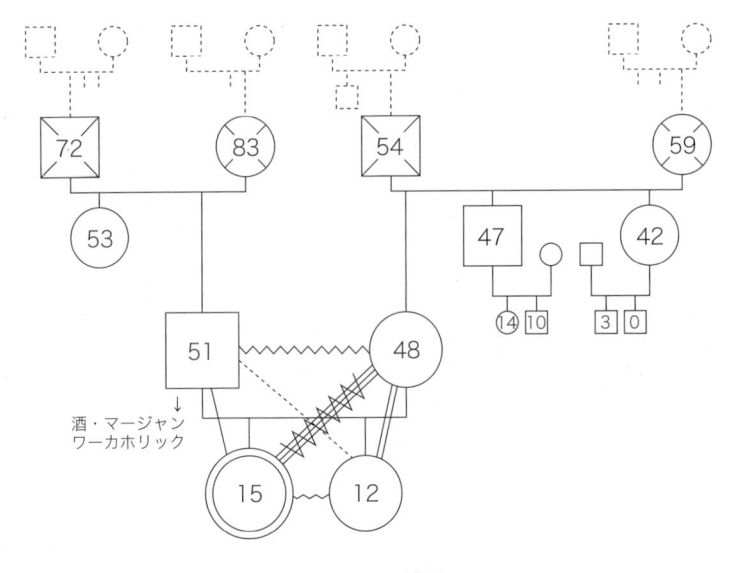

図7

悔やむ。Fは，自分の母親へのMの世話についてあまり感謝の情を示さなかったとMは述べるが，Fはこころでは感謝していたと述べる。Fは自分の母親が亡くなってからさらに家庭に寄りつかなくなっていった。Mは，支配的な姑を見送ることで一つ肩の荷が降りたと感じるのも束の間，Pの中学受験のことで頭を悩ませていた。MがPの教育に熱心になったのは，若いころの果たせなかったMの進学への夢があったという。しかしPの勉強については高学歴のFに助けを求めたが強い拒否にあった。一方で，PがFにわずかな時間を見つけて勉強を教えてもらおうとすると，Fは喜んで教えていた。Pの受験をめぐって家族の関心がPに集まるとSが反抗的となり，しばしばPと激しい喧嘩を繰り返した。このころからPは頭痛，腹痛，微熱，たちくらみなどの訴えが頻発するようになっている。

　図7は来談時のジェノグラムである。MとPとの密接した関係には葛藤が増えていった。Mの心配がPにはうっとうしくなり，Pの暴力を伴う激しい拒否に合う。Mも身体化症状が一層激しくなる。Pへの対応をめぐって両親間の意見の対立が激しくなり，Pはその間に入って動揺を強める。PがFへ

勉強を教えてもらうという方法での依存が増え，Mにとってはこれが面白くなかった。

おわりに

　周知のようにジェノグラムはケース理解においても，そのものを用いての治療的介入という方法においてもきわめて有用なものである。しかし，いつジェノグラムを採るか，いつ介入の手段として用いるかについてはケースごとに熟慮されるべき問題である。

　筆者にとってこのケースにおいてまず印象に残ったのは，初回面接でのPの両親そして家族関係に対する鋭い指摘であった。しかし，両親の態度から，彼らがPの指摘を受け入れるものの，二人の関係の改善はしばらくは到底望めないという風に筆者には映った。そこでやはりPの登校という家族がさしあたって望んでいる行動変化を目標にした。具体的には主にロールシャッハ・テストの結果から，きわめてシンプルな行動指示を与えている。そうした理由は，Pの行動様式が面接からもテストからも本来受動的であり，Thの指示には従うであろう事が予測されたからである。両親もThからの指示が具体的であることには肯定的だった。裏を返すと，両親がそれぞれの内的なことやその関係性についてThから集中して触れられずに済んだことが，両親の治療への心的負担を軽くし，Pのために協力してThが指示した行動に移せたのだろうと推察している。

　Pも両親も努力し，そして学校の理解と支持も得られて徐々に登校可能となり，最終的にはいままでのような緊張した無理のある友人関係から，多少とも気楽でこころの許せる対人関係を学校という場で持てるようになっていった。P自身これが大きな収穫と感じ，しかも自信につながった。Pの問題が減少してゆく中，筆者は両親に向かって，彼らの問題に直面する用意があるかどうかを，あくまでPのより恒常的な安定のためという理由をつけて尋ねてみた。ここまでPの問題に対して，表面的にはPのためにThからの指示に従うという協力体制をとってきた両親は，その指示が功を奏しつつあったことへのThへの信頼感からか，筆者の誘いかけに応じてくれた。両親だけ

の面接は，彼らにとってもPにとってもかなり不安なものだったようだ．しかし7枚のジェノグラムを使って，彼らのライフサイクルをあらいなおすという作業は，ことのほか二人の関心をひき，特にFが大いに語る機会となった．自分たちよりも上の世代がどういった家族の文化を伝承し，それが自分たちの生い立ちにどのような影響を与え，折々の重要な喪失体験を繰り返しながら成人し，自らの家庭を築くに至ったのか，さらにどのような期待を新しい家庭に対して抱いたのか，そしてどのように失望していったのかなどが，Thとともに語り合えた．最終的には，それらの家族の歴史が，彼らの子どもたちに何らかの影響を与えたことにまで話が及んだ．こうしたジェノグラムという視覚化された家族関係の「歴史」を見ながら語る面接は，何もなしに感情を交えながら語るという負荷（特に男性のクライアントにとって）を軽くし，より自由に自分とその家族関係を語ることができる．

　彼らの家族の歴史において，喪失や誕生や養育といった負荷がかかっていた時期を筆者が選びだしてジェノグラムを描いてみた．これは筆者にとって大変に興味ある作業でもあった．二人も，このジェノグラムを時代ごとに追うことで，いわゆる自分たちの努力ではなし得ないような事態の連続，いわゆる「縁」や「因果」があることに気がついたのではなかろうか．これ以来この夫婦は互いに相手を責めることが随分少なくなったという印象を筆者は持っている．「縁」や「因果」を受け入れ，相手を許し，お互いの現状を少しでもすごしやすいものとし，将来に向かってさらに続くであろう家族のジェノグラムへの思いと期待とが心に浮かんだかもしれない．そのためには自分たちが今後何をなすべきかを最終的には見出したのではなかろうか．

文　献

1) 中村紀子, 中村伸一：ロールシャッハ・フィードバック・セッション（Roschach Feedback Session：RFBS）の方法と効用. 精神療法 25（1）；31-38, 1999.

不登校・ひきこもりの アセスメントと 介入計画

家族との協同治療

はじめに

　不登校やひきこもりは家族がまず治療者のもとを訪れることが多い。したがって家族との初回面接はことのほか重要なものとなる。このシンポジウムでは私は家族介入の原則を提示するのではなく，2つの典型的な事例から得られたロールシャッハ・テスト（ロ・テスト）から，どのような家族介入を含めた治療計画を策定していったかを紹介したい。私は介入計画をたてるにあたって患者の精神医学的診断や力動的診断（たとえば病態水準の軽重）などよりもロ・テストに示された固有のデータを介入の決め手にしている。特に不登校やひきこもりを示している a-/under-social な青年たちにおいてはロ・テストでのラムダ（Lambda）の高さと，CDI（Coping Deficit Index：対処力不全指標）が陽性かどうか，そしてその内容はいかなるものかが介入計画において重要となる。

ハイラムダ・スタイル（High Lambda）：
ラムダが高いものをこう呼ぶ

1. 事例

A君（初診時17歳：治療終了時23歳）

a. 問題点

ひきこもりによる不登校。手足の洗浄強迫。「悪魔のささやき」があるという幻聴様体験。「大丈夫，大丈夫」と独言を繰り返す。父親を極端に嫌い寄せつけない。

b. 家族

父親（F）── 大手企業の管理職，単身赴任が長い，Aが小さいころは「子どもは父親の仕事をしている背中を見て育つ」とし，まったくAとはかかわりを持たなかった。しかし，Aの成績が悪いと呼びつけて叱責し，Aは小学校のころから父親に怯えていた。父方祖父がそうであったように「男尊女卑」の考えが強く，権威的でやや関係被害的。

母親（M）── きわめて小声でしゃべり，いつも硬い笑みを浮かべている。薬物や治療への不信感が強い。

妹 ── 14歳。Aと母親の取り合いでよく喧嘩になる。

c. 既往歴

3歳まで夜尿。今も爪噛みがある。教師の指示に強迫的にしたがい，登校前日の夜は忘れ物がないかの確認を何回もして床につく。8歳まで父親がいないと母親と一緒に寝たがる。中学1年より学校で過度に緊張し，その夏より不登校。相当努力し間欠的に登校。EEGは正常。高校浪人中，週2回家庭教師を受け入れるが一度も口をきかず。16歳で私立の単位制高校に入学するが入学式のみ登校。洗浄強迫に母親を巻き込むことが増える。母親の忠告で父親は帰宅できなくなった。

d. 治療経過　X年2月～X+5年

[導入期] X年2月～4月
　両親が来談し経過を語る。Aは来談を拒否。しかしMが相談に来ることを阻止したりはしない。学校へ戻らなければと焦り，並行してMを巻き込んでの洗浄強迫が強まる。Mには強迫行為を機械的に儀式化するように指示し，Mの迷いや葛藤を軽減する。強迫行為が減少。私は家庭教師の導入をすすめる。

[Aの来談と家庭教師の導入] X年4月～X+1年4月
　家庭教師を推薦するにあたってAとの面談を求め希望をきく。家庭教師として入ってもらう大学院生（臨床心理学専攻の女性）とは事前に綿密に打ち合わせをおこない報告を義務づける。教科指導中心に介入し，感情を聞きだそうとしないように指示を出す。Aが慣れてきて雑談をしてきたら，それにのってよいなどの指示を出す。寝つきが悪いというAに外来受診もすすめる。単位制高校でのスクーリングに意欲を示す（X年9月）。外来で少しずつ近況について語りだす。薬物療法への魔術的な期待を語ったかと思うと，奇妙な副作用をしきりに訴える。心理テストに関心を示しテスト実施（X年11月）。その結果をAと両親にフィードバック（RFBS：Rorschach Feedback Session[6]）。X+1年の正月はほぼ2年ぶりでFが帰宅し過ごす。2月からFが単身赴任を解除され家に戻ることになる。家庭教師は都合により他の女性の大学院生に交代。

[Aおよび両親との面接] X+1年4月～X+2年2月
　Fを交えぎこちない家族の生活が始まる。約1年ぶりに両親と面接（X+1年5月）。Aの問題が生じてはじめて夫婦のコミュニケーションがとれるようになったとMが語る。Aとも焦らずに関係づくりをしたいとFは述べる。Fは家庭教師に感謝。Aが一人で来談。家庭教師とは話しやすく，勉強以外の話をAの方から積極的にしてくるようになった。週3日登校。学校の先生がよく話しかけてくれるのでうれしいと言っている。Fとの単独面接ではFは私とかなり打ち解けて話す。FはAと自分が似ているという。

[主に父親との継続面接] X+2年2月～X+5年

　3年ぶりに家族4人で外食。Fへの拒否感は薄らいできている。FとAとはアメリカのプロ・バスケットの話で盛り上がる。AがFの昔の態度に大変傷ついたことをFに伝え，Fが謝る。X+3年6月になり進路のことを家庭教師と相談。X+3年11月家族で新築した一戸建てに転居。間取りなどAの希望も取り入れ家族で話し合った。外出がよりしやすくなった。Mがパートを開始（X+4年2月）。家族旅行。Fと米国留学の相談。語学留学（X+4年7月）。8月Fが留学先の寮を訪れ滞在。9月カレッジに入学。12月にはMも訪問。X+5年1月元気に正月帰国。X+5年8月自動車免許取得。現在も元気に大学生活を送っている。「ひきこもりから留学へという本でも書いてみようかな」と笑いながら言っている（F）。「もっと上の大学を狙っているみたいです（F）」。すべての症状や問題行動は消失（薬物療法は現在なし）。

2. ハイラムダ・スタイル（High Lambda）とは[5]

　刺激図版に形態のみでしか反応しない割合を示し，米国の一般成人の期待値は0.33～0.99であり，これよりも高いものをハイラムダという。ただし，われわれのおこなったわが国の13歳から15歳の中学生（n＝127）のデータ[3]では，2.05（13歳），2.17（14歳），1.78（15歳）と漸次低下してきてはいるものの，米国の同年齢の値より高く，米国のおそらく17歳の日本青年のラムダも米国の青年より高いことが予測される。しかし，成人にいたっては[7]，その平均は0.86と米国の期待値[2]の中に納まってくる。

　Aの場合，ラムダは驚異的な高さ（20.00）を示しており，極端なハイラムダ・スタイルを示している（さらに以下のBの事例のところで詳しく述べるが，CDIも該当している）。ここではハイラムダ・スタイルに話を絞ってAの状態について述べてみたい。

　先にも述べたように，ラムダとは，総反応数に占める形態のみの反応数の割合である。つまりその割合が極端に高い人というのは「見えたものしか言わない」人たちである。周知のようにロ・テストでは，他にも運動や色彩，さらには濃淡にまで言及して反応をする人がいるが，そういった人々に比べてこのハイラムダ・スタイルの人々というのは，反応に心理的なエネルギー

をできるだけ使わないようにしている。つまり効率的に，複雑さを避けて生きてきているといえる。思考や感情を使うといったエネルギーの投資をしないようにしている。Exner自身はこれを「心理的トンネル状態（psychological tunnel）」と呼び，こうした人々の「わき目もふらず，目標である出口しか見ない」傾向を表した。またこうしたスタイルの背景には，未熟な人格とそれに伴う社会的不適応感があったり，その結果としての環境への否定的な構えがしばしば存在する。

　私がハイラムダ・スタイルの人々にRFBSでよく使うたとえには次のようなものがある。「だれもが社会にいるときには外から丸見えにならないように，ある程度の高さの円筒に入っていると思ってください。しゃがめば身を隠して人目にさらされないようにできるし，立ち上がればあたりを見回せるぐらいの高さの円筒に住んでいるのが，社会で過ごしやすいようです。このラムダというのはこの円筒の高さを表しています。あなたの場合は，（なにが原因かはまだ正確にはわかりませんが）外の世界が心地よいものと思えなくて，かなり背の高い円筒に長らく住んでいるといえるでしょう。ですから外の人からはあなたの様子は見えなくて，あなたは安心かもしれませんが，外の人はあなたがどういう人なのかとてもわかりにくいのです。またあなたの方が外界を見ようとするとこの背の高い円筒を上らなくては見まわせないので一仕事になります。そこでよく考えつくのが，穴をあけるという方法です。想像していただけるとわかるでしょうが，そこから覗くと外の様子の一部しか見えません。さらに外の人は覗かれていることに気がつかないので一見安心ですが，もしかして知らないうちにその穴から外の人に覗かれていたらどうしようという不安が頭をよぎって他者に対して疑心暗鬼になったりしやすいのです」などと説明する。特にHVI（警戒心過剰指標）も陽性の場合には他者に対する猜疑心の存在を強調したりする。

　またハイラムダ・スタイルの人のもう一つの一般的な特徴であるストレス耐性の低さと，ストレス下での常軌を逸した反応（ときに精神病様反応となり統合失調症と誤診されやすい）の出現については，たとえば次のようなメタファーを使って説明する。「ハイラムダのあなたはかなり高い平均台の上を歩いていると思ってください。しかも多くの人が歩いている平均台の幅よりも狭い板の上を歩いているのです。（多くの人は，背が高くない幅の広い平均

台を常日ごろ歩いていると考えてください）ですからあなたの場合ストレスつまり歩くバランスを崩すような力が内外から働いたときには，横へ足を踏み出してバランスを立て直すほどの板幅もなく，高い平均台から落っこちて，あなたも予期していなかったような大怪我をすることさえあるかもしれません。ですから治療（カウンセリング）では，平均台の高さを低くし，板幅を広げるようにしてゆこうと思いますがどうですか？」という説明をする。

　ただ，ここで問題なのはハイラムダの患者たちに，こうした説明が理解されているかどうかは，あやしいということである。少なくとも「頭でわかった」感じがする程度の感想が得られれば良しとしなければならない。逆に言うと自身の体験として身をもってRFBSの中で自分を理解できればハイラムダ・スタイルにはならないのである。こうした傾向は，「面接が深まらない」という彼らの共通した特徴とも符合する。しかし，もし家族が同席した場面でRFBSがおこなわれたとすれば家族の中には患者の理解が深まり，対応にもゆとりがでてくることもある。

　このハイラムダ・スタイルとは，ある意味で，「社会的ひきこもり」そのものを示すような対処スタイルであるともいえよう。

対処力不全指標（CDI）陽性

1. 事例

B子（初診時：18歳）

a. 問題点
　家から出られない。緊張すると下痢。過食し太ったので人目に触れられたくない。

b. 家族
　父親（F）—— 会社員。温厚。
　母親（M）—— 専業主婦。緊張すると下痢。はげしい寝言。不安が強い。

c. 既往歴

高校2年（16歳）より不登校。部活での人間関係が原因。Bの気配りが裏目に出た。専門学校の夏休みから再び不登校。2年間カウンセリングに通うが「ただ聞いてくれるだけ」に不満で行かなくなる。

d. 治療経過

初回は両親と妹（16歳）のみ。Bは面接の3，4日前から緊張で寝込んでしまった。でも相談には来たいらしい。2回目は両親とBとが来る。Bは両親をはずしての面接を希望。「私と母はきっちり屋，妹と父はいい加減ができる」「負けず嫌い」「遅刻がこわく40分前には到着」「群れてる女の子が苦手」など自分から述べる。心理テストをすすめるとすぐにでも受けたいと希望する。RFBSで「初めて自分のことがこんなにわかってもらえた」と驚きとともに涙する。日をあらためて両親を交えてRFBSをおこない，個人面接の必要性を強調した。以後個人面接。

その後，妹にさそわれて買い物に出かけたり，化粧品の資料を取り寄せたりしてみる。さらに外出して，お試し化粧をしてもらう。ヨーガの資料を取り寄せ，見学に出かけるなど恐る恐るだが活動範囲を広げていった。

私とBとで，彼女の病名を「予定緊張症，予定恐怖症」と名づけてみる。これに対して「どうせ緊張するのだから予定に向けて思いっきり緊張してみよう」という逆説的介入をおこない次第に効果が出てくる。

過去の成育史を振り返り，父親の転勤が多くせっかくできた友達と別れ，新しい友達をつくるのに苦労したと言って涙する。面接でよく泣くようになり，並行して生き生きとした表情が出，より活動的になる。自動車教習所へも通い出す。教官に「私緊張しやすいんです」と言ったら結構楽になったと報告。毎日がだんだん楽しくなった。寝坊もできるようになったと喜ぶ。Genogram interviewで「心配性」の「遺伝子探し」をする。患者－母親－母方祖母とこの「遺伝子」があるようだと笑って語る。

相当勇気を出して高校のときの部活の同窓会に出席。1年後の現在，三つのアルバイトを経験し，アロマセラピーの基礎資格に合格。「外ってこんなものかー」と以前より気楽に感じると述べ，今後の自信を覗かせる。

2. 対処力不全（CDI）とは[1, 2, 4]

ExnerがもともとDEPI（抑うつ指標）を抽出しようとしていた過程で，DEPIが陰性群と偽陽性となる群に共通した特徴を発見した。これがCDIである。彼らはいわゆる「無力な人々（helpless）」と呼ばれる。自己評価が低く，抑うつ感があり，社会生活ではここ一番という肝心なときに力を出せず成功しそこね，実りのない不毛な対人関係しか持てず，人生を楽しめない。一見うつ病と区別しにくいが，もしCDIに該当したなら，とりあえず抗うつ剤の投与は見合わせるべきであり，精神療法的介入での変化が期待されることから，その人にあった精神療法的なアプローチを優先すべきとしている。

Bは以下に示すCDI指標の5項目すべてを満たしていた。ちなみにAも4項目を満たしていた。

[CDI（対処機能不全指標）]

以下のうち4項目以上を陽性とする。
1. $EA<6$ or $AdjD<0$
2. $COP<2$ and $AG<2$
3. Weighted $SumC<2.5$ or $Afr<0.46$
4. Passive$>$Active$+1$ or PureH<2
5. $SumT>1$ or Isolation/$R>0.24$ or Food>1

[CDI（対処機能不全指標）の項目ごとの意味]

A．及びB．両事例に沿って

1. $EA<6$ or $AdjD<0$

   * EAとは，今現在問題解決のために持ち出すことのできる精神的エネルギーの総和を示している。6未満である（A：$EA=0$，B：$EA=1$）ことは自分から問題を解決しようとするときの著しい障害になる。このEAを増加させるには，A，B共に何らかの家族外での実体験を増やしたり，シンプルな対人交流を増やして，いわゆる経験知を高めていくことが必要となる。

   あるいは

＊AdjD＜0とは慢性的なストレス下にあることを示す。A，B共に0であり，ストレスがないと読めるが，Aにとってはむしろマイナス要因である。多くの自分から治療や援助を求めてくるクライアントは，AdjD＜0であることを考えると，Aの治療的モチベーションが低いのは大きな治療的障害であり，非進入的な家庭教師を介入させた理由の一つでもある。それに対してBは，内的な不安や葛藤を抱えておりあとわずかにそれが増えるとAdjD＜0となる数値を示している。治療経過でもわかるようにBはAと異なり，RFBS後すぐに自分の悩みや問題性に気づき個人療法を希望している。

2. COP＜2 and AG＜2
　　＊COP＜2とは他者と協調しようとしないことを示す（A，B共に0）。
　かつ
　　＊AG＜2とは自己主張もできないし，反対意見も言えない（A，B共に0）。

3. Weighted SumC＜2.5 or Afr＜0.46
　　＊Weighted SumC＜2.5とは，大変に感情表出に乏しいことを示している（A＝0，B＝1.5）。
　あるいは
　　＊Afr＜0.46とは感情を揺さぶられる場面を極力避けていたいことの現われである（A＝0.54，B＝0.33）。Aが，外へ向かって好転していったのには，ハイラムダ・スタイルが，減少してきて本来持っていた感情を享受する傾向が開花していったためと考えられる。それに対してBは，外界に対してビクビクしている様子がうかがわれる。

4. Passive＞Active＋1 or PureH＜2
　　＊Passive＞Active＋1とは物事に対処する姿勢がかなり恒常的に受身的であることを示す。Aはa：p＝0：0と運動反応をそもそも示していない。Bはa：p＝3：2で意外なことに積極的である。これは治療的には大変に重要なことであった。実際Bは自分から習い事や自動車教

習所へ通い始めた。
あるいは
* PureH＜2とは，人間（他者）に対して感心を持たないということを示す。Aは興味深いことにH＝3であり，かえってこのことがAの対人恐怖症を強め，ハイラムダ・スタイルのひきこもりを持続させたと考えるのが妥当である。BのH＝1はあまりにも少なく，Bが人を避けることで動揺を防ごうとしてきたかがよくわかる。

5. SumT＞1 or Isolation/R＞0.24 or Food＞1
   * SumT＞1とは愛情飢餓（人肌恋しい）の状態にあることを示す。AもBもT＝0で該当しない。

あるいは
* Isolation/R＞0.24とは，大変に孤立していると感じていることを示す。これは，人中にいても自分はみなに馴染んでいないという感覚を生む。Aは0.45ときわめて高く，Bも0.31と高い。

あるいは
* Food＞1とは口唇期的依存欲求が強いことを示す。Bには1個のFood反応がみられている。

ロ・テストから見た2つの事例の検討

AもBも不登校から「ひきこもり」に転じていた事例である。さらにAもBもCDIが陽性であり，これらの結果が彼らをひきこもらせている理由をよく説明している。さらに，本論では触れなかったが，彼らの精神病理が統合失調症やうつ病，さらには無力な境界性人絡障害やOCD（強迫性障害）ではないこともロ・テストの結果から解かった。

ここで，もしロ・テストをおこなっていなかったとしてみよう。特に事例Aについては，病歴や接触してみての印象からだけ判断すると多くの精神科医なら「統合失調症の疑い」「重症のOCDあるいは対人恐怖」さらには「潜在性精神病のような境界例」といった診断がなされるかもしれない。

実は筆者にとってもAのテスト結果を見るまでは，このような診断が頭をかすめていた。しかし，Aは，検査に積極的に臨んだにもかかわらずハイラムダ・スタイルを持つCDIだった。こうしたクライアントを変えていくのにはかなり腰をすえて関わらなければならない。そのように両親にも説明し，面接に通うのを渋っているAに直接働きかけるのをとりあえず控えて，まずは以前に受け入れていた家庭教師の再導入の継続と家庭教師を通じての間接的な介入を続けた。Aはハイラムダ・スタイルなので，「心理的トンネル」(Exner) の出口（目標）である高校復帰さらには大学進学を見据えていると判断し，家庭教師にはただの学習の補助のみに徹するように指示した。しだいに家庭教師にも馴染み，その訪問を心待ちにするようになっていき，雑談も増えた。これはロ・テストで言うとEAが上がり，ラムダが下がってきている可能性を示唆する。家族関係の変化という点では，父親の単身赴任が解除され否が応でも自宅から通勤しなければならなくなったことが大きい。不安に思った父親は足しげく私との面接に通うようになり，Aとの具体的な接触の仕方について聞いてきた。私はAの持つハイラムダ・スタイルとはどういうものかということを再三にわたり説明し，父子関係の微細な肯定的変化を指摘し父親を励まし続けた。

　Aに比べればBの方は，治療経過をざっと読んだ限りでは難しくないケースと思えるかもしれないが，私のところに来るまでには2年間という歳月が流れていた。しかもカウンセリングについては以前挑戦し落胆している。Bの特徴はAに比べてハイラムダではないために，面接場面で目にみえる緊張を要しながらも，おっかなびっくりでも私と情緒的な交流が持てるというという点である。初回面接にはBは来られず家族のみと会い，家族を通じて「来てみてから考えてみては」とさそった。はじめてきたBは，寝巻き姿のまま両親の運転する車で夜（Bの希望）やってきた。のっけから両親をはずして話してみたいとの意向にBの自分からこの現状を打破したいという意欲が伝わった。そこで個人面接を中心におこなうこととし，必要があれば両親にも会うことを伝え了解を得た。何よりもBの治療意欲と面接への継続意志を堅固なものにしたのはRFBSだったと思う。Aのようなハイラムダのクライアントと違い，RFBSでのBは打てば驚くほどの手ごたえがあった。したがってBとは家族関係を変えることを目的とした面接はおこなわず，たとえばSCTの内容

についてロ・テストの結果と符合させながら共同で解釈してゆくという手法を初期のセッションでは取り入れた。Bは自分のことを生い立ちを含めた過去のことを一生懸命に涙しながら語り続けた。その後の社会との接触については，私のちょっとしたアドバイスをもとに自分から果敢に挑戦し始めた。

おわりに

　「ひきこもっている」人のアセスメントは確かに難しい。たとえば数十回訪問などしてもなかなかに本人がどういった状態にあるのか見えて来ないこともある。たとえ面接に来てくれていても，対話が成立しないし，なかなか自分を語ってくれるまでにはならない。今回提示した2つのケースは，こうした意味からは珍しく治療の初期の段階でロ・テストが実施でき，治療計画が立てやすかった「まれな」ケースと言われるかもしれない。しかし，タイミングさえつかめれば1回のテストをおこなうことで，数回の面接で得られるであろうデータが取れ，それを患者と家族に共有すること（RFBS）で，具体的な解決の道が開けてくるものである。一時期，ロ・テスト自体が患者やクライアントにとって侵襲的なものであるので，十分なラポールが取れてから施行しなくてはならないとまで言われた。こう考えられた一つの原因としてはロ・テストの取り方の問題がある。つまりロ・テスト自体の問題ではないのである。今までのロ・テストをおこなう者はテストから多くの（特に否定的な）情報を引き出そうとしすぎて，患者やクライアントに心理的負荷をかけすぎたきらいがある。

　また，私に言わせれば，特にこのような「ひきこもってしまっている」クライアントとのラポールを前もって成立させようとすること自体が，主客転倒ともいえる。二者で苦労して生産したテスト結果を患者やクライアントと共有することができれば，おのずとラポールが成立したり，そうでなくとも治療計画の策定をすることができるようになってくる。最後に「せかす」わけではないが，根本的に人は社会的動物であり，とりわけこうした青年や若い成人たちについては一日（1カ月あるいは1年）も早い社会参加が望まれることを強調しておきたい。

文　献

1) Exner J : A Primer for Rorschach Interpretation. Wiley & Son. Inc., 2000.（中村紀子，野田昌道監訳：ロールシャッハの解釈，金剛出版，2002.）
2) Exner J : The Rorschach : A Comprehensive System Vol. I. Wiley & Son Pub. 2003.
3) 中村紀子, 中村伸一ほか：EXNER法による児童青年期のロールシャッハ・ノーマルデータの基礎研究．安田生命社会事業団研究助成論文集 28(2)；70-75, 1992.
4) 中村紀子, 中村伸一：心の構造とロールシャッハⅠ．思春期青年期精神医学 5(1)；103-111, 1995.
5) 中村紀子, 中村伸一：心の構造とロールシャッハⅡ．思春期青年期精神医学 5(2)；207-212, 1995.
6) 中村伸一, 中村紀子：ロールシャッハ・フィードバック・セッション（Rorschach Feedback Session RFBS）の方法と効用．精神療法 25(1)；31-38, 1999.
7) Nakamura N : Japanese Normal Data Tables for the International Symposium on Rorschach Nonpatient Data. International Rorschach Society. 1999.

V 境界例

外来クリニックでの境界例治療の実践

はじめに

　市橋[2]によればわが国の精神科医が現行の保険診療のもとでの再来の1人の患者にかけられる時間は平均約10分程度，初診でも20分から50分であるという。こうした短い時間の中で境界例患者に対するもっとも益になる治療とはいかにあるべきかを考えることは，はなはだ現実的なことであるが，なかなかに難しい問題でもある。以下では，境界例の成人患者が単独で来談した場合と，青年期の患者が親とともに来院した場合，さらに家族のみが相談に来た場合とにわけて筆者の実践を書き綴ってみたい。成人の患者の場合にも配偶者や親に伴われてやってくる者もあるが，こうした場合も，単独来院のケースに対するのと同じように，「患者自身の治療動機づけにあくまで焦点をあてる」という原則を変えることはない。

成人の境界例患者が単独でやってくる

　筆者は週に2日，一般の単科の精神科診療所で診察しているが，そこでの経験からしても初診の患者にかけられる時間はおよそ30分程度である。この枠では，境界例患者が自分から単独で来たとき，彼らの多くは異口同音に不満を訴える。それは言外のさまざまな否定的ニュアンスを伝えようとする表情や態度であったりする。陰に陽に聴かれる不満の内容は，診察時間の短さにはじまって，治療者の非共感的態度，さらには受付スタッフの心ない言動

（と患者が称する）などに及ぶことも多い。

　これらの不満の由来を，現病歴の中に見出すのは比較的容易である。不満をあからさまに訴える患者の中には，過去に比較的長時間の面接を継続してきた経験を持っているものが多いように思われる。それらの以前の治療者たちは，一般の精神科診療所の医師であったり，大学病院の外来医師であったり，精神科診療所にいる臨床心理職などのスタッフであったり，開業臨床心理職であったりする。彼らは，患者のためを思って，あるいは患者の要求に押されて，さらには治療者の特別の関心（学問的関心や個人的関心など）から，他の患者に施さない時間枠を設けてしまい面接を重ねてきたりしている。

　ある患者は，「こんな短い時間で私のことがわかってもらえるはずがない。結局薬を出しておしまいってことなんですね」と嚙みついてきたり，「こんなんで治療になるんですか？」などと捨て台詞を吐く。「他のクリニックではもっと時間をかけて話を聞いてくれた」と，われわれをこき下ろし非難する。ただし，私見だが，最近の境界例患者たちは，以前（およそ10年前）の患者たちに見られたような，こうした「巻き込み力」が低下してきているように感じられる。

　これに対して筆者の現実的な時間枠を「申し訳ないが……」と再度説明するが，憤りが増すことがあっても，納得することはあまりない。

単独来院の成人境界例への対応

　以上のような境界例患者に対しては，3つの原則的な対応を考えている。先に述べたように，これらの3原則の目指すところはあくまで「患者自身の治療動機づけに焦点づけし続ける」ことである。

1.「ふつうの」患者たちへの対応と同じ姿勢を崩さない

　ここでいう「ふつうの」というのは，患者自身が何らかの精神症状に苦痛を感じ，自分から来院するケースのことを示している。この「何らかの精神症状に苦痛を感じ」という視点を治療者が一貫して見据え，その苦痛を患者

の中に見出そうとする姿勢がとりわけ重要である．

　別の言い方をすると，「こころの悩み」「問題行動（たとえば自傷や自殺未遂）」「自殺念慮」「○○のせいでこうなった」「（具体的な症状ではない）精神的苦痛」といった訴えに，焦点づけした傾聴はしないどころか，これらの訴えに聞き入ることは「禁忌」とさえ考えている．

　こうした対応に当然患者は不満や怒りを示すが，これは取り上げず，あくまで主観的苦痛を伴ういくつかの症状が患者自身の口から語られるのを待つ．もし，患者が「抑うつ」「不安発作」「身体症状」などと特定できる「いくつか」の「具体的な」症状を列挙できたなら，もっとも苦痛と感じている症状を取り上げ，その苦痛におおいに同情し，「どうなったら改善とみなせるか」について患者と話し合う．しかし，このような「具体的」な改善状態についても話が拡散したり，もっと他の問題を訴えたりすることがあるが，「とりあえず」この特定の症状の改善を目指したいと進言する．換言すると，境界例患者の訴える「獏とした輪郭しか持たない」主訴を，「ふつうの」患者が持ち込んでくるような「明瞭な輪郭の」主訴にする努力を治療者が患者とともに行うプロセスである．

　こうした対応に不満を示しながらでも承諾し，来院を継続してくれる患者たちは紆余曲折が当然あるものの，かなりの改善が期待できる．しばらくは症状中心とした関係を維持できたなら，時間をかけて徐々に，現実の生活状況の中に示される衝動のコントロールの問題，特有な空虚感，「全か無か」といった極端な思考様式，対人関係の中に現れるさまざまな原始的諸防衛（否認，分裂，投影同一視）や誇大的自己の裏にある傷ついた自己などについて，平易な用語で指摘し解説する．さらに患者も自分の抱えている問題が自覚できるようになってきたなら，すでに出版されている患者向けのセルフ・ヘルプ・ブック（たとえばGunderson[1]；Mason and Kreger[3]，いずれも邦訳あり）を推薦し読んでもらう．以上のように治療の全体のありようはおおむね心理教育的な介入といってよい．こうした介入を毎週もしくは隔週で続けられると，Tomb[5]も述べているように，境界例には長期にわたる間欠的支持的精神療法がしばしば有効となる．

2.「できること」と「できないこと」を明確に伝える

　患者は待合室の混み具合，他の患者たちの診察室への出入りから，治療者が現実にどのくらいの時間を来院患者にかけられるかを知っている。それでも他の患者より以上に自分に治療者が時間をかけてくれるべきであるとの信念を持って診察室に入ってくる。患者が診療時間に不満を申し立てた時には，これらの不満は聞き届けた上で，こうした現実を「きちんと」伝える必要がある。その限られた時間の中で治療者としてはベストを尽くしたいとの意向を表明する。

　また，自傷にはじまり，自殺念慮などの衝動的な行動に対しては，当然危機介入が必要であることを認め，クリニックではこうした事態には即座に介入することは困難であること，そのためには，こうした危機的な状況では，入院病棟を背後に擁した外来診療施設や入院施設を紹介する用意があること，さらには診療時間外での危機的な状況での受け皿の情報などを伝える。

　また薬物療法に関してもできるだけ多剤併用が生じないように，それぞれの処方内容の狙いを説明し，法外な患者からの処方要求（とくにマイナー・トランキライザー）には断固として応じない構えが必要である。また周知のように治療が継続してくると，それぞれの時期に応じた処方内容の変更が必要となるが，その都度，処方の狙いに患者も同意してくれるよう促す必要がある。

3. ここでの治療が役立つと感じたなら，いつでも来院を歓迎することを伝える

　当然のことであるが，何人かの患者は初回面接でドロップアウトしたり，数回の診察に通った後で通院が途絶えたり，あるいはしばらく休んで他の医師のところを訪ね戻ってきたり，入院後に再来してきたりする。

　中断する際には，否定的なコメントを吐いて，ドロップアウトを宣言する患者も少なくない。ここでの治療者の最良の応対は「残念だが，あなたの意思に反して引きとめるわけにもいかない。もしまた来てみようと思うことがあったなら，いつでもいらして欲しい。待っています」という趣旨のものだろう。患者はそれにも否定的な言動を残して立ち去ることも多いだろう。治療者は，瞬間的に「嫌われた」あるいは「さげすまれた」と感じてしまい，治

療状況や治療条件の変更を提案するなどして継続を促そうとするかもしれないが，このような「ふつうの」患者にはおこなうことの少ない特別の取り計らいは，長い目で見ると裏目に出る。患者は，ドロップアウトという交換条件に，治療者が反応し「情け」をかけてくれたのだと勘違いしやすい。その結果，ことあるごとに，（治療者にとってみれば）「ゆさぶり」をかけてくる。

こうした患者からの交換条件に対する治療者からの改善案の中には，治療者の多忙を理由にして，同じクリニックにいる臨床心理職に長めの時間をつくってもらい話を聞いてもらおうというものもある。しかし，数多くの境界例の心理療法を手がけ，それなりの成果を収めている経験豊かな心理職はそうそういるものではない。診察と並行した心理療法面接を設定した場合，往々にして治療はかえって混乱すると考えたほうがよいように思う。そのようにするくらいなら，境界例の心理療法に長けた外部の保険外の診療をしてくれる治療者や熟練した開業心理療法家に紹介した方が，マネージメントしやすい。

また患者にとってドクター・ショッピングは必ずしも治療上マイナスにはならないことも知っておく必要がある。多くの治療者がドクター・ショッピングは「良くないこと」という先見をもってきたように思う。しかし，こと境界例の患者やその家族にとって，いろいろな治療者に巡り合い，1回でドロップアウトしたり，治療者の特別扱いに甘んじた結果，患者も治療者も辟易するような状況になって「喧嘩別れ」し，傷つき感が増し，一時的に症状や問題行動の悪化をみたりといったさまざまな経験は，患者にとってもその家族にとっても治療状況をより現実的に見据えることができるようになるという良好な結果を生むことにもなる。さんざんドクター・ショッピングをしたケースの中には，こうした現実がみえてきて，適切な治療とは何かが，かなりみえてきている患者や家族もまれならずあるものである。

（青年期）境界例患者が親とともに来院する

成人の境界例患者が単独で来院した場合に，その「主訴」の輪郭を明瞭にする必要性については前述したが，親が境界例の子ども（青年）の問題行動

について心配し，患者を伴って来院した場合の「主訴」はなんであろうか？ われわれが境界例の患者と出会う場合のかなりの数がこうした状況である。

　こうした場合，患者を青年とし，カルテを作成するのが常であろうが，実際の「主訴」は家族による「患者のことで不安である」である。成人患者個人が受診する場合と同じように，こうした家族の「主訴」の輪郭を明確にする作業に入るのが自然であるし理にかなっている。同伴して来た親にも入室してもらい，「いつからどのようなことで困っているのか」「今までどのように対応してきたのか」などを患者の同席のもとで聞く。時に患者がはじめから両親を排除して一人で診察を希望するものもあるが，両親が心配して同伴してきていることを患者から確認できたなら，「親の心配も簡単に聞きたい」と申し出て，早めに同席面接を行う方がよいと思う。患者がどうしても個人で診察を受けたいようであれば，同席面接の後に，わずかでも時間をつくることを約束すればよい。境界例の青年との生活に四苦八苦する患者とその家族を一つの単位（システム）とみなし，援助する視点が治療者には必要とされる[4]。

　同席面接では，家族の指摘する問題行動と患者の訴える不平不満との間には大きなずれがあるのが常である。治療者は親と患者の双方の言い分を聞き届け，それらを確認する。いずれにしても家族も患者本人も苦しまない状況を作り出していこうと申し出れば双方が合意してくれる。継続的な診療は，このように患者と家族との関係調整に終始すると考えてよい。

　比較的安定して継続的な来院が可能になってきたところで，先に述べたように現在では，患者本人向けのセルフ・ヘルプ・ブックだけでなく，家族向けの境界例とその対応法について細かに指南したガイドブックも書店で求められる（たとえばGunderson[1]；Mason and Kreger[3]）ので，これらを推薦し，個々の家族の対応について，それらをもとに簡潔に外来で指導することも可能である。いずれにしても基本となるのは，やはり家族を支持的に扱う心理教育的な長期の家族介入である。

家族のみが相談に来る

　境界例とおぼしき患者が来院を拒否し，家族や配偶者のみが相談にあらわれることが多いのも境界例の臨床現場である。もちろんのこと境界例と推察される患者と面談することなく家族からだけの情報から「境界例」の診断を下すことはできない。患者（とおぼしき人）が，来院しないからといって，家族の相談にのることを軽視すべきではなく，むしろ逆に家族相談を「中心」に境界例の家族員のマネージメントを間接的に根気強くおこなうことがことさら重要である。来院家族の誰かが「不安や不眠」を訴えていれば，その人のためのカルテをつくり保険診療枠で継続的に相談にのることもできよう。いずれにしても相談内容にきめ細かに対応策を提示し，先に示した家族向けのガイドブックなどを参照してもらい心理教育的な家族介入を続けるのがよいと思う。

おわりに

　弁証法的行動療法，従来の精神分析的治療など，たくさんの境界例に対するアプローチが，翻訳などを通じて紹介されている。確かに効果が期待できる方法もあるように思われるが，それらの方法を短時間の間欠的介入を余儀なくされる精神科外来クリニックで用いることには無理がある。それらの方法を踏襲して外来クリニックで用いることで，かえって患者の状態を悪化させ，文字通り致命的な結果に終わることさえあると想像する。

　筆者の場合，以上述べてきた保険診療での外来クリニックとは別に，保険診療外の自費による十分に時間のかけられる心理療法の場（こちらが筆者のメインの治療の場である）を持っているため，ある程度経済的に余裕のある患者や家族はそちらの方に来てもらい，より積極的な心理療法をすることができる。そこでの治療もまた家族を中心とした心理教育的な介入がベースになっていることが多い。さらに境界例治療全般に言えることであるが，家族の治療への動機づけはもちろんのこと，とりわけ患者本人の「境界例であることの自覚」と「治療に対する動機づけ」，さらには「治癒像もしくは家族や

職場,あるいは学校での適応像」を明確にしてゆくことが,紆余曲折が必須である境界例の治療のプロセスを継続的に前進させる鍵になる。もちろん患者個人の内面の変化も重要ではあるが,何といっても自傷や自殺を結果として起こす「衝動のコントロール」が,治療の終始一貫した現実的なテーマである。今回本稿では,境界例との確定診断がつけられうる患者たちへの,わが国の精神科外来クリニックという現実的に見合うと思われる筆者の対応を述べてみた。御批判を仰ぎたい。

文　献

1) Gunderson, J and Hoffman P (ed.): Understanding and Treating Borderline Personality Disorder. American Psychiatric Publishing Inc., 2005.(林直樹,佐藤美奈子訳:境界性パーソナリティ障害最新ガイド. 星和書店, 2005.)
2) 市橋秀夫:BPD外来治療——現実の外来機能に対応したガイドライン作成. 精神神経誌 109(6); 583-584, 2007.
3) Mason P and Kreger R : Stop Walking on Eggshells. New Harbinger Pub, 1989.(荒井秀樹,野村祐子,東原美和子訳:境界性人格障害=BPD. 星和書店, 2003.)
4) 中村伸一:家族療法の視点. pp.101-116, 金剛出版, 1997.
5) Tomb D : Psychiatry, House Officer Series (5th. ed), 1995.(神庭重信監訳:レジデントのための精神医学. p.220, 医学書院, 1996.)

青年期境界例の家族療法
その導入の一例

はじめに

　青年期境界例の心理療法はこれまで個人療法を中心にその理論と実際が論じられてきた。しかし患者の家族の治療へ及ぼす影響は現実的には計り知れないものがあり，これを個人療法を成功裡にすすめるためにどのように扱うかで個人療法家は苦労し続けている。しかし，いったん治療を「助けを求めてくる者」への専門的サービスととらえ直すと，これら多くの青年期境界例へのアプローチはかなり定式化したものとなってくる。すなわち明確な動機づけを持って「助けを求めてくる者」とは，まずは患者の家族であることが多いのがこうしたケースの一つの特徴でもある[1]。

　もちろん患者自身が訪れることもある。しかし，われわれのところでは保険外診療であるため，時間をかけた本格的な心理療法を施すにあたって，自活していないこれらの多くの患者においては，どうしても治療への親（両親）の承諾が必要になる。このような治療的現実が家族を治療に登場させることになる。したがって治療者は親に治療の内容と期間の予測，そして副作用や危険性そして緊急事態への対応法などをも説明しておく必要がある。もちろん治療目標については親子そして治療者がある程度合意できるものとなるように治療初期に努力する。このようにして親の経済的援助が何のためのものなのかを明確にしておくことは青年期境界例の治療においてはとりわけ治療的である。

　さて「助けを求めてくる者」が患者よりも家族である場合，治療費の一部は家族自身のためでもあると自覚している家族が多いのも事実である。し

がって治療者はまずもって家族の要請に応えなくてはならない。これらは患者からの要請とは異なりかなり具体的なものであることが多い。たとえば「どうしたら暴れなくなるのか」「どうしたら食べてくれるのか」「どうしたら患者をここへ連れてくることができるのか」などといったものである。

　ところで，こうしたケースに限らず一般的に言って，かつての多くのクライアント（患者を含む援助を求めてくる者）のように，治療者がこれらの訴えにただただ共感的に聞き入るだけで満足してくれるクライアントは減った。われわれもなんらかの具体的なアドバイスを多かれ少なかれ与えなければならないし，それが理に適っている。もちろんのこと，これらの治療的アドバイスを効果的にする下地をつくるには，親のいままでの苦労を十分に汲み取るという事前の作業は欠かせない。その上で徐々に親との共同治療の必要性を説いていく。

　ところで最近筆者は，患者が面接場面に登場するまでの親との「共同治療」のイメージとして「野球のコーチと選手の関係」を抱いている。治療者は選手としてグラウンド（家庭）に出てプレイすることはないが，「コーチ」としてベンチにいて「選手」である両親の今までのプレイぶりを聞かせてもらい，まずは個人として持っている力量や能力を発見しては賞賛し励ます。次にいままでの努力にかかわらずなぜこれらの個人の力量がプレイに生かされないのかを一緒に検討してゆく過程に入る。この分析にはチームとしての両親の機能レベルと相手（患者）の出方に合わせた攻守の組み立てを考えていくための情報が必要となる。このように「選手にとって自分の強みと弱みとを良く理解してくれているコーチがいつもベンチにいて，そのプレイを見守り励まし続けてくれている」といった治療イメージ（野球モデル）の内在化が両親の中に生じるように努力する。

　ただしこの「患者と野球の試合をする」イメージは患者の来ない場合の両親あるいは親との治療導入であって，患者が治療に登場してからは患者にとっても治療者がコーチとなる介入（つまりは家族全体のコーチとなる）が必要となる。

治療導入の一例

次にあるケースの導入期について提示し，いくつかの技法について紹介したい。ただしケースの匿名性の保護のための変更がいくつか加えられている。

事例A（19歳，女子，大学1年生）

1. 紹介

事前にB大学病院のC医師から詳しい紹介状が送られてくる。それによるとAは中学2年より不登校となり，次第に母親に暴力を振るうようになる。当時不登校の治療で有名なD医師に両親が相談に言っていたが，Aの姉の大学推薦が決まった日から，急に興奮状態になり「死ぬ」と言って家を飛び出してしまい，車に飛び込もうとして自殺企図。この際大腿骨骨折。D医師からは手に負えないと投げ出され，B大学病院で治療を開始する。その間に大学検定試験に合格し，翌年地方の大学に合格するもなお情緒不安定。結局大学にはなじめず家にいて「死んでやる」とわめいては家族に当たり散らし，自殺企図も頻回となり，「主治医は私の辛さをわかってくれない」と不満を訴え次第にB大学病院からも遠ざかっていったという。

2. 面接経過（約1年）と介入についての考察

（面接は2回目を除きすべて筆者の自由診療による面接室[2]でおこなわれた。括弧内の数は面接回数。初回のみ90分。以後は2回目を除き50分）

1) F & M（F：父親，M：母親）

Fは硬い言葉づかいでやや大袈裟な調子で話す大変に生真面目な感じのする人。一代で築いた会社の社長。その傍らでMは終始硬い笑みを浮かべている。多くは主婦業に費やしているが週に1日Fの会社の経理をしている。

紹介状にあるような経緯をFが報告した。加えて骨折で入院をした時がAが一番生き生きしていたと述べる。しかしこれも束の間，友達がだれも見舞いにきてくれないといってパニックになったという。簡単に家族背景を聞く。

Fは田舎の長男。大卒後某会社にてMと知り合い社内恋愛結婚。その会社から独立し現在自営。10年前に両親を田舎から呼び寄せて同居を始めたがMとの折り合いが悪く、5年前にFの両親は田舎へ戻る。Mは兄弟の末娘。Mの父がかなり気性の激しい人で酒乱気味。「自分がいては皆に迷惑になる」が口癖で、「死ぬ！　死ぬ！」といつも言っており、自傷行為が頻回にあった。最期はハサミで喉を刺して自殺した。
　この1週間もAは新聞を引きちぎったり、Mに向かってものを投げるなどの荒れよう。またここ1年間ほどMとの添い寝を強要し続け、Mの乳房をいじり吸いつく。前治療者はこれをやめさせるように言ってきたが、どうしたものかと筆者（治療者：Th）に尋ねてきた。Thは「多少混乱するかもしれないが」と前置きし、Mが耐えられる範囲でAとの添い寝とオッパイいじりを受け入れるように指示する。さらに、今のところMが治療の主役であり、Mが疲労困憊しないようにFとThとでサポートしてゆくといった治療形態を提示した。大変だとは思うが、「無理に離すよりも心地良くくっつく方が先決」であるとのコメントをした。また両親が来談したことをAに報告し、Thが「Aが一種のうつ病状態にあり、楽になる手立てがあるから是非一度外来にでも来てみては」と言っていたと伝えるように指示した。

[介入について]
　基本的にはいままでの両親（特にM）の苦労を十分に受け止め、「はじめに」で示した野球選手とコーチの関係を示した。明らかにMは前治療者の指示に対してアンビバレントであったので、Thは「耐えられる範囲で」という条件をつけて、MのAへの密着への欲求を満たそうとした。これは今までどおり「離す」努力をするとMからAへのダブル・バインド・メッセージが強化されるであろうとの予測からである。Aには「うつ病」とラベルすることで来談への抵抗を少なくしようと試みた[3]。

2）A＆M（筆者が週1回出向いている大学病院精神科の一般外来）
　早くも翌週Aが現れた。はなはだ緊張した面持ちの硬い笑顔できちんとした姿勢で座りこちらを正視していた。服装や整髪にも強迫的なほどの配慮が感じられる。ThはAの心情に踏み込んだ質問はあえて避け、受診したことを

歓迎し，脈をとるなどの簡単な身体的な診察をしたのち，うつ病の可能性について説明した。さらに「きちんとしたい人」が自分の思うようにいかないと，こうしたうつ病のようなスランプに陥りやすいことも付け加えた。Aはこれを黙って聞きうなずいた。ThはPerphenazine 2.0mgとClomipramine 20mg，そしてLorazepam 1.5mgの効用を症状と関連づけながら説明し処方した。通院も軽く促したが，その後は来院せず主にFが薬を取りにやってきている。

[介入について]
　一般外来という枠でのこの対応は，患者にとって自我親和的な症状や行動を「うつ病」とラベルすることで自我異和的なものとしてあっさり扱おうとの試みである。野球でいうとThがどんなコーチか知ってもらうことになるが，患者に対しても両親に対してもさして侵入的ではないとの印象を与えようとした。

3）Fのみ
　MもAも来られないという。Aは「自分は今は幸せだ。これでいいんだからThのところへ行く必要はない」と言っている。Fが「そうは言っても家族は困っている」というと猛然と怒って「じゃあ家族のために行くのか！」と。「もう嫌だ！」と言って毎日のようにものに当たる。何がいやなのかは話さない。しかし，このところは夜は落ち着いている。MはAに添い寝し，オッパイを吸わせている。Mは朝7時に起きて食事を作るので寝不足で疲れるという。姉は家事をはなからばかにしてやらない。また小さいときは姉の方が反抗的で散々手をやいたという。Fも家事を手伝わされるが，家のことについてはFは無能だとMから非難されている。Fの実家では男は家のことはしなかった。終わりにFは，自分とMとの生まれ育ちの違いがAがこうなった原因ではとThに問い掛ける。Thはよくわからないが，今はMを支えることに専念するようにと助言する。

[介入について]
　両親間の不和が長くあることは明白であるが，この時点でそれを取り上げるのは時期尚早と考えた。むしろ患者の問題を巡っての両親間の具体的共同作業を支持することを優先した。

4) Fのみ
　MとAが直前まで来るといっていたが結局来られなかった。このところ不調。Mが外に出ることを嫌う。Mが経理で今月は忙しかった。以前は「死にたい。死にたい」と言っていたが言い方が変わって「死んじゃったみたい。Aのおうちはどこ？　ここは自分の家ではない」などと言っている。

5) Fのみ
　Mがいないと嫌だと。1回だけMと買い物に出掛けた。不思議なことに薬は飲んでいる。オッパイは相変わらず。乱暴は少なくなった。Mと1週間の海外旅行の予定。Mが一人になれる時間が少ない。

6) FとM (以下括弧内はThの介入)
　乱暴は減ったとMが報告。「ウソつき」とかいって言葉でMを責めるようになった。オッパイを吸うので「赤ちゃん唇になってきたのでは」と気にして意識的に吸うのを控えている。「Aをわがままと思うか？」とMに聞くので「そうは思わない」と言ってあげた。(Mの息抜き？) 少しはできています。初めての海外旅行を前にAも緊張している。(どうしてAがFを嫌う？) Fが独断専行するのがイヤみたい。(Mの食欲？) あります。夜食をAにつくって私も食べてしまうので太った。Aが「○○が食べたい」と言うまで待つようにしている。こちらから聞くと怒るものですから。私のせいでこうなったのかも……。(自分を責めないこと。母親にさしあたって必要なのは愛情ではなく体力ですから) はい。

[介入について]
　Aの退行がごくわずかだが減ってきていると考えた。Mのサポートが中心だが，精神的なサポートよりも身体的な気遣いをした。この方がMには受け

入れやすいだろうと思ったからである。

7) Fのみ
　海外旅行はAが荷造りに手間取りやむなくキャンセルとなったという。時々爆発するけど長引かなくなった。Mとデパートへ。Aなりに家のものに迷惑かけないように努力しているみたいです。(Mのくたびれ?) この2, 3日は寝られたみたいですが相当に疲れているみたいです。(どうしてこのところ落ち着いてきたと思いますか?) ……。MがThの言うことをよく理解して我慢強く対応しているからでしょう。あせってはいけないと思っているみたいです。オッパイいじりは相変わらず。小さいころは甘えない手のかからない子だった。手をかけなくっても大丈夫な子と思っていた。

8) Fのみ
　MとAで今日は来ようとしていたが，その2, 3日前から不調。AはMがThのところへ来るのを阻止する。MからのThへの報告と質問があると述べ，Mからの箇条書きにしたメモを読み上げる。「Aが口の中をかむ。指が擦り切れるほど擦る。編み物をしたいと言っている。美容の雑誌を読んでいる。休学届けをだして欲しいと言われた。オッパイをさわるのは減ってきた。何とか連れてきたいがどうしたらいいか。犬を飼いたいといってペットショップを一緒に見て回っている」〈Thは一つ一つに具体的に答えた。特に犬を飼うことについては，まず犬の縫いぐるみ，レンタルペットそして本物という段階を踏むようにアドバイスした〉さらにFはMのみが責任を負わされている治療に不満を持っているようだと述べる。これに対しては，(もっともな不満だが今までの経過からしてMが柱になっての治療が始めのうちはどうしても必要になる。FとThとでできるだけ応援するので辛抱して欲しい) と伝えるように依頼し，さらに (「Thの指示なので」と言って，Mが1時間どこかへでかける方法もある) と付け加えた。

[介入について]
　Aはかなりせっかちに現実的に外へ向かって歩みだそうとしている。呼応してMのThへの攻撃が出てきている。いわゆる病的な共生関係に揺れがみ

られてきた。ここでのペットはこの関係を緩衝する対象としては好ましい選択であると考え支持した。さらにMにもこの関係から少しばかり距離がおけるような指示をだした。ただしMの自主的行動とAに誤解されると危険なのでThからの指示であることを伝えるようにした。

9) Fのみ

　Aは「どの先生も自分が相談にのってほしいと思った時にすぐに相談にのってくれるわけではない」と怒っていた。でも薬は服用している。犬を飼った。結局Mが世話している。Mは体力的には参っているが精神的には楽になっているようだ。良くなったと思う。(そう思っても決して「良くなった」とAには言わないこと。タブーです。逆効果ですよ)

　AはMが犬の希望をできるだけかなえるような世話の仕方をするといってMと対立。自分がいかにいままでまわりの者の意向に左右されて生きてきたかを犬に向かって話している。そろそろ20歳になる。

[介入について]

　親が患者が「良くなった」あるいは「落ち着いてきた」と感じても患者にそういってはならないのは当然である。もし治療のこの時期に言うと患者には激しい分離不安が再燃し，今まで以上に暴力的に親にまとわりつくことが多い。治療の終盤で患者が気分的にはやや落ち込んだ状態でふと「最近落ち着いてきた」と言えるまで待つしかない。

10) Fのみ

　相変わらず暴れる。MはAと犬とに振り回されている。(Mがここへ出てこられるようになると随分ちがうのだが) 昔Fの両親とMがケンカするとAが間に入って仲裁。MはよくAを連れて家を出ていくといっていた。(MもAもお互いに離れがたい。ここへMが来ることは二人にとって脅威。無理やり離すのではなく，うまくくっつけるようになる相談がしたいと思うと伝えて下さい) Mは疲れをFにはぶつけるがAにはぶつけない。

　[Mより電話。Aが面接に行かせてくれない。暴れている。(会社の用事といって出て来てはどうか)]

11) Fのみ
　MとAでバタバタしている。Fが仲裁に入るとそれが下手だと二人から罵られはじきだされてしまう。Mが「Aと一緒に死のう」といって泣き崩れると，AがMにコーヒーをいれてなだめた。その後は今までになく安定している。Mはここへきたからといってどうなるわけでもないがとにかく来ると言っていた。（Mの評価？）悪化しているとは思っていない。でもそう簡単にはゆかないと思っているようだ。犬との生活は楽しめるようになっている。

12) Mのみ
　Aもついて来るといったがなんとか振り切って会社の用事と言って出てきた。Fがこのところ家事に協力的。Aのパニックの回数も少なくなった。いままで100％じゃなきゃだめだったけど98〜99％でも「まあいいか」と言えるようになった。Aが安定してくるとMの方が遠慮なくAに自分の感情を出せるようになった。（押し戻しは？）大丈夫。逆に気遣ってくれる。（Mも生身の人間で限度があるということをちゃんと伝えた方がいい。このままでいいですよ）そうですか。むしろ今嫌になるのはFのこと。MとAとがワイワイやってるとただ見ている。「覗き見」されているみたいで不快。（Fにどうしてほしい？）さあ……？
　Aの買い物につき合わされる。（今度はAをMの買い物につき合わせたら？）そうですね。私は結婚以来，自分で自分の好きな洋服買ったことがない。Fが私のものを選ばないと気が済まない。そうじゃなければAが必ずくっついてきて私のものを選ぶ。（MはMの好きなものを買ってAやFには文句いわせないように）ええ。

[介入について]
　以前よりもMの表情は和らいでいる。一方でMへのFの手助けに感謝し，他方でMとAとの関係に介入されることを嫌悪する。MにはMの好みがあり，だれにも邪魔されたくないことを行動に移すよう励ます。

13) Mのみ
　「この日は仕事」とAもあきらめている。面白くないことがあってAが家を飛び出した。戻ってきたので抱きしめた。「ごめんなさい」と後になってAが言った。FにもAが「おかえりなさい」と何年かぶりで声を掛けたのでFが驚いてすぐに返事ができなかった。

14) Mのみ
　成人式の記念写真撮ると決めてから落ち着かない。デパートで待ち合わせ場所を決めてそれぞれの買い物をすることを提案した。30～40分。（そんなに長い時間大丈夫だった？）Aは選べるが買うところまでいかない。（MとF？）何も話さなければ旨くいく。でも大体はギクシャク〈笑い〉。非常に焦る人。予定したとおりに物事がいかないと大変。犬が思いどおりにならなくてイライラ。（抜け駆け面接3回目だが？）話ができるのはいいんですが，これからどうなるのか手応えがない。（Aの改善に向かってね）ええ。（もっと積極的なアドバイスが欲しい？）ええ。（小さな具体的なことは言ってますよね。少しずつの改善がいいと思いますね）この先どうなんでしょうか？（大丈夫です。どんどんよくなるって風ではないけど，押し戻しを繰り返しながら少しずつ丈夫になっていく）……。（いまの説明でも不安？）いえ，いえ……。（MがThやFに愚痴を言えて，Mが不安定にならなければAは丈夫になりますよ）……〈不満げな表情〉。

[介入について]
　MとAとは「つかず離れず」の息の詰まる関係から，より安心してくっついたり離れたりできる関係へ向けてわずかに動きだした。この変化をスローダウンさせる必要がある。ThはMの不満や不安を鎮めようとするが，Mは決して満足せず潜在的にThを非難し攻撃していた。Mの父親やFそして自分を保護すべき男性への転移とも読み取れる。最後のやり取りはこうしたMの不信感に対するThの不快感も混じっており，失敗だった。

15) Mのみ
　お陰様で落ち着いている。犬と私が仲がいいと言って嫉妬。それでオッパイをさわりにくる。吸う。でも前のように1時間ということはない。5分から10分。(前よりもMは少し楽に？) ええ。

16) Fのみ
　成人式の写真を何度もキャンセルしていたがとうとう撮った。やりとげると思っていなかったので驚きました。でもクタクタになったみたいです。(でもあとで振り返ったときいい思い出になりますよ) Mと一緒に料理を楽しんでいる。(大学のそばのアパートはそのままにしておいて) これから先どのくらいかかるのでしょうか？ (紆余曲折はあるけど3年ぐらい) はあ。

17) Mのみ
　姉の就職活動が耳障りだといって暴れる。昔はFからMへの暴力があった。子どもたちがそれを見て泣いていた。

18) Mのみ
　デパートへはMと行くが別行動がかなり長い時間できるようになった。自動車学校に申し込んだ。

おわりに

　治療導入期の1年間のかかわりを具体的に示し折々に考察を加えた。このように患者とは1度しか会っていないが、家族全体を視野に入れての介入が両親との個別面接や同席面接を通して可能である。治療から2年後Aはおさななじみと連れ立って1週間ほどの旅行もできるようになった。旅行後の疲労によって家中がパニックになるほどではない。Thがこのケースで心掛けたことは侵入的にならず家族を支援することであり、いつでも気楽に両親や患者が来談できる雰囲気を維持するといういわば常識的なことである。

文　献

1) 中村伸一：境界例の家族と家族療法．第2部，第3章，家族療法の視点，pp.101-116，金剛出版，1997．
2) 中村伸一，中村紀子：保険を用いないクリニック —— 特集精神科クリニック最前線．臨床精神医学 26(8)；1033-1037, 1997．
3) 中村伸一：家庭内暴力 —— 今日の精神科治療指針．星和書店，1997．

VI　ジェンダー

思春期青年期の臨床における父親と父親像
家族臨床の視点から

はじめに

　筆者は，このシンポジウムのタイトルである「臨床における父親像」に，ある偏向を感じたことから本論を展開したい。それは「現実の」あるいは「実際の」思春期あるいは青年期の子どもの父親は治療の枠から外れてしまったのかという疑問である。そこで筆者のタイトルには「父親」を加えることとした。これは副題に示したような家族療法をおこなっている治療者だけの観点であってはならないと思う。個人療法を実施するにしても「父親像（父親イメージもしくは対象表象としての父親）」ばかりを扱っていて，実際の「父親」が眼中にない心理療法は，特に対象が子どもや思春期青年の場合，治療をはなはだしく困難にしていたり，長期を要するものにしていたりする可能性がある。そこで筆者はまず思春期青年期の子どもの事例の治療における家族の存在の重要性について述べ，さらに男性一般の特徴，それに基づいた直接あるいは間接的な父親の治療参加の促し方を述べる。最後に，特に青年との精神分析療法に代表されるような洞察探究型の個人療法の功罪について考察する。

思春期青年と家族

　青年，特に12歳から18歳の青年が自分から治療場面に現れることはまれである。多くは母親が先導して面接場面に現れる（ただし，ここ数年の印象で

は，父親が青年と現れることも少しずつではあるが増えているように思う）。したがって，いくら青年の症状や問題行動のことでやってきていても，さらには青年自身に十分な治療への動機づけがあっても，「親絡み」での出会いを最初から持つことが多い。

　こうした臨床の現実において，治療者は治療同盟を「だれと」持つべきであろうか？　とりわけ洞察探究型の個人療法家は，青年個人との治療同盟のことしか念頭にないように思えることもあり，この「親絡み」から早く逃れて，治療者と青年個人との間での治療同盟をいち早く築こうとするのではなかろうか。筆者はこのような傾向は，現実にそぐわないばかりか，ときとして反治療的でさえあると思う。

　Pinsof[6]は，patient systemという概念を提唱して，治療者が「だれと」治療同盟を結ぶべきかを端的に述べている。つまり「困っている人あるいは人たち」あるいは「悩んでいる人あるいは人たち」がpatient systemであり，治療者は彼らとの治療同盟を率先し，治療を開始すべきであるとしている。

　したがって多くの青年期の患者の治療に当たっては，まずは親との治療同盟の形成あるいは家族を前にした今後の治療方針についての丁寧で友好的なインフォームド・コンセントが治療開始時になされるべきであろう。

父親と家族療法

1.「疎外されてきた父親」

　特に近年のわが国では，「こころの時代」とか「いやし」などの流行語に代表されるように，カウンセリングや心理療法に関心が集まっている。「こころの専門家」と称されるカウンセラーや臨床心理士になりたがる人びとも大勢いる。こうした風潮から，心理療法あるいは精神療法では，もっぱら「こころ」の問題が扱われるものとの誤解がある。心理療法場面に登場する父親たちも，しばしばこうした心理療法に対するほとんど誤解に等しい思い込みをもって現れる。大方の父親は「こころ」について語ることは不得手であるので，心理療法および心理療法家に対して逃げ腰になりがちである。また大多数の父親がそれまで外で稼ぐことを自分の役割とみなし，子育ては母親（妻）

の役割と認識していることが多く，本来子どものことで他人に相談するのも母親の役割であるとの考え方は根強い。

このように，ほとんどの父親が「家計を支え，家族を養う」という「扶養者」という家族にとっては現実的に重要な役割を担いながら，ことに心理療法ではもっぱら心理面での父親の関与が強調され，こうした父親の現実的役目はなかなか面接での話題になりにくい。怒りを伴う「いったいだれが稼いでいると思っているんだ」という父親の発言（繰り返されればドメスティック・バイオレンスとみなされる）も，家族にもさらには心理療法家にも治療場面では価値下げされ，あげくのはてには「家族の気持ちを理解しようとしないわからずやの父親」と評価されることも少なからずあると思われる。

さらには面接場面に家族が馴染んでくると，家族が，家庭では，父親が「だれがいったい食わせてやっていると思ってるんだ」と常々怒鳴るなどと治療者に告げ口し，面接場面での父親は治療者の前だけの「家族思いのえせ理解者」であるなどと非難して父親を狼狽させることもある。こうした状況は明らかに父親にとってますます治療の場にとどまることを難しくし，ドロップ・アウトしてしまうものもある。

2. 父親の関与と治療効果研究

1970年代より米国では家族療法の臨床経験が豊富になるのと同時に，その参加家族員の種類とその治療効果についての研究がなされた。

ShapiroとBudman[8]は，問題や症状を持つ18歳以下の子どもたちについて，66ケースの家族療法と183ケースの個人療法の経過を調べた。誘いにもかかわらず初回面接に現れなかったケース，1回から3回のセッション後にドロップ・アウトしたケース，そして4回以上通い続けたケースの比較をした。約30％の両方のケースが誘いに応じなかったが，1〜3回のセッションについては家族療法（29％）と個人療法（16％）の間で差が見出せた。さらに，家族療法のケースの3回までにドロップ・アウトしたケースと4回以上継続したケースについて，その家族内での治療への動機づけについて調べた。それによればかなりの有意さをもって，父親の動機づけが強いと家族員（父親，母親，患者）が認識している家族では面接が4回以上継続，逆に3回までにド

ロップ・アウトしたケースでは，その中断の理由を家族が父親の参加への抵抗であったとしている。

　Keith Le Fave[2]はShapiroらとほぼ同じモデルを家族療法のケースについてあてはめ，追試した。65の家族療法継続（4セッション以上）ケースと65の3セッション以下でドロップ・アウトした家族の比較研究をおこない，同じく父親の面接への参加が治療継続の大きな要因であることを示している。インテイク面接に父親が参加するかしないか，さらに引き続いての治療面接に父親の参加が得られるかどうかで，そのケースが4回以上の継続面接がおこなわれるかどうかに大きな影響を与えることがわかった。さらに15～19歳の青年のいるケースではそれ以下の年齢の子どもがいるケースよりもドロップ・アウトが多く，反社会的行動（盗み，性的逸脱行為，アルコールやその他の薬物依存）で治療に訪れたケースの方が，他の問題でやってきた家族よりもドロップ・アウトが多いとの結果を得ている。これらの2つの研究は，いわばわれわれが日ごろ家族臨床で経験していることを実証してくれたともいえる貴重な結果である。つまり，思春期青年期の患者を持つ家族では，初めから家族ぐるみでの面接を持つ方が，少なくとも治療初期におけるドロップ・アウトは少なくなること，家族面接においては父親の参加を促すことが治療継続上きわめて重要であることなどである。また70年代の米国の家族状況は現在のような離婚率の高い米国と違い，比較的現在のわが国の家族状況に似ていたのではないかと考えると，より参考になるデータのような気がしている。

　わが国の健常家族については，1991年の筆者らのデータ[5]がある。これは13～18歳の青年を持つ両親そろった60の健常家族について，家族に一定の課題（Family Paper Sculptureや質問紙法など）をあたえ，課題遂行中の家族の場面や質問紙法での不一致点を話し合っているところのVTRを複数の評価者がスコアするという方法をとった。いくつかのわが国の家族に特徴的とされる所見が得られたが，なかでも父親の課題遂行時の働きが，家族の全体としての「健康度」の評価をするに際して，特に重要であるという結果が得られた。つまり，個々の父親のコミュニケーションスタイルは違っても，家族が迷いながら問題解決に取り組んでいるときに見せる父親の統率力が，家族の健康度の評価を高くするという結果となった。

表1 一般的なジェンダーに基づいた差異

男性	女性
1. 独立心，自信，そして自立心を育む	1. 人との関係を育み，それらを保ち続ける
2. 一つ先の夢と運命と自己充足に重要性を見出す	2. 他者との絆に重要性を見出す
3. ルールを学ぶことに力点を置く（何が正しいのか，何が公明正大なのか）	3. 共感する術と関係をつくることに力点を置く
4. ゲームでは，勝つことこそが重要	4. ゲームでは，重要なのは個人同士の関係
5. 競争心の強調	5. 協調心の強調
6. 感情の隠蔽（「怒り」を除く）	6. 感情の表出（「怒り」を除く）
7. 親密さに危険を感じ，他者に近づくことは自らの欲求を脅かすものとみなされる	7. 非情な成功や競争に勝つことに危機感を持つ
8. 親密さ，それを他者からの侵害とみなし，自分を失う恐怖を抱く	8. 親密さ，それを他者からの「巻き込み」とみなし，自分を失う恐怖を抱く
9. 職業的な発展を強調する	9. 家族の発展を強調する
10. 問題を見出し，それを片づけようとする	10. 問題を見出し，それについて話し合おうとする

3. 父親とのジョイニングの方法

a. 男性性への理解

　さて実際の治療場面において，父親との共同治療を育むにあたり治療者が心得て置くべきこととして，ジェンダーの相違について一応の目安をもっておくことは無駄ではあるまい。ストーン・センターの研究[4]から得られた男女のジェンダーの対比表を以下に示しておいた（表1）。

　面接場面でよく見られる父親の発言や態度と，この表での男性のいくつかの特徴とを重ね合わせてみたい。たとえば，父親は治療の方法や効果について母親よりも尋ねてくることが多い。ときにはやや攻撃的だったり，治療者の専門家としての力量に疑義を挟み挑戦的であったりもする。これは筆者が男性治療者であることとも関係するが，この表の3，4，5，10といった項目が該当する。また，初回に名刺を差し出す父親もいる。この行動には，9の項目が関連する。さらに父親がひとたび治療者のことを信頼し，良好な関係が築けると，母親よりも積極的に治療に参加し，なかなか悲観的な展望から抜け出せない母親とは異なり，前向きな希望を見出そうとし，治療が急展開

することもよくある。これは2の項目と関係しているであろうし、先に紹介した研究結果を裏づけるものともなる。

性差に関連したロールシャッハ・テストのデータもある。佐藤ら[7]は160人の日本人健常成人のデータにおける性差を調べ、次のような結果を得た。ちなみに米国の健常成人データでは優位な性差が見出せなかった。それによると日本人男性は女性よりもハイラムダ（High L）で対処不全指標（CDI）が該当する傾向が強かった。一方女性は男性よりも受動的で（p＞a）現実吟味（X＋％）において男性を凌いでいた。しかし感情のコントロールについての性差はなかった。つまり、男性は他者に対する共感や感情表出を抑えて、できるだけ問題を形式的に解決しようとする傾向があることがわかった。この傾向もストーンセンターの結果と一致する。裏を返すと女性よりも柔軟性に乏しくストレスに脆いともいえる。たとえば他者との共感、さらにはそれらの感情表出を促すような心理療法に対してはそれをストレスと感じ、抵抗を示すことが予測された。

b．ジョイニングの方法

以上の男性性の特徴を踏まえた上で、実際の面接において父親との協力的な治療関係（ジョイニング）を築くにはどのような工夫が必要であろうか。すでにいくつかの論文や著書[1,3,9,10]にまとめているものをもとに筆者の意見や工夫を加えた。ただし、文章の個々の引用箇所を省略しているので、それらが必要な場合は原著にあたられたい。

1. 可能な限り初回面接から父親を個人的に誘い、なぜ父親の参加が必要なのかを合理的に説明する。たとえば、「お父さんの見解を聞くことができれば、全体像が把握できるのです」と述べることで、治療者が父親を尊重し、彼からの情報を必要としていると同時に、公明正大でありたいと望んでいることを伝える。筆者の経験では、ややへりくだった言い方で誘う方が効果があると感じている。父親の家族の「扶養者」（生活費はもちろんのこと、面接料金や健康保険料の支払いなど）としての自負心を大切にしたい。
2. 紹介経路を明確に述べ、治療者が隠し立てのない態度であることを伝え

る。「ここへどのように紹介されたかご存知ですか？　私の知っている限りでは……」
3. 父親の願いをぜひ聞きたいと申し出て面接に誘う，「お子さんの問題がどうなればよいとお思いですか？」父親の治療目標が他の家族員と異なっていても，それを真摯に受け止める。
4. 面接にきてみると，なにかいいこと（gain）があるかもしれないと伝える。
5. 他でもない「症状」がまさに父親の参加を家族が望んでいることの証しであるとする。
6. 症状あるいは問題に焦点をあて続け，父親参加の意義を強調し続ける。
7. 危機的な状況なのだからなおさら父親の参加がのぞまれるという風にして，多少とも家族の危機的問題に責任感を抱いてもらう。批判したり，直面化したり，非難したりはしないこと。実際のところ，青年のことで起きた家族の危機状況では，口にするかどうかとは別に，多くの父親は自分の関与が必要と考えているし，ジョイニングが首尾よくいけば大いに父親は力を発揮する。
8. 父親はやはり大事な存在であることに念を押す。父親が，家族における自分自身の価値や役割について否定的であれば，以下のようにリフレーミングすることも必要になる。「いつもそういうときに，いてやれなくて……」と述べる父親に対して，「仕事がある以上，それは当然のことでしょう」とか，「たぶんお父さんは，家族のために今までも一生懸命稼ごうと働き過ぎていたのかもしれませんね」など。
9. 父親が参加できないもっともな理由を尊重する。家族のために多忙に働くことで時間を取れないことを尊重し，受け入れる。好むと好まざるとにかかわらず，家族に幸せであってほしいと願う情や心配と，ともかく働いて収入を得なくてはならないというジレンマを理解していることを伝える。
10. たとえば，可能ならばいくつかのアポイントの日時を父親に提示し，治療者が父親の仕事のスケジュールにできるだけ合わせようと努力していることを示す。土曜日，日曜日，夜間など。実際のところ多忙な父親とアポイントを合わせることができると，父親は必ずといってよいくらい

に参加してくれる。他の家族員もこうした父親の努力には従おうとするし，こうした面接を持つこと自体が，父親に対する家族の見方を以前の否定的なものから肯定的なものへと変えることができたケースを筆者は数多く経験してきた。

11. もし，こうしてさえも父親の協力をあおげないのであれば，治療で彼の気に召さない変化が起こるかもしれないことを伝える（文章にすると，これは「脅し」に近いが，実際の声色は治療者の「無念」を同時に伝えるものである）。

12. 父親の一度だけのアセスメント面接に参加を呼びかけ，あとはオブザーバーとして参加してもらいたいと要請する。これは，むやみに父親を心理療法の場に引き入れようとするのではないという治療者からのメッセージである。前述したKeith Le Faveの研究結果を踏襲した介入といえよう。

13. 最小限の父親との約束事として，治療についてあるいはその進行状況について伝える用意があることを伝え，いつ電話をしたらよいのかを聞き，時間ができ，気が向いたらいつでも面接に参加して欲しいことを伝える。こうすることで父親の面子を保つ。あるケースでは父親が長らく海外へ単身赴任していた。筆者は父親が参加できない家族面接を録音し，海外にいる父親に送るように母親に頼んだ。父親はそれを聴いて感想を母親を通じて筆者に寄せてくれた。

14. 父親とは仕事の話から入るのが無難であることが多い。これは特に初回面接では有効なジョイニングの方法であることがある。仕事の大変さや職場での苦労話が父親から引き出せれば，ジョイニングはより確かなものとなる。

15. 治療者との年齢差への配慮。常識的ではあるが，男性の方が対社会的な態度として治療者との年齢差について敏感であるようである。特に治療者が父親よりも明らかに若い場合，父親に対しては「失礼にあたらない態度」が，初めは特に必要である。

16. 父親との個人面接を生かす。父親とのジョイニングが首尾よくいったなら，折をみて，父親と個人面接を持つことはきわめて有効である。特に筆者の場合には，治療者が男性であるということが，父親との個人面接

をより持ちやすくしているように思う。ここでは無理強いすることなく，自然に家庭と仕事における父親の苦労に耳を傾ける必要がある。さらに今までの家族面接への父親なりの感想を聞くことも重要である。こうした面接では，父親が家族の前では面子があってなかなか口にできないことでも話してくれることがある。場合によっては，こうした内容について父親が秘密にして欲しいようであれば，治療者もそれを約束する。

おわりに ──「父親像」と「父親」──

　「はじめに」でも述べたが，個人療法，特に精神分析的心理療法に代表されるような洞察型の個人療法においては，青年の（内的）表象としての「父親像」を重視するのは自然ななりゆきとも言えるが，治療者にとって現実の「父親」と会うことが，個人療法においても治療全体のマネージメントを容易にする。裏を返せば，筆者の経験からは，思春期患者の「父親像」だけでは治療全体が不安定で効率の悪いものになると思われる。もし，転移関係などを扱う青年との個人療法が適用であると考えたにしても，父親にその治療の初期に会い治療の方針などを説明し理解をうることは，大変に重要であるし，こうしたインフォームド・コンセントが「扶養者」である現実の父親となされることは理に適っているし，こうした行為は，それに続く個人療法のコンフィデンシャリティに抵触するものとはならない。

　そもそも妊娠という生物学的なプロセスをもって，女性にとっては「母親」になる心理社会的プロセスも稼動するのが一般であるが，「父親」になるのは，純粋に心理社会的プロセスである。子どもの困難に直面することは，しばしば男性にこうした「父親になる」プロセスを促進する。治療においては，父親が子どものことで来談する意を決した段階で，彼は「父親」としての自覚と責任とを自分のものとして引き受ける「父親になる」プロセスを歩み始めているといえよう。

　　（謝辞）父親とのジョイニングの方法について，吉川悟先生と討論し，その経験も
　　　　　参考にさせていただいた。感謝申し上げたい。

文　献

1) Heubeck B : Father Involvement and Responsibility in Family Therapy (Ch.7) The Father's Role : Applied Perspectives. pp.191-226, John Wiley & Sons, Inc. 1986.
2) Keith Le Fave M : Correlates of engagement in family therapy. J. of Marital and Family Therapy, Jan ; 75-81, 1980.
3) L'Abate L : Pathogenic role rigidity in fathers : Some observations. J. of Marriage and Family Counseling ; 69-79, 1975.
4) Miller J B : The construction of anger in women and men. Stone Centre for Developmental Services and Studies, Work in Progress Publication Series. 1983.
5) 中田洋二郎, 中村伸一ほか：思春期の子どもを持つ家族の家族機能について —— 家族の健康度の評価の試み．家族療法研究 8(1)；pp.40-54, 1991.
6) Pinsof W : Integrative problem-centered therapy. J. of Marital and Family Therapy. 9 ; 19-35, 1983.
7) Sato Y and Nakamura N et al. : Japanese normative data. Presented at International Rorschach Congress. Boston, U.S.A., 1996.
8) Shapiro R J and Budman S H : Defection, termination, and continuation in family and individual therapy. Family Process, 12 ; 55-67, 1973.
9) Stanton M D, Steier F and Todd T C : Paying families for attending sessions : Counteracting the dropout probrem. J. of Marital and Family Therapy, 8 ; 371-373, 1982.
10) Tonti M : Two steps in the integration of the husband-father in dysfuntional families. Social Casework, 12, 176-179. 1982.

やわらかな男性への提言

EPISODE I

　米国の家族療法の学会の会員になり，参加し始めて10年近くになる。この学会（あるいはミーティング）には，女性と男性とがわかれてグループをつくり，あるときはテーマを決めて，あるときはテーマなしに集まって，共に夕食を食べ，長い時は5,6時間にわたって話し合うセッションがある。参加はまったくの自由意思によるもので，途中で退席するのも参加者まかせである。私は，はじめて参加したときの違和感を伴うショッキングなセッションを今でも思い出す。ある参加者の兄がピストルで自殺し，弟として何もしてあげられなかったことに悔いが残るという涙ながらの告白に，そばにいた者たちが彼を取り巻いて同情し共に涙する者さえいた。普段は紳士でおだやかな笑みを浮かべているベテランの治療者たちが，ここまで悲しみをあらわにすることに衝撃さえ感じた。この回は，同じように大事な友人や家族を失ったときの悲しみが次々に語られた。とりわけ自分の父親の喪失体験は重要なテーマとなり，その後のミーティングでも何回か中心テーマになっていたように思う。その他「パワー」「暴力」「性」「父親であること」「父－息子関係」「同性愛」などなど，男性性やジェンダーにまつわる一見自然発生的な話し合いが毎年続く。ある回はしんみりと，ある回では「男性特有の権力争いがこのグループにもある」という指摘を皮切りに口論になったりもした。たしかその次の年は，参加者が大幅に減った。それでも現在も続いており，10年以上にもなる。少しずつだが忌憚なく話せるメンバーもだんだんとできて，近ごろでは私も随分このグループになじんでいる。

この会の進行は原則としてリーダーは置かないでなされる。しかし，暫定的なファシリテーターはいて，会のはじまりと終わりごろには，簡単なスピーチをする。ときにはいつ終わったかがはっきりしないこともある。しかし，長年出ていると，次第に「影のリーダー」がいることに気づいてきた。彼らはその著書の中でとりわけ男性性やジェンダーの問題を取り上げている人たちである。その後，私も彼らの企画したこうしたテーマでのスモール・グループでの討論にも参加し始めた。米国人といってもそれこそ人種のルツボなのだが，私を含めた日本人男性との違いといったことを考える上でも随分と刺激にもなったし勉強にもなった。

　そんなある日，たしかある女性治療者からの誘いで，その女性治療者の勧める国内の女性センターでの，男性性についての連続のセミナーの数回を頼まれた。このとき大胆にも，講演は無理だが男性のグループならやってみたいと口が滑った。全部で3回だったかセッションをしたことがある。ところが会場が「女性センター」であることがまず問題になった。私としては米国での経験から，女性が入ると男性からの自由な意見が出にくいことを知っていたので，参加者は男性だけにしたかった。参加する男性たちとファシリテーターである係の男性と生涯学習を専門にしている男性と私という，男性だけのグループにしたかった。しかもグループ内で起きることについては門外不出にする約束をし，発言の自由と秘密保持を保証した上ではじめたかった。そこでなんとか拝み倒してセンター所属の記録係の女性には遠慮してもらって，グループをはじめることができた。

　グループではロールプレイのような方法（家族造形法 family sculpture）を用いて，参加者に自分が自分の家族においてどのような心理的位置にあるのかを体験してもらった。父親として，夫として，仕事をする男性としてのそれぞれの参加者の姿が浮かび上がり，それをもとにして皆から自発的なコメントがなされた。毎回2時間ほどのセッションだったが，後半に向かって次第に感情表出が自由になった。それでもセッションが終わってからの「飲み会」ほどの盛り上がりには欠けたのは予想どおりだった。男性同士はとかくアルコールが入ると（より正確に言うなら，飲む飲まない，酔う酔わないにかかわらず，「酒」を囲む場であれば），ふだんと打って変わって多弁で表情も豊かになる。従来「飲み会」は男性たちにふだんと違った自由な感情表

出の場を保証してきた。われわれの「飲み会」でも，笑いの中にもかなり深刻な孤独感や憂うつや怒りが語られた。考えてみれば，一昔前のサラリーマンたちは，仕事帰りに飲み屋に立ち寄り，「つきあい」，という名の「男性グループ」を持っていた。そこでは会社のこと，妻のこと，子どものこと，親のこと，家族のことなどなど，ときに上司が相談役になり，ときにはカウンターをはさんだ「ママ」が相談役になって話がはずんだものである。そこでは「それでこそ男だ」とか，「だいたい女（房）なんてものは……」とか，「男の約束」といった言葉や言い回しを交えて場が盛り上がっていたものである。「ママ」はこうした「男性グループ」のファシリテーターとしてはプロであった。

EPISODE II

こうした典型的サラリーマンの男性を父親に持つ中学2年生の不登校の娘のセラピーをしたことがある[4]。彼も仕事に猛進し，はじめは上司と，その後は部下と仕事が終わっても「つきあい」という名のグループを深夜まで率いて出世した。妻は帰りの遅い彼を待つことにもくたびれて娘たちと生活していた。いわゆる「家庭内離婚」あるいは「父親不在」の状態とでも言おうか。聡明な娘はこうした両親の関係に昔からひどく気に病み，初回面接から両親の関係にこれ以上気を使うのはご免だという。両親はこの発言を聞いてかなり驚いた。私は，この面接でそれまで腕組みをしながらまるで居眠りをしているかのような彼の凍りついたような無表情な顔が，このとき一瞬動いたのを鮮明に覚えている。娘は続けて言う。母は自分の不安をよくわかってくれる一方で，一緒に不安になりすぎて彼女（娘）もどうしてよいのかわからなくなると。それに比べ彼（父）は何事にも動じることなく頼もしいと。この発言を彼に向けると，娘のことは女房に任せてあるので，何も言うことはないと口を閉ざす。話が両親の生い立ちに及んで，妻は彼がまったくの亭主関白で考え方の古い男だと言う。彼もこれを認め，「男はしゃべるな」と明治生まれの彼の父親から教えられて育ったという。こうした両親からの発言に，聡明な娘は落ち込んでしまった。妻はさらに言外に随所で彼を責め，彼

は眠れる岩のようにさらに口を閉ざし，娘はますます悲しくなっていく。やはりこの局面を変えたのは娘だった。「私は小さいころからお父さん子」のひとことで膠着した面接が進展する。妻も確かに娘の小さいころは彼が娘を溺愛し，抱いたり何でも買い与えたという。彼の表情も微かに緩む。

　私は私より年上である彼に，朝娘を学校まで送り届ける役割を取ってくれるよう，ややへつらった言い方で懇願した。妻の予想に反して，彼は私の要請を快諾し，以後実行に移した。娘も彼と登校しようと頑張る日々が続いた。結果的には，その約1年後娘は登校できるようになった。妻もたゆまぬ不言実行の彼を見直し，彼の努力に涙した。彼はこの涙をあえて無視した。しかし，ほどなく8年振りで彼らの性生活が復活した。

　このケースからいくつかのことを，私は感じた。一つは「仕事」は男性にとって家族内葛藤を回避する「切り札」となる，ということである。家族を経済的に支えるものである彼の「仕事」を，妻は妨害することが現実的にできないことがほとんどである。そこで彼が家庭内でのもっとも不得手とする情緒的葛藤に巻き込まれたくなければ，彼は「仕事」という「切り札」を切ることができる。一方，同じように「子ども」は女性にとってこうした家族内葛藤に彼を直面させる「切り札」になりうる。ただ「仕事」という「切り札」ほど強くないと妻は思っていることの方が多い。だがいくら感情的には鋼鉄のようにかたくなにふるまっている彼も，妻は無視できても，なかなか子どもは無視できない。このケースは聡明な娘がこれら2枚の「切り札」を彼らから取り上げたといってよい。

EPISODE Ⅲ

　次に夫婦間での暴力が止まらないと訴えてやってきた結婚1年目の夫婦のケースから，夫婦のコミュニケーションを阻むいくつかのジェンダー・ステレオタイプについて考えてみたい。27歳の夫は大卒後コンピューター会社に勤める無口な男性。25歳の妻は音大を出て，現在はパート勤めをしている。来室時顔面に激しいチックが出ていた。4年前に共通の友人の紹介で知り合った。彼は，彼女が自分のいままでの棲んでいた世界とはまるで違う音楽

の世界を楽しげにたくさん話してくれるので大変に魅力を感じた。自由奔放で明るい彼女が，いままでの自分までも明るく変えてくれるような気がしたという。彼女も自分の他愛のない話に，他の音楽仲間の男性と違い，だまって「やさしく」耳を傾け続けてくれる彼のことが気に入った。

　新婚生活をスタートしてから，特に彼の仕事が多忙をきわめ，また彼女の方も従来常勤で勤めていた仕事に家事が加わり過労気味であった。結局，二人は彼の会社に近いところに転居することを決めた。その結果，彼女の通勤距離がますます遠くなり負担に。しかし，気に入った常勤職には未練があり相当に頑張って通勤していた。家事がおろそかになっている自分を嫌になっているところに，彼が「じゃあ（仕事）やめれば」と，こともなげに簡単に言うことに腹を立て口論になる。彼女が「人の気持ちも苦労もわからない人」と罵倒し，深夜におよぶ口論は止めどなく続いた。ある夜は，「余計に稼いでいる俺の方がえらい」との彼の言い草にカッとなり，彼女は彼に殴りかかろうとした。こうしたことが何日か続くと，彼の方もいらだち，「いい加減にしろ」と怒鳴り，ときに彼女を強く蹴ったりした。以来，彼女は彼が怒鳴るとまた蹴られるのではとの恐怖から反射的に包丁を握り防戦。彼も恐怖から包丁を取り上げようともみ合いになることもしばしばだった。

　はじめ彼女が相談にいった女性治療者は，彼が女性の立場を理解しない典型的な「暴力夫」であり，離婚のことも考えた方がよいとアドバイス。彼女にとっては，このあまりにも性急なアドバイスに面食らった。私もこれを聞いて，暴力を止めるのが最優先であり，離婚まで示唆しなくてもとは思った。おそらくこの女性治療者はWalker[6]らの夫婦間暴力のシェマに，この夫婦を即座にあてはめたのかもしれない。次に彼女は渋る彼を連れて別の女性治療者のところを訪ねた。ここでの治療者の見立ては「（彼が）無口で感情表現もきわめて乏しいなんらかのパーソナリティ障害者」というものだった。彼女だけがこの「診断」を後で知らされた。あれこれ考えた結果，彼女は「彼を刺し殺すのではないか」との恐怖と，彼が「パーソナリティ障害者」と言われた不安から，結局私のところを訪れたのである。

　まずは暴力が具体的にどのように発生し，それをどのように止めたらよいかについて3人で対策を練った[3]，並行して，先に述べた結婚に至る過程やそれぞれの結婚への期待を聞いていった。いくつか興味深いことがわかった。

まず彼の男尊女卑的な考えの強い父親も，暴力で夫婦間の問題を解決しようとしてきたこと。突然母を殴る父を見て，彼は自分は同じことはしまいと心に誓って彼女と結婚したこと。母は彼が言わなくとも彼のしたいことの先回りをして彼の世話を焼いてくれたこと。母の世話がうっとうしいと感じる反面，彼を一生懸命に世話するとき，母が元気になるのを知っていた彼は，母の世話に甘んじることで母を支えているとの感情があったのかもしれないこと。一方，妻である彼女は父親と折り合いが悪く，父に口答えしてはよくぶたれていたこと。しかし，彼女の両親は話し合いで問題を解決していたことがなどがわかった。

　このように彼らの喧嘩の背景には，それぞれの両親の関係というプロトタイプがある。彼女の目からすると，彼がいままでの「（彼女の）話にやさしく耳を傾けてくれる」夫から，男尊女卑的な「暴力夫」へと豹変したかに映った。これは彼が嫌っていた彼の父と重ね合わせの像である。と同時に彼女にとっては口論の末手をあげる彼女の父でもあった。私の臨床経験では，多くの場合，男性の方が女性よりも伝統的な男尊女卑的な考えを根本的なところで引きずっているように思える。もちろんはっきりとは言葉にはできなかったが，彼にもこうした認識は持てていたであろう。こうしたプロセスを通じて，彼の中でいままで関係が希薄だった父に対するアンビバレントな気持ちも強まっていったのであろう。父と同じことをしてしまっている自分を卑下し，こうした自分にいらつき，腹を立て，それがますます暴力を助長するという悪循環が生じている。さしあたって遅くまで仲間とマージャンするか酒を多く飲んで寝てしまうのが，この悪循環を断ち切る彼のいままでの方法であった。

　一方，彼の目からすると「自由奔放」な彼女は，何も言わなくとも気を回して世話を焼いてくれる彼の母とは正反対の女性に見えてきた。うっとうしかったはずの母の方がにわかに「やさしく」感じたのだろう。ここでもアンビバレントな内的対象としての母が彼の中で肥大していたと推測される。

　結果的に，1年以上におよぶ彼らとの面接で暴力も消失し，夫婦関係も改善したのだが，この間私がもっとも注意を払ったことは，彼に感情表出という負荷をかけないことであった。上記のような彼の心に去来したであろう感情のほとんどは，私のまったくの独り善がりな推測ではあったが，この推測

をもとに窮地に立った自己卑下のどん底にある彼を救い出そうと努力した。おそるおそると彼も心を開き，ニヤニヤしながら彼女へのベタベタと甘えたい気持ちが語られるようになった。彼女もこの赤ん坊のような彼を可愛がることで満足している風だった。「やさしい」彼女と「ベタベタ」の彼という言葉の要らないような新しい関係が芽生え，それでしばらくは暴力もない安定した関係が維持されている。ちょうど結婚前の関係がひっくり返ったようにも見えた。

EPILOGUE

　Millerら[1]は，「クライアントの世界観にマッチさせ，それを支持補完するために，どのくらい積極的に自分の臨床をクライアントのためにあつらえて（tailor）実行に移しているか」と治療者が自らに問い続けることが，効果的に治療を進めるうえでの条件の一つとしている。

　そもそも（日本人）男性にフィットする心理療法とはどのようなものであろうか？　治療者からの「受容と共感」に涙する男性クライアントはどれほどいるのか？　感情表出を良しとする女性治療者がどれだけ無表情の男性クライアントの感情を読み取ることができるのか？　そもそも感情表出型の心理療法は「女性向き」ではないのか？　女性治療者の前で「男」が泣けるか？

　いくつかの私のエピソードから，男性性について考えてきた。Pasick[5]は，ジェンダーの違いに基づいたよくある男女の違いについて以下のような表（本書最終章参照）を示している。

　アメリカでの経験がベースになっての表なので，いくつか納得ゆかない対比があるかもしれないが，それでも性差の典型的な心理的特徴を把握する上では参考になる。治療者であるわれわれも普通どちらかの性に属しており，そこから逃れることはできない。だからおおまかにいって，クライアントも，われわれ治療者を表にあるようなステレオタイプの色眼鏡ごしに見ていると考えた方が良いだろう。もう一つ性差にまつわる役割分担[2]についても，考えておくとよい。彼が夫として機能するときと場所，父親としてふるまう時間，あるいは彼の年老いた母の息子としてあるときと場などなど。それにし

ても，本来の，あるいは今のところの男性としての私が，この表の両極のどこに位置し，今いる面接場面において，男性である治療者としての私が，Pasickの示した両極のどこに位置するのが，治療を「仕立てる（tailor）」上でどういった姿勢がベストなのかを，感じ，考え，そして体験しながら治療を進めてゆくことに敏感でありたい。

　最後に，ある女性治療者と飲みながら話したことを思い出した。彼女は男性は生理による気分変調がない分安定していて，クライアントとの治療をより安定したものにできてうらやましいとの旨の発言をしたと思う。私は，一度はこれになるほどと思ったが，しかし，しばらくして月々の生理がないというマイナス面が男性にはあると思った。生理は女性の情緒を左右するし，場合によってはそれによって一定期間行動も制限される。しかし，それは「月のもの」といわれるくらい自然の節理からのメッセージでもある。自分の「からだ」という自然には逆らえない。restricting-typeのanorexiaの女性はこれに挑戦するが，多くの女性はこの現象を受け入れる。これに反して，男性は女性ほどには，こうした周期的で身体的（生理的）な自然からのメッセージを感じることはきわめてまれである。だから逆に無理が利く。そして自分の体調に鈍感になる。こうしたことが，もしかして男性の過労死などの一因になってはいないだろうか。われわれ男性はこうした周期的な「からだ」からのメッセージをもたない分，女性よりも「からだとこころの連なり」に鈍感で，治療者としても損をしているのではないかと思った。それを彼女に告げると，彼女は驚いて笑いころげていた。

文　献

1) Miller S et al. : A new perspective on some old ideas : Bringing "what works" to focus in treatment. 1999.（中村伸一訳：いくつかの古い考えについての新しい展望――治療に「何が役に立っているのか」について焦点をあてる．精神療法 26 (1)；41-48, 2000.）
2) 中村伸一：家族療法の視点．第Ⅲ部第2章――家族の中の男性性・女性性．金剛出版，pp.192-206, 1997.
3) 中村伸一：夫の妻への暴力．特集――家庭における暴力と放任Ⅱ．精神科治療学 13 (12), 1435-1439, 1998.
4) 中村伸一：不登校の家族療法――ジェノグラム・プレイバック法．（下坂幸三監

修,中村伸一,森山敏文,生島浩編:実効ある心理療法のために.pp.30-46,金剛出版,1999.)
5) Pasick R : Awakening from the Deep Sleep : A powerful guide for courageous men. Harper Collins, 1992.
6) Walker L : The Battered Woman. Harper & Row, 1979.(斎藤学監訳:バタードウーマン.金剛出版,1997.)

ジェンダー・センシティブなセックス・セラピー

はじめに

　それまでのタブーや偏見のために実証的・科学的解明を拒んできたヒトの性行動は1920年代に入ってまずは産婦人科医により性教育の必要性から医学的研究の対象となったといわれる。その後は教育から治療へと飛躍的に発展し今日に至っている。しかし残念ながら，わが国においてもセックス・セラピーは実践されているものの，欧米に比べていまだに一般的なものになっているとはいえない。特に精神科医やクリニカル・サイコロジストのこの領域への関心は低い。わが国では，いまだにこの領域への偏見や誤解があるのかもしれないと思ってしまうほどである。そのせいなのか，わが国の臨床教育の中にこの分野がほとんど「抜け落ちている」といっても過言ではない状況があるといえよう。またセックス・セラピーが，身体医学的知識，精神医学，行動療法理論さらには精神力動理論や夫婦療法理論など，包括的な知識が必要とされる領域であることも実践者の増加をさまたげていると思われる。しかし今や「セックスレス」[1]ということばが，だれでもが用いるものとなり，こうした社会現象からもセックス・セラピーへの需要は増え続けていると思われる。

　筆者のところにもここ7, 8年，セックス・セラピーを求めてやってくるカップルが急増した印象がある。中には，行動療法を基本としたオーソドックスなセラピーに反応しなかったケースをセックス・セラピストから紹介されることもある。こうしたケースでは，特に男性のセックスに対するジェンダー・ステレオタイプな考えが性行動障害の原因になっていると思われる事

例も多く，治療の中ではセックスについてのジェンダー意識の相違について扱うことが重要となってきた。以下の事例もこうした観点も踏まえて介入したものである。

事例

夫（H）36歳，妻（W）33歳

1. 主訴

3年前に恋愛結婚。しかし結婚後現在まで4回しか性交渉がない。しかもいずれも挿入はするが射精しない。これは婚前の1年あまりに持った性交渉でも同じ。一方でマスターベーションでは射精する。双方の両親から「赤ちゃんはまだか」と期待されプレッシャーを感じる。

2. 治療経過

ほぼ毎月1回90分の夫婦合同面接をおこなった。

初回では前述した主訴が述べられ，Hの側に身体的な性機能不全がないことが確かめられた。

Hはいつも穏やかな笑みを浮かべる痩せ型の色白な男性。大手電子企業のシステム・エンジニアである。Wは小柄で表情豊かな女性で，現在広告会社のデザイナーをしているが，HとはHの会社で知り合い，結婚後転職。面接場面での二人のコミュニケーションはスムーズで，性行為について語ることも，Hの方にやや抵抗があるものの，はじめからオープンに治療者（Th）に話すことができる。Wは性交渉を持とうとしないHにたびたび不満をぶつけ，このままでは離婚の危機も感じるという。Hもこのままではいけないと思いつつも，「（セックスを）しなきゃいけない」という意識ばかりが働いてしまい，なかなか行動に移せないという。いざ行動に移そうとすると勃起しなかったり，勃起が持続しなかったりする。たとえ挿入できても，この「しなきゃ

いけない」というプレッシャーがあって射精できないのかもしれないという。このようなHの発言をWはやや言い訳がましいと非難し，Hが帰宅して夕食後，5分もするとすぐ寝入ってしまい，実際のところセックスをしようという雰囲気もつくろうとしないと不満げである。たとえHがペッティングをはじめても，おざなりなのでWがいやけがさしたり，さらには途中でHが寝てしまったりして興ざめするという。Hは申し訳なさそうな表情でこれらのWの訴えを聞いている。さらにWは，Hが勃起するとWの性的な興奮が得られる前にすぐに挿入しようとするので苦痛であること。また，たとえ挿入できても射精するまでの努力時間が長いため痛みを感じてしまい中断を余儀なくされることを訴えた。

　マスターベーションについて尋ねると，Hは実はWの見ていない時に成人女性のヌード写真を見ながら自宅で月に一度ぐらいおこない，その際は射精まですると報告（ただし挿入して射精するイメージは持たない）。Wはこれをはじめて聞かされて落胆した様子。Wも生理の2週間前には性欲が高まり，指を使ってマスターベーションをするという。最後にHは「（セックスは）楽しんでやるべきことなのに，そうできない」と述べた。

　Thからは，いずれ双方満足のいくセックスが可能になるであろうとの楽観的見通しをまず告げ，それゆえ焦らないことを強調した。またセックスを妊娠のためのみと考えずに，夫婦がリラックスし，楽しみながら親密さを深めるためのものであるという共通理解を分かち合えるようにした。その上で，次回までに2週間の感覚集中訓練（Sensate Focus Technique：以下SF）のⅠ段階とその後の2週間のSFのⅡ段階を，ビデオ[3]を見せながら解説し宿題とした。またこのビデオは貸し出しし，あらためて自宅で二人で見るように指導した。

　2回目の面接ではSFⅠとⅡが実行に移され楽しめたかを話題にした。WがSFⅡでくすぐったかったが次第に慣れてきたと報告。SFⅡでは勃起がえられたと報告。ビデオはHがどうもイヤイヤ見ていたようだとWが述べる。課題としては，引き続き挿入は「禁止」し，SFⅠとⅡに加えて，「お互いのマスターベーションを見せ合う」という行為をビデオにのっとって説明し宿題とした。

　3回目の面接では，WのHへの性器刺激で勃起することを再確認。HのW

への刺激も順調にいっているとのこと。マスターベーションを見せ合うのにはかなりお互い抵抗があったが，数回やってみた。Hの射精はまだ見られなかった。次回まではSFⅢとして女性上位で「だめもとでよい」ので挿入してみることをつけ加えた。

Hは「いままで（ペニスの）硬さが足りないときに自分でマスターベーションするのは相手に失礼なんだと思っていました。妻に萎えたところを見られると，（Wには）魅力がないからと思われて妻が落ち込んでしまうのではないかと心配だった」と語る。またHの実家では，性的な刺激のあるテレビ番組は極力避け，NHKしか見なかったこと。Hの父がよく泥酔し，夜中に歌を歌ったり，母にからんで暴力的になり，Hが割って入ったりしたことがよくあったことが語られた。一つの部屋に母は父と離れて寝て，Hは小学校まではその間に寝かされていたことが思い出された。Hは父の母への暴力についてWの前ではじめて憤りを持って語った。

4回目はそれぞれの原家族（Family-of-Origin）について，ジェノグラム（Genogram）を描きながら聴取した。

まずHの原家族について聞く。Hは一人っ子。両親は健在で東北地方の出身。父方は格式のある旧家。祖父は父が18歳のときに40歳代で病死。以来祖母が実権を握り，長男である父を支配し続けている。父と母とは社内恋愛にて結婚したが，祖母との同居が条件だった。嫁姑の葛藤は慢性的で，Hの名前も母が候補をあげていたが，祖母（姑）の反対に合い祖父から一字を取り現在の名前となった。母親がつきっきりでHに勉強を教え，Hもこれに従順に従っていた。毎日6時夕食，8時半就寝という日課は高校卒業まで強迫的に守られ，祖母の言いつけ通り，家族はテレビはNHKしか見なかった。Hは夕食後すぐに眠くなるのはこうした実家での長年の習慣のせいもあるとWに説明する。前述のように父はよく泥酔し母に暴力を振るうためHは中学まで割って入っていた。これに祖母は介入してこなかった。Wの印象でもHの実家では祖母，父，母がよくしゃべりHが話に入れない場面がよくあるという。3人とも2人に子どもができるのを楽しみにしていると陰に陽に伝えてくるので，特にWにはプレッシャーだったという（ちなみにわが国では不妊の原因はまず女性に求められる傾向が強いように思う。いまだに明治の「家」制度が，影を落としているように感じる）。

Wの実家は首都圏にあり，父母とも同じ圏内の出身。Wの両親は長男・長女の見合い結婚で結婚後3年ほど父方祖父母と同居したが，やはり男尊女卑的な考えの強い姑と合わず，その後近くに転居した。

　Wの両親およびその両方の祖父共に有名大学卒の高学歴で大企業に勤めていた。Wには3歳下に妹がおり，母，W，妹は女同士とても仲が良いので，父はこの3人からは疎遠な関係。母は主婦ではあるが芸術家で個展などを開き活動的。一方父は「理系」で感情をあらわにせず穏やかな人柄。長男（下に妹2人）である父は祖母と近い関係にあり，祖母のことをいつも気にかけていた。Hの実家に比べ家庭の雰囲気は明るく自由だったという。

　性行為についてはSFⅠ，SFⅡ共に相互にリラックスしておこなえるようになっている。マスターベーションの見せ合いと補助にはWの方に抵抗がある。女性上位もぎこちないようだ。

　5回目ではHがはじめてマスターベーションして射精するところを見せてくれたといってWが喜んでいる。SFⅡの頻度は週2回程度に増えた。しかしHが勃起の持続に不安を持っていると述べる。「ちゃんと勃起していないと挿入しては失礼と思ってしまう。セックスしていても気が大きくなれない。羽目がはずせない。わが物顔にふるまえない。仕事ではそんことはないのだが……」と述べる。Thは勃起の持続に不安であるのならバイアグラ（sildenafil citrate：クエン酸シルデナフィル）を処方することを提案すると夫婦共に承諾。

　6回目では，バイアグラにより勃起にはまったく不安がなくなり，男性上位で挿入するが，なかなか射精に至らず2人とも疲れ果ててしまうと報告。Thは，女性上位でHは「される側」Wは「する側」になり，特にHには自分の快感のみに集中し，Wが快感を感じているかどうかには関心を払わないようにすることを伝える。Wにも同じように，女性上位で自分が快感を得られるように角度や深さを調整し，基本的には「2人でマスターベーション」をしているつもりで楽しむように指示する。

　7回目では，女性上位にてお互いオーガズムに達し，射精が可能になったと2人とも喜んでいる。しかし，Hにとっては膣内射精にはいまだに抵抗があるらしく，Hが入浴中にマスターベーションで射精し，それをWに発見され，Wが号泣する。Hはすまなそうにしている。Thは，それ程夫婦で射精にこだわるのであれば，いままで通りに女性上位で2人ともが興奮が得られて

から，男性上位になりやすいように体位変換し，Hがマスターベーションし，射精が近づいたと感じたら男性上位で挿入してみることを提案する。

8回目では，Thの指示どおりにおこない毎週オーガスムに達し，射精できたとHは喜びと自信を示す。Wも笑顔で喜んでいる。1ヵ月間セックスの回を重ねるごとに，今までこんなにリラックスして楽しみながらセックスをし，2人でオーガスムに達したことはなかったと報告。Thは「セックスの結果として妊娠することもある」と考え，「妊娠するためにセックスをしようと思わないように」と，従来どおりのアドバイスをする。面接場面でも，今までになく2人の性愛的な温かなコミュニケーションが増えたところで，治療の終結の話をし，3カ月後のフォローアップの約束をして，一応の終結とする。3カ月後のフォローアップでも，夫婦が性生活を楽しんでいる様子が語られた。

考察

Zilbergeld[5]は，男性の性機能にまつわる10の「神話」（根拠のない誤った考え）について掲げている。この事例を引用しつつ，筆者なりに一つずつ考察してみたい。

神話1：男であればセックスはだれでもが享受できるもの

この事例では，Hはいままで性交中にオーガスムにいたって射精したことがない。教育ビデオについても見ることにはじめは抵抗を示し，性行為の具体的な情報は十分とは言えず「享受」するまでには至っていない。また射精は多くの場合，性的興奮を開放する快感を伴うが，Hの場合は「勃起し，挿入し，射精する」という一連の行為が，女性に対する男性の攻撃性の表現と受け取っている可能性は否定できなかった。こうした男性としての攻撃性の表現は，Hの父親の母親への暴力的な態度と重複したイメージにつながり，Hは常にセックスの最中こうした不安緊張を維持することを自分に課さざるを得ず，射精による性的緊張感の解放という快感に身を任せることが困難だったと思われる。

また，他の事例では女性性器への無知とそれに伴う「不潔感」から，セックスに特別の嫌悪感を持っている男性もいた。さらには性欲が低い男性たちはこの「神話」にとらわれ，かえって自然な性交渉を持てなくなりやすい。このような傾向にある男性の中には，この「神話」を持てないために自分が同性愛者ではないかとの不安を長年持ち続けていた人もいた。

神話2：男は感精を表現し通わせるといった「女々しい」ことはしない
　HもWも性交前・性交中に会話をすることはほとんどなかった。多くの性障害を持つ夫婦やカップルでも性行為での会話がほとんどないことが多い。特にSFⅠでは，交互に快感を言葉でフィードバックすることが重要だが，この事例でもSFⅠおよびⅡを通じてなんとかこの神話に挑戦することができた。Wも自分の父親から「男は感情を表さないもの」との「神話」を持ってきた。

神話3：どんな身体接触も性的であり，最終的にセックスへと誘われる
　Hのように，少しでも自身が勃起不全を感じている場合，Wからの身体接触は不安を喚起する。こうしたHの反応にWは長らく傷つき，妻として愛されていないのではないかとさえ感じてきた。「離婚の危機」まで感じて治療を捜し求めてきたのである。Hの不安がHの性機能の障害になることまでWは気がつかないでいた。これは多くの性障害のカップルに見られる特徴である。治療ではThからの「SFⅡまでの挿入の禁止」はHのこうした不安を低減し，次第にリラックスして勃起が得られるようになっている。

神話4：男なら常にセックスに興味を持ち，
　　　　機会があればいつでもセックスをする用意がある
　この神話は「男らしさ」の神話の際立ったものである。「酒と女」をマスターしてこそ「男」であるとする文化はいまだにある。どんなに仕事で疲れていても，いったん「女」を前にすればいつでもセックスできるなどという

のはありえない。しかし，こうした神話を持つある男性は疲労していたが妻の誘いに屈することなくセックスに挑み，そのときたまたま十分な勃起が得られなかったことでショックを受けた。以来，勃起に不安を感じることが続き，その結果勃起不全となっていた。

神話5：セックスは男のパフォーマンスを示す絶好のチャンスである

　Hはそれまで成人の女性の裸の写真を見てマスターベーションをおこなってきたが，いわゆるポルノ・ビデオ（アダルト・ビデオ）は好きではない。あまりに激しい男優のパフォーマンスに圧倒され，余計に自信を失ってしまったことがあるからだと述べた。ある若い男性はガールフレンドとの性交渉にかなりの不安を持っていた。原因はアダルト・ビデオの男優が男性の性行為のスタンダードだと思い込んでしまったからであった。このケースには事例夫婦に見せたのと同じ教育ビデオを見せながら再教育することで容易に不安が解消され問題が解決した。このように特に若いカップルの場合には，彼らの性行為のイメージに与えるアダルト・ビデオの悪影響には計り知れないものがある。ビデオ男優のようにふるまわないとパートナーに性的満足を与えられないとの迷信が横行している。

神話6：硬い勃起が得られてこそ満足できるセックスである

　この神話もよくあるものである。Hもとらわれていた。さらにこの神話は女性の中にもとらわれている者がおり，そのために大変な不幸な結果を双方に招く。こうした女性パートナーを持つ男性は苦痛で危険な手術を受けてまでしてペニスを硬くしようとする。

神話7：もしもペニスが不調なら，何とかしてくれる「クスリ」がある

　1998年以来，勃起不全に対するバイアグラの発見は画期的なものとなった。勃起にこだわり不安を感じているHにもバイアグラが処方され，不安なく性行為が続けられた。しかし筆者はバイアグラの出現により，この神話が

重大なマイナス要因を招いていると思っている。多くの男性は性機能不全を感じてもセックス・セラピストあるいは精神科医などの専門家に相談することには躊躇する。従来から男性週刊誌には精力増強剤の宣伝があたりまえのように載っており，一般の薬局でも精力強壮剤などが並び，人に相談せずこうした「クスリ」だけでなんとかしようと男性たちがそれらを手に取る。「他者に弱みを見せ，助けを求める」ことをよしとしないからである。その結果，医療のあずかり知らぬ方法でバイアグラを入手し，用量を無視したり，ニトログリセリンなどの併用禁忌薬と共に服用し，死亡例まで出てしまう可能性がこれからも大である。また，バイアグラが「より男性的にしてくれるクスリ」と勘違いしてしまう男性も多くいるだろう。

　しかし，特に中高年齢者の男牲（とその夫婦）にとってバイアグラはメディカル・チェックを済ませた上で使用することは大きな性生活の満足をもたらすことは確かである。特に高齢者の性生活については従来軽視される傾向があり，バイアグラで双方が満足を得られたケースも多数存在する。

神話8：セックスとは「挿入」である

　神話3でも述べたが，事例の夫婦との治療で，SFⅠからSFⅡまでの間の「挿入禁止」は，この神話を払拭することを狙ったものである。Renshaw[4]は，男女ができる身体接触の重要性をKaplan[2]以上に強調し，「手をつなぐ」，「キスをする」に始まり，「時間をかけて2人で入浴しお互いの体を洗う」などのリラックスした身体接触を十分に楽しむことを薦め，SFⅠのように性感を早急に導こうとしない方がよいと考えている。事例ではむしろHの方が2人で入浴することを好んでいた。「セックスを前提としない」身体接触は2人ともすでに楽しめていたので，SFⅠから導入した。

神話9：男なら女性のために極上のオーガスムを与えるか，
　　　　最低でも彼女が度肝を抜くようなセックスをするべきだ

　「男らしい」男性にとってセックスのゴールが女性のオーガスムになるのは，よくあることかもしれない。しかし現実には女性の多くがオーガスムを

感じずにセックスを楽しむことができるし，オーガズムにいたるパターンも男性と違いさまざまである。こうした神話は男性のセックス心理の中に女性への「支配」と「奉仕」との葛藤を生む。

神話10：すばらしいセックスは，計画もなく，会話もなく，ある時突発的になされるものだ。

いつもコンドームを携帯している男性は（女性もだが），こうした神話を持っている。しかし，このような人たちは基本的にセックスが相手を侮辱する手段になっていることに気づいてはいない。

おわりに

現在は勃起不全（Erectile Dysfunction）となっているが，しかし，依然として使われている「インポテンツ」という言葉は以前まで使用されてきた「分裂病」ほど深刻ではないかもしれないが，男性にとって外傷的なことばである。彼自身が「無能，虚弱，不能」とラベルされ，人格をひどく傷つけられる思いをするだろう。本事例は射精困難の事例だったが，このように「子どもをつくれない」プレッシャーや射精が男性の攻撃性の表現であるかのような「神話」が背景にあることも多い。

以前に大変に興味深い事例も経験したことがある。セックスレスとの主訴で「子どもができない」悩みで紹介されたケースがあった。男性の趣味はフェンシングで射精ができないと，剣で壁をさす。彼の母親は，孫ができない原因が息子にあることをすでに見抜いていた。この母親は社会的には立派に育て上げた息子の性の問題を自らのせいと推察し，そのことを「嫁」に告げ詫びていた。「嫁」はこの姑からの真実をついた突然の詫びに驚いたという。彼は個人療法で，母親への今まで押さえ込んでいた不満や攻撃心をはじめて語ることができ，症状は改善に向かった。実はこのケースが筆者のセックス・セラピーへの関心を開いてくれるきっかけとなった。

文　献

1) 阿部輝夫：セックスレスの概念と診断治療——10年間の外来統計から．日本性科学会雑誌 12(1)；5-10，1994．
2) Kaplan HS：The Illustrated Manual of Sex Therapy, 2nd. ed. Brunner/Mazel, 1975.
3) LENOX Holding, Amsterdom：Lessons in Love. Vol.1, 1992.（性の不安と解消．Poly Gram Video，ポリグラム株式会社．）
4) Renshaw D C：Brief sex therapy. In：Carlson J, Kjos D (ed.), Theories and Strategies of Family Therapy, 2001.
5) Zilbergeld B：The New Male Sexuality（Rev. ed.），Bantam Books, 1999.

Ⅶ　夫婦間暴力

夫婦間暴力に対する夫婦療法の適用について

アジア女性基金研究会報告書[5]から

　DV（Domestic Violence）への関心はますます高まっている。とりわけ女性の人権擁護の必要性が叫ばれ，フェミニストを中心にシェルター設置[3]や具体的な被害を回避するハウツーまで，女性への意識改革と情報の普及（たとえば[4]）は5年前に比べると格段の進歩がみられる。

　筆者のところにもDVの問題は持ち込まれるが，大半は副次的な問題として浮上する。つまり子どもの問題での来談や妻の抑うつ，さらには浮気や離婚の訴えの背後などにDVがあることが治療経過で次第次第に（ときに突然）明らかになってくることが多い。それも妻から秘密裏に筆者に告白されたり，面接の中で暗々裏に治療者に伝えようとするものまでさまざまである。多くの妻はDVが治療者に知られることによる夫からの報復を恐れたり，世間体を気にして言えずにいる。ただDVを夫婦の主訴に来談するケースも最近になって経験することも増えつつある。この中には米国でDVのために逮捕され教育プログラムを受け，その後に帰国前に筆者を紹介され，継続して夫婦でカウンセリングを受けねばならないケースも含まれる。彼らから米国での警察官の緊急の介入法，裁判，そして治療プログラムの内容などを聞くと，わが国の現状と比較して非常に厳しい対応をおおむねしていることには驚かされる。一方，わが国では大体のケースは公立の女性センターなどに助けを求めることが多く，警察官介入が優先されたケースは少ないし，治療プログラムを含めた法的な処遇もいまだ整備されていない。

　いままでに，こちらがDVがあることが推測できながら，夫婦同席面接を続けたことでDVが激化し，妻に大けがを負わせてしまったり，突然の治療中断に至ったりという苦い経験をいくつかした。「話し合えればなんとかな

る」というあまい見通しが災いした。どうしたものかと思案しているところに，財団法人アジア女性基金からDVの夫婦和解による解決法の調査研究グループへの誘いを受け，少し勉強してみようと思って参加することにした。このグループのある程度一致した現状への懐疑と将来へ向けての願いは，「被害者である妻を，ただ夫から離しておくばかりでは本質的な解決にならないのではないか。暴力なしでの夫婦間のコミュニケーションがとれるようにするにはどのようにしたらよいのだろうか」というものであった。参加者の経験を出し合い，米国人のDVに携わっているゲストを招いて見解を聞いたり，いくつかの文献や書物にあたりしたが，結局のところ夫婦カウンセリングにまで辿り着くには一般的にいって慎重でかなり長い道程を要することがわかった。

　つまり暴力を受けた妻自身がまずもって「被害者」なのだという自覚に欠けることが特にわが国では多いのではないかとの憂いの方が，「和解」の方法の探求以前に大いに話された。こうした女性たちはWalker[7]のいう，いわゆる典型的なバタード・ウーマンとされる人たちに多いという予測がそれぞれの臨床経験を通じて語られた。さらにはこうした女性たちと一緒に暮らす「加害者」である男性たちも，「加害者」としての自覚に乏しいことも異口同音に指摘された。

　さらには具体的な暴力回避の方法について今一度力説する必要があることが確認された。それらには女性の避難行動の取り方ばかりではなく，暴力を振るう男性の方の自主的な暴力回避行動の取り方の指導の双方の必要性が強調された。

　最終的にこの報告書にはカップル・カウンセリングの成功例と失敗例の典型を簡単に示し，最後に同席面接の適用についてのガイドラインを箇条書きにした。読者は実際のDVの相談にのる人々を対象としており，初心者に近い相談者も含まれることを想定して書かれている。以下に報告書[5]の一部（pp.26〜29）をほぼそのままに転記する。

失敗事例

　花子さんは，女性センターの紹介で，カウンセリングに現れました。夫からの暴力のため実家に逃れたまではよいのですが，これから先のことが不安で夜も眠れずにいました。援助者が花子さんの話をよく聞いたところ，夫の太郎さんも大変反省しており，電話をかけてきたり，実家のご両親にも詫びを入れたりといった低姿勢です。さらに花子さんがいないと，一人外食して帰宅してもさみしく，ついお酒を飲んでしまうとも言っていました。電話もややお酒が入ってからしてくることも多いようです。

　実は花子さんの実家への避難は今度で3回目で，いままでは太郎さんのことばに負けて，家へ戻りましたが，しばらくするとまた同じように暴力が再発していました。そうしたこともあって，今回は花子さんは女性センターに相談したのでした。

　援助者は何回か花子さんとお会いし，援助者から，花子さんの不安や迷いを太郎さんに伝えてみることにしました。電話を受けた太郎さんは一瞬驚いたようでしたが，援助者に，大変反省しており，二度とこのようなことがないように誓うから，花子さんに戻ってきてほしいと懇願していました。このことを花子さんに伝えると，花子さんの迷いはますます強くなるようでした。援助者は夫婦の同席面接をして，おたがいをよく理解し，暴力のない関係を築く手助けができるのではないかと考え，二人に提案しました。太郎さんは快諾し，花子さんも援助者が同席して身の安全を保護してくれるのならと不安をもちながらも同意してくれました。

　面接に現れた太郎さんは疲労困憊した感じで，やせ細った心細げな方でした。花子さんを直視することは少なく，もっぱら援助者にひたすら自分が悪かったのだと反省しました。花子さんは，ちょっとビクビクしながら太郎さんに対していままで口にできなかった不満を述べ，これに太郎さんも頭を下げて詫びていました。面接に期待がもてそうに援助者にはみえました。

　しかし，その帰り道で，花子さんは太郎さんに今までにも増して，ひどく殴られ大けがをし，タクシーに飛び乗り実家へ直行したとのことです。花子さんは，太郎さんに「よくも人前で恥をかかせた」となじられ，暴力を振るわれたとのことです。その後は二人とも援助者のことを敬遠するようになってしまいました。

成功事例

　恵子さんは学さんと結婚して3年目になります。家事分担のことでときどき口論になることはありましたが，ある日，目をつり上げて大声で怒鳴る学さんが怖くなり，にじり寄って来る学さんを恵子さんがつい押し返してしまいました。学さんはこれに腹を立て，恵子さんの頬を平手打ちしてしまいました。学さんはその後外に出かけ，夜遅くにそっと帰って寝ていました。

　以来，体格のよい学さんとのちょっとした口論でも，恵子さんにとっては，また前のようにぶたれるのではないかという反射的な恐怖を起こすものとなり，緊張すると顔面にチックが出るようになり，精神科クリニックを訪れ，そこでの紹介でカウンセリングを始めることになりました。

　面接で恵子さんは，学さんとの生活を緊張なく楽しく続けていきたいと言います。「暴力事件」以来，学さんの方も口数が少なくなり，不満がこうじると口論を避けるかのように時々コンビニへ出かけるそうです。援助者には，2人がおたがい「暴力」という地雷を踏まないように緊張して生活している様子が手に取るようにわかりました。援助者は夫婦面接を提案し，恵子さんに了解を得ました。学さんに「暴力」という関係がいかにいままでの快適で自由な関係を破壊するかということを電話で話したところ，学さんも面接に積極的に参加したいと申し出てくれました。

　2人は面接に現れ，真剣に恋愛時代のこと，おたがいに寄せていた期待，それらのズレ，その結果としての家事分担戦争について，冷静に話し合うことができるようになってきました。援助者は，学さんが急激な怒りの感情がわき起こってきたときに，コンビニへ行くという方法をとっていることを評価し，今後は「ちょっと頭を冷やしてくる」といい，1時間以内に戻ることを言い残して出かけるようにアドバイスしました。

　面接では，しだいに2人のあいだで笑いが増え，恵子さんの顔面のチックはすっかり消え，家でもリラックスして話し合いが持てるようになりました。2人から今後も大丈夫との確信を得たところでカウンセリングを終了しました。

夫婦面接のガイドライン

1. 適用の目安
    a. 男女ともに夫婦関係あるいはパートナーシップを大切に思い，今後も維持したいと望んでいること。そのあらわれの一例としては，加害者が「暴力コントロールのための男性グループ」などに積極的に参加しようとしたり，すでに参加していること。できればこれらのグループでの学習過程を終了していることが望ましい。
    b. 男女ともに同席での面接を望んでおり，援助者もこうした面接方法について十分な経験があり，専門的な援助者としての適切な訓練を受けていること。たとえば，「暴力」に対してあくまでそれをあってはならぬことという態度を持ち続ける必要性を認識し，安易に一般的なカップル・カウンセリングの場合のように，男女の相互作用の結果として「暴力」を理解しようとしたり，その（システミックな）仮説を2人に提示したり，それを面接の中で検証しようとしないこと。
    c. 加害者が暴力の発生を未然に防ぐ方法をすでにとれているか，そうした方法についての援助者からのアドバイスを積極的に受け入れ，行動に移すことができること。
    d. 男女とも（特に加害者）が暴力の発生プロセスについて，感情でなく，冷静に考えをめぐらせることができること。特に，暴力発生の可能性のある兆候（「ドキドキする」「手が震え，声が大きくなる」「握り拳に力が入る」など）について十分に自覚できること。
    e. 被害者が，個人面接でも夫婦同席面接でも同じようにある程度リラックスしており，ひどく感情的になったり，逆に強い慢性的な恐怖による感情の平板化が生じていないこと。
    f. 被害者が，暴力から逃れる方法を熟知し，何度かそれらを試み成功していること。
    g. 以上のすべての条件が満たされていること。

2. 夫婦あるいはカップルの合同面接を避けたほうがよい場合

   a. 加害者が以前から妻あるいはパートナー以外にも暴力を振るった経験が多くある場合。
   b. 加害者にアルコールや他の薬物嗜癖がすでにある場合。
   c. 加害者がなんらかの精神障害をわずらっていると推定される場合。
   d. 夫婦の間で子の親権のからんだ離婚問題が同時に発生している場合。
   e. 前述した「適用の目安」の条件がすべて満たされない場合。

　以上が報告書の夫婦合同面接の適用に関する記載の一部である。ここにいたるまでに多くの議論がなされたが，結果として合同面接の適用と運用については相当に慎重であるべきであるという結論に至っている。

　文献的にも加害者と被害者それぞれの対応について書かれたものは多くあるが，こうした夫婦カウンセリングをテーマにしたものは少ないようである。事例報告もまれである。参照した文献のうち，3つ紹介したい。

　まずもっとも参考になったBogradら[1]の論文を紹介したい。Bogradは個人開業の夫婦および家族療法を手掛けるフェミニストのようだが，先行論文などからすると20年近くDVの夫婦療法について思案してきた経緯があるようだ。この論文は，「(DVのある) どのカップルに合同面接を安全に行えるか？」という基準を見出すべく書かれている。同時に合同面接の禁忌や危害の可能性をどのようにアセスメントするかが具体的に示されている。最終的に，既成の家族療法理論や実践がなかなかDVの問題を扱うのには不向きであり（たとえば，「暴力」を相互作用の循環的帰結としてとらえたり，カップル・システムにとって必要なものという仮説やラベル貼りをしたり，システムにおける「暴力」の機能を考えようとするなど），DVについては特殊なアセスメントと介入方法がとられるべきであることが強調されている。

　次に同じく開業臨床家として熟練しているKarpelが，その著書[6]の中でDVのカップルの扱いについて単独に1章を割いている（上述のBogradからもアドバイスを受けて書いたようだ）。Karpelは夫婦療法や家族療法における「秘密」の影響と扱いをめぐって早くから大変に臨床センスあふれる論文を著しており，私の好きな臨床家の一人である。フェミニストではないであろう彼が，DVをどのように考え，扱っているのかという興味をもって読ん

だ。内容的にはBogradの考えと同じであるが，彼はDVが臨床的問題である以前に犯罪であることを強調しつつも，慎重かつ周到な合同面接に期待を寄せている。

最後に米国心理学会で最近出した家族療法のテキストともいえる本[2]の中のDVについての章について触れる。ここでは適用について厳密に査定し，主に行動療法的な手法を的確に用いることができれば，合同面接の効果もかなり期待できるといった傾向の論述が目についた。

以上ミニレビューとして，DVのカップル・カウンセリングの適用について筆者が関わった研究報告の一端といくつかの主要な文献について紹介した。今や米国ではDVのカップル・カウンセリングの適用については多くの議論がなされているようである。それは子どもに与える離婚の影響が離婚率の高騰の後に真剣に考えられたプロセスと似ている気もする。まずは法によって「暴力」から女性が擁護されるところまではかなり整備されたが，その後に残ったカップルの修復という課題が，いま臨床と法との狭間に取り残されていることに気づいたかのようにも見える。われわれの学会員も，こうした夫婦療法やDVの問題，さらにはその関係の修復過程に取り組むケースがこれから確実に多くなると思えるので，ささやかな知識の「そなえ」として紹介させていただいた。

文 献

1) Bograd M, Mederos F : Battering and couple therapy : Universal screening and selection of treatment modality. J. of Marital and Family Therapy, 25 (3) ; 291-312, 1999.
2) Geffner R et al. : Ch.28. Domestic violence and sexual abuse : Multiple systems perspective. pp.501-517. In Mikesell, R. et al. (eds.) Integrating Family Therapy, American Psychological Association, 1995.
3) 波田あい子, 平川和子編著：シェルター ── 女性が暴力から逃れるために. 青木書店, 1998.
4) (財)女性のためのアジア平和国民年金：夫やパートナーからの暴力対応マニュアル (パンフレット). 1999.
5) (財)女性のためのアジア平和国民年金：アジア女性基金研究会報告(2)ドメス

ティック・バイオレンスにおける援助のあり方──エンパワーメントと，カップル間コミュニケーションの可能性. pp.26-31, 2001.
6) Karpel M : Ch.16. Domestic violence. pp.290-303. In Evaluating Couples : A handbook for practitioners, W. W. Norton, 1994.
7) Walker, L. : The Battered Woman. Harper & Row Publishers, 1979.(斎藤学監訳：バタードウーマン ── 虐待される妻たち. 金剛出版, 1997.)

夫婦間暴力への
アプローチ

はじめに

　近年，夫婦間暴力，とりわけ夫から妻への暴力の問題がクローズアップされてきている。しかしながら，開業心理療法家である筆者らのもとには，暴力を主訴にやってくるケースはきわめてまれである。多くは，たとえば抑うつを主訴に個人療法を続けているうちに，その背景に夫からの暴力や虐待があることがわかったり，子どもの問題で来談した家族の父親が母親に暴力を振るっていることがあったりという風に，夫婦間暴力は二次的な問題として治療経過中に発覚することが多い。

　筆者らのところでは，ここ数年夫婦のカウンセリングを希望するケースが急増しているが，数からすると，いわゆる「性格の不一致」から争いが絶えず来談するケース，浮気がこれらの争いに絡んでいるもの，さらには性機能障害を主訴に来談するものがほとんどである。家族療法や個人療法の場合と同じように，こうした夫婦カウンセリング経過中に，次第次第に夫婦間の暴力の実態が明らかになることもある。

　いずれにしても家族内での「暴力」とは，家族が治療者にさえも語るのをはばかる事態である事は否めない。多くは家族の秘密として扱われるため，妻あるいは母親が治療者にこっそりと打ち明けてくれることもまれならずある。

　中には以下に提示するケースのように，夫婦間暴力を主要な問題として訴えて訪れるケースもまれにある。しかしこのケースもそうだが，多くの被暴力妻は，しばらくの間，夫からの暴力に耐え，いよいよ行き詰まって「女性センター」などに助けを求めたり，アドバイスをもらおうとする。以下に紹介す

るケースはこうした「夫婦間暴力」を主訴に来談したまれなケースである。

面接経過と考察

　順次面接の内容と経過について，小考察を加えながら述べる。面接はすべて夫婦同席面接でおこなわれた。治療者（Th）は筆者である。各面接90分。

1. 初回面接／治療契約のための面接　1月22日
　妻（W, 25歳）が，夫婦喧嘩の最中に夫（H, 27歳）に包丁を振りかざして切りつける自分に不安を感じて女性センター（主に女性のための公的な相談機関）に電話をして，Thのカウンセリングを紹介される。夫婦で来談。Hは終始堅い笑みを浮かべ無口であり，WにはHの暴力以来はじまった顔面のチックがあり，話しながらよく泣く。
　5年前に友人の紹介で知り合い，交際をはじめる。しだいにHは「自由奔放で明るく，自分の知らなかったいろいろな楽しい話をしてくれる」Wに好意を持ち，Wは「だまって優しく関心を持って自分の話に耳を傾けてくれる」Hを好きになり，結婚を決める。交際期間中にも喧嘩はあったが，Wへの暴力はなかった。しかし，路上で酔っ払いにからまれてHがカーッとなり，激しく殴ったりするのを見て何度か驚いている。また，結婚式の式場選びで意見が合わず，はじめてHがWに，人前であるにもかかわらず平手打ちをしたのにはショックを受けたという。
　結婚後，Hの通勤に便利なようにHの会社の近くに住むことにしたが，そのためにWの仕事場が遠くなり，2人ともかなり疲れることが多くなった。Wは次第に家事が負担となったが，好きな仕事にも未練があり，Hに相談したところ簡単に「辞めれば」と言われ，これに腹を立てたWは，かえって意地になって働くようになっていった。その後も，「余計に働いている自分の方が偉い」と平然というHに腹を立て，口論がエスカレートし，不平不満をまくし立てるWにHはついに暴力（殴り，腹を蹴り上げる。全治3週間）を振るう。以来，Hが怒鳴ると，Wは身の危険を感じ，包丁を持ち出し，Hに突き

つけることで護身をはかる。しかし，Hの方もWに恐怖を感じ，包丁を取り上げようとしてもみ合いになり，双方怪我をしたり，Hが再び暴力でこれを制しようとしたりの悪循環が続いていた。結局Wは仕事を辞め，短時間のアルバイトをし，家事に時間をかけるようになったが，こうしたWをHはますますぞんざいに扱うようになり，喧嘩も続き，Wは抑うつ的で涙脆くなった。

　面接ではWは「離婚を考えている」と涙ながらに述べ，Hは小声で「僕は絶対に別れたくない。もとの喧嘩のない状態に戻って仲良くやっていきたい」と述べる。最終的にWは「私もHの言うように元に戻れるものならそうしたいが，カウンセリングを受けてみて，その見通しが立たないようであれば，早めに離婚したい」とし，以後10回のカウンセリングの契約をThと取り交わす。Thは暴力を止めたいという2人の願いを確認した上で，具体的な暴力抑止方法について以下のように指導した。

　まず，暴力の発生がHから始まることを確認した上で，Hに暴力にいたるまでの自分自身でモニターできる生理的反応を中心に治療者の示唆を参考にしながら列挙してもらった。それらには，「ドキドキする（正確には脈拍が早くなる）」「拳に力が入る」「貧乏ゆすりが始まる」といったものだった。さらに，より主観的な反応である「イライラする」「頭に血が上る」「声が次第に大きくなる」なども掲げることができた。つづいて，こうした暴力の予知兆候をモニターできた場合の暴力回避行動についても検討した。それらは，「頭を冷やしに1時間散歩をする」「外出して治療者に電話を入れる」などである。

　さらにWに対しては，暴力の危険性を感じたら，まずもって逃げることを優先することを告げた。そのために「玄関などを背にしていること」「大声で助けを呼ぶ」「警察に電話する」などのアドバイスをした。もちろんのこと刃物は持たないように指導した。

　次回は心理検査を2人にして，それぞれの長所と短所を浮き彫りにし，相互理解を深め，これからのカウンセリングの参考にしたいと述べ，初回面接を終えた。

小考察

　この事例のように，生命の危険さえある夫婦間暴力のケースでは，しばしば女性が無表情で能面のような顔をしてあらわれる。しかし，Wは涙を伴っ

た怒りを示しThの前で口論ができていた。そうはいっても合同面接による暴力の激化の可能性は否定できない。それでも合同面接をその後も続けたのには，Hの和解へ向けての真摯な構えとThからのアドバイスに忠実に従おうとする姿勢が見えたからである。そうはいっても今振り返ってみるとやはり危険な方法を取ったと思う。本来夫婦間暴力における夫婦合同面接の適用についてはより慎重であるべきである[8]。

この回から正式に計10回の面接を契約した。さまざまな子どもの問題で来談し家族療法をおこなう場合に比べて，夫婦療法あるいはカップル・カウンセリングの場合には，どうしてもドロップアウトするケースが多くなる。子どもの症状や問題行動はおのずと家族の凝集性を高めるが，とくに「症状」のない夫婦間の問題は「症状」の消失が目的とならないので，夫婦双方が高い動機づけを維持しない限り面接の継続は難しい。さらに，ともすると夫婦間では不安で言えなかった双方が「本音」としていることが，面接者がいることで言い放たれやすくなる。たとえば「はじめからそれほど好きで一緒になったわけではない」，「この結婚は失敗だった」，「おまえ（あなた）のために面接に来てあげているのにそういう言い方はないだろう（でしょう）」などである。また，面接で「本音」が出た後，喧嘩になったとの報告が電話で入り「二度とあんなところには行かないと言っている」との片方からの連絡が入ったりする。こうしたドロップアウトの仕方は，夫婦療法での特徴といえるだろう。

こうした事情からHendrix[2]にならって，筆者らも「泣いても笑っても10回はきてもらわないと援助できない」と断言し，なんとか面接を継続するようにしている。

2. 第1回ロールシャッハ・フィードバック・セッション（RFBS） 2月28日

この面接に先立つロールシャッハ・テストには夫婦それぞれ積極的に臨んだ。

夫婦療法でのRFBS[3]は夫婦それぞれの構造一覧表の最下段の各種指標を除いたクラスター部分のみを用いておこなわれる。はじめに双方のコントロールのクラスターの比較から解釈をはじめ，以下その他のクラスターごとに夫婦の数値を比較しながら進められてゆく。最後に全体的な解釈のまとめ

をし，補完し合う諸側面，対立する可能性のある点などをもう一度まとめる。
　具体的にどのように結果を伝えたのかが重要ではあるが，紙面の制限のため割愛し，目だった2人の特徴を列記するにとどめる[1]。HはCDI＝5でHVIが該当し，S＝7と高い。WはDEPI＝6，CDI＝4であり，EI＝0.20と低く，S＝9ときわめて高い。2人ともDもAdjDもマイナスで慢性的なストレス下にあった。

小考察
　夫婦が情緒的な混乱状態にあるときRFBSをおこなって，お互いの「心の様子と想定される相互作用」を客観的に知らせることは混乱を沈静化する効果があることを，われわれは経験している[3]。視覚的な数量化は感情にふりまわされる夫婦に，その原因を認知的なものに変化させる助けになる。

3. 第2回　3月15日
　2泊3日の旅行をした。喧嘩はなかったとの報告なので，その理由を問うと，Hは「カウンセリングをはじめたのだからという安心感がありましたね」と述べ，Wも「問題を解決するのに，ここでは暴力という手段ではないというのが安心」と付け加えた。交際期間中もそうだったが，とにかく他の夫婦よりも一緒にいる時間が長いという。デートもほとんど毎日していたという。Hはダブルベッドで一緒に寝るのが大好きである一方，セックス自体には消極的でWが不満になるという。Wがこうした報告をしている間，Hはバツの悪そうな態度でWの発言を制止しようとする。

4. 第3回　4月12日
　Wが「これからどうしたらいいのかという前向きな悩みが出てきた」と述べる。Wの表情がやや明るくなり，顔面のチックもやや減少。さらに前回に引き続き，HがWと一緒に入浴したがること，台所やトイレにまでくっついて来ることが報告された。さらにWが不安そうであったりするのを見て取ると，HはパッとWから離れるという。HはWのあけすけな報告に狼狽してい

る。さらに，Wは「やっぱり私は彼のお母さんなのかなー」と述べる。
　ここでThは初回面接で聴取してあった2人のジェノグラム[4,6]をボードに描いて，より細かなインタビューをすることにした。そこではHの父親がHと同じように無口で，母親に対しては亭主関白であり，ときに家具を壊すなどの暴力があったこと。Hの母親はHの弟に手がかかりHは母親に甘えたくてもなかなか甘えられなかったこと。それとは対照的に，Wの両親はなんでも対等に言い合って問題を解決してきたこと。Wは父親によく口答えしてはぶたれたりしていたことなどが明らかになった。
　彼らの結婚に対する期待の中には，やはりHがWに存分に甘えたいことや，WがHに優しく受け入れられたいという期待があり，それらの欲求の生育史的な背景が明らかになった。またそれぞれの両親の関係がいかに自分たちの夫婦関係の持ち方に影響を与えているかも明らかになった。
　最後にThはHのWへの抱っこやベタベタはWの許容範囲でならば構わないとした。これを聞いてHは安心したような表情を浮かべた。

小考察
　RFBSと同じようにジェノグラムをボードに描きながら，夫婦関係の起源を探ることは，夫婦の感情的な混乱を鎮める作用がある。無口なHもジェノグラムには興味を示し，普段よりも多弁に自分の家族関係について語ってくれた。他の男性一般と同じように，感情的な表出を促すような介入に対しては抵抗をしめすHではあるが，知的な理解を促すようなジェノグラム・インタビューには抵抗なく臨んでくれた[7]。

5. 第4回　5月16日
　Wが親友と電話して，その友人に大変に厳しいことを言い放たれWが傷ついたという。そのことをHに涙ながらに電話すると，Hは仕事が終わってからすぐ帰ると言いながら帰宅せず。次の週も帰宅時間のことでHが約束違反。深夜に帰ってきたHの目の前でWが風邪薬（バッファリン）をまとめ飲みし，救急車で病院へ駆けつけ胃洗浄。Wは「死のうと思った。（Hは）仕事が忙しいといって話を聞いてくれない」と言って泣き出す。Hは凍りついた

ような表情。さらにWは以前のHの暴力について語り，「でも，彼には私以外の理解者がいないので，どうしても別れられなかった。私がいないと彼が駄目になる。でも今回はちょっと離れて暮らしてみたい」と一時別居を提案する。Thも2人がそれぞれ将来一人で暮らす可能性も考慮に入れて，Wの提案を受け入れる。Hはかなり困惑し，暗い表情になる。さらに事態が急変したり危機的になったらThに電話連絡を入れるように伝える。

小考察
　Wの「私がいないと彼が駄目になる」という発言は，battered womanに特徴的なものである[5]。しかし，このWには一時別居という解決法を選択できるだけの力があった。それぞれが一人でいられるかどうかが夫婦間葛藤を解決できる鍵になると考え，Thはこれを支持した。

6. 第5回　6月13日

　WはHから毎日泣きながらの電話が入ると述べる。アルコールが入るとよけいに寂しいと言って泣きじゃくり，今後は絶対に暴力は振わないから戻ってきて欲しいと言って電話口で泣くという。HはWの報告に狼狽しながら聞いている。Wはこうした H を見て，Th に H は自分の弱いところが人前に出るのを大変に恐れる人だと指摘する。しかし，Wは「やっと彼は私と彼とが別人だということが少しずつわかってきたみたいです」と述べ，Hも「依頼心が強すぎた。自分で物事を決められない」と自覚する。さらにWは，「彼は確かに以前のようにカーッとならなくなった。一度家へ戻ってみたい。それで駄目だと思ったら離婚でもいい」と意を決した発言。Thは暴力の再発を懸念して，初回面接で示した対処法を確認する。

7. 第6回　7月29日

　同居を再開したが幸いなことに暴力はなく，Wは近くにパートのアルバイトを見つけ元気に働きはじめている。Wはリラックスしており，顔面のチックはほぼ消失している。一方，Hが会社での苦労話を以前と違って感情を込

めてWに語ることができるようになったとWが報告した。

8. 第7回　9月3日

　口喧嘩はたまにあるが，暴力やその危険を感じることは皆無とのこと。WがHを待っている時間がもの寂しいとの理由から猫を飼いはじめる。意外なことに猫をもっぱら可愛がるのが最近ではHになったと2人で笑う。猫がとてもHになついているとWがほほ笑みながら語る。

9. 第8回　10月10日

　Hが「喧嘩が激しくなりそうだったので，帰宅時間を告げて散歩して頭を冷やした」と報告。ThがHのこうした暴力への対処行動を評価する。

　Thからの「ベタベタはやっていますか」との問いに，Hが「言いたくないけどベタベタしてます」と笑いながら答える。この回はHが，いままでになく多く語り，感情表出も見違えるように豊かになる。Wが戻ってきてくれ，2人がある程度の安心していられる生活ができるようになったとの安堵感が漂っていた。Hは「いままでは，このように自分の気持ちを親にさえ言ったことがなかった」と述べる。

　Wは，「ベタベタは前よりもしつこくなくなった。ヨシヨシするとすぐに寝る」，「今まで彼のこと一生懸命にわかってあげたいと思ったけど，彼が私のことわかろうとしないのが不満だった。でもゆっくりいくしかない」などと語る。

10. 第9回　11月25日

　Wが「お互い執着心がなくなって，相手にわかって欲しいという強い気持ちが薄らいで，少し距離がおけるようになった。1年前とずいぶん違う」と述べると，Hも穏やかに頷く。

11. 第10回　12月20日

喧嘩はまれ。H「お互い言われたら嫌だろうなと思うことを言わないようにしている」。ベタベタは減ってきている。

12. フォローアップ面接　4月12日

2人でよくゲームをする。夕食はなるべく一緒。Wはアルバイトが楽しい。アルバイトで疲れてみて，Hの仕事疲れもわかるようになったとWが述べる。最後にThら夫婦療法の感想を聞くと，Wは「お互い余裕がなくって，相手の話を理解することができなかった。でも先生（Th）がいることで相手の話が聞けるようになった。彼は初めのうちは話さなかったけれど，ちゃんと私の話を聞いてくれることもわかった。で，少しずつだけど彼も自分の意見が言えるようになった。彼はだれにも自分のことを言いたくない人。ここではよく話してくれた思う。いつもならちゃんと話すのに何年もかかるのに，ここではたった1年で結構話し合えた」と言って笑った。かたわらでHも照れ笑い。

13. その後

翌年の年賀状では2人とも元気で上手くいっているとのこと。Wは妊娠中とのこと。

おわりに

冒頭にも述べたが，この夫婦は夫婦間暴力を「主訴」に来談しためずらしいケースである。この特殊なケースでは「女性センター」へ助けを求めたWに，閉塞した夫婦関係を打破するだけの力があったことが，最終的には夫婦面接を継続させ，暴力なしのあらたな夫婦関係を形成するという結果を招いた。しかしながら，多くの夫婦間暴力という危機的事態は，このように社会に開かれることが少なかった。警察も民事不介入を原則に，なかなかこうし

た事態に踏み込めないでいた。しかし最近ではマスコミなどの啓蒙で，泣き寝入りする女性が減ってはきている。しかし，いったん事実が明白になり，女性が一時的にせよ避難場所を見出しても，その後の夫婦関係をどのように修復したらよいのかといった問題は専門家にとっても未解決のままであるように思う[8]。こうした問題への解決の糸口を提示できればという意図からこのケースを提示した。

　婚前から抑制の利かない激しい暴力を振るう傾向にあるHに，少なくとも暴力という手段に訴えないように変わってもらうことには，筆者は当初相当に悲観的だった。しかし，それを可能にしたのは，最終的にはHのWへの愛着であったと思う。4回から5回の面接のあいだに起こったHの行状は，Thの予想をはるかに上回る危機的な状況だった。また，こうした母親を見失った乳飲み子のようなHの訴えに，約1カ月間Hに会うことなく電話だけで凌いだWの芯の強さも印象的だった。いままでのそれぞれの自分自身を変えるための臨界状態に近いプロセスが2人に起こっていたのだろうと思う。その後，確かな夫婦関係の変容が起こったと考えている。

　心理療法には「人が人を変える」という側面があるが，多くの夫婦を臨床でみていると，すべてとまでは言えないが，夫婦関係も心理療法にも増してそれぞれのパーソナリティの深いところでの変容を起こす力があるのだと確信できる。このケースのように傍らにいるわれわれ治療者が目を見張るような展開が期せずして起こることもある。このケースの場合は好転しているが，自傷他害の危険が急速に生じてしまうケースも少なからずある。彼らはドロップアウトという手段で，こうした危険を回避しているとも考えられる。

　換言すると，親密なあるいは親密になろうとする夫婦という関係には，表面的にはとても推し量ることのできない深くて強い心理的な絆が生じるといえるだろう。それぞれに社会的には適応的な行動をとり，夫と妻というそれぞれの個人という単位でも充分に成熟したパーソナリティとみなしうる二人が，いったん夫婦という単位を形成し，そこに親密さの齟齬が生じると予想を超えた退行や殺意をも含む攻撃性が生じる。俗にいう「刃傷沙汰」が夫婦に代表される男女間に生じやすいのも頷ける。それはおおよそ個々の夫や妻と会っていたのでは想定できない反応である。蛇足だが，このケースの後半では「ペット」がこうしたお互い危険と感じる関係の緩衝役になっているの

は，おそらく彼らの気がつかない効用であった。

　もちろんのこと来談夫婦の個々の資質と夫婦関係のありかたにもよるが，いずれにしても今のところわれわれにとって夫婦療法を安全に首尾よくおこなうためには，個別に面接するなどして，こうした夫婦自身にとっても狼狽するような急激で危険な感情的な変化が起きないようにする必要があると考えている。夫婦それぞれにロールシャッハ・テストをおこない，その結果を夫婦の目の前でフィードバックするRFBSやジェノグラム・インタビューは，できるだけ彼らの感情的な反応に「理解」という認知的なものを添えることで，感情統制をはかろうとするものである。このケースでも多少はこうした介入が功を奏していることを筆者は期待している。その上で，できうれば穏やかな感情的な交流が夫婦間に生まれ，あらたな相互理解が促進されるプロセスを支持したいと思っている。

文　献

1) Exner J : A Primer for Rorschach Interpretation. Rorschach Workshops, Asheville, NC, USA, 2000.
2) Hendrix H : Getting The Love You Want. Harper Perennial USA, 1998.
3) 中村紀子，中村伸一：ロールシャッハ・フィードバック・セッション（Rorshach Feedback Session : RFBS）の方法と効用．精神療法 25(1)；31-38, 1999.
4) 中村伸一：家族療法の視点．pp.36-43, 金剛出版, 1997.
5) 中村伸一：夫の妻への暴力．精神科治療学 13(12)；1435-1439, 1998.
6) 中村伸一：不登校の家族療法――ジェノグラム・フィードバック法．1999．（下坂幸三監修：実効ある心理療法のために．pp.30-46, 金剛出版．）［本書（129-144頁）に収録］
7) 中村伸一：思春期青年期における父親と父親像――家臨床の視点から．思春期青年期精神医学 11(2)；15-21. ［本書（188-197頁）に収録］
8) 中村伸一他：ドメスティック・バイオレンスにおける援助のありかた――エンパワーメントと，カップル間コミュニケーションの可能性. 26-29, 財団法人女性のためのアジア平和国民基金, 2001.

VIII　うつ病への夫婦療法

うつ病の見立てと精神療法的取り組み
夫婦療法の立場から

はじめに

　今や，うつ病はわが国でトレンディーな精神疾患となっている。この背景には，なんといってもこの10年以上にもおよぶ毎年3万人以上の自殺者，とりわけその30～40％を占めるといわれる働き盛りの男性たちの存在が挙げられよう。こうした「うつ」ばやりの傾向に拍車をかけている状況の背後には，うつ病と診断されても薬物療法を受ければ改善するかのような単純極まりないマスコミなどでの吹聴や，インターネット情報，さらには，これらの新薬の販売を広めようとする製薬会社の活発な宣伝活動などがあるように思われる。その結果，このトレンディーな社会現象としての「うつ病」の蔓延を生み出しているように思われる。しかし，こうした潮流の中にあって，われわれ精神科医や心理療法家の対応は後手に回っている感が否めないと感じるのは筆者だけであろうか。

　そこで，この特集の「難治性うつ病」を，あらためて筆者なりに解釈してみることにした。多くの精神科医からすると薬物療法でなかなか効果が得られない患者，さらには一般診療での認知療法で改善しない患者と単純にみなしてみた。心理療法家にとっても個人療法ではなかなか改善が見られないクライアントたちである。

　たしかにDSMが流布して以来，うつ病は増えた。しかし，この特集でもそうだろうが，うつ病者の成育史，病前性格，そして対人環境を問わないDSMは，その本来の目的からして治療論にほとんど寄与するところはない。かといってDSMで診断されたうつ病に効果があるとする患者個人に対しての認知

療法や感情焦点化療法も，慎重にその適用を選別しないと，効果は得られないのではないかと筆者は危惧している。

妻のうつ病に対して夫婦療法をおこなったケース

　妻（母親）の遷延したうつ病に引き続いて，長男，次男が相次いで不登校傾向となった家族の事例である。これら子どもたちの不登校と妻の7年にわたるうつ病の遷延化を何とかしたいと受診した。このような子どもの問題で受診し，その母親の潜在的なうつ状態が見て取れるケースもかなり多い。このようなケースを詳しく聞いてみると，必ずしも子どもの問題で母親がうつ病になったのではなく，このケースのように母親のうつ状態が子どもの不登校などの問題行動や適応上の問題に先行している場合もまれではない。

1. ケースの概要

　家族は39歳の夫（父親），39歳の妻（母親），14歳の長男，11歳の次男の4人暮らしの核家族。簡単に問題の経緯について記す。約8年前に夫の会社が突然の倒産となり，夫は転職せざるを得なくなった。家のローンを組んだ矢先の出来事で経済的にかなり困難な状況にあった。従来，家計のことは妻に丸ごと任せられていたので，完璧主義で責任感の人一倍強い妻は夫に心配かけまいと一時的な借金をして家計をやりくりしていた。しかし，借金がかさみ夫の知れるところとなり，夫は自分の実家に援助を依頼して窮地を乗り切った。この頃から妻は今までの苦労は何だったのかとの無力感と自責感が強まり，抑うつ的となり，日常の家事に支障が出始めた。

　一方，転職に成功はしたものの新しい職場に馴染むのに腐心していた夫は，こうした妻の「だらしなさ」をとがめてしまうこともたびたびあり，妻の抑うつはますますひどくなるばかりであった。7年前から妻は精神科クリニックを単独で受診するが，いろいろな薬物療法が試みられるが一向に抑うつ状態は改善していなかった。そうこうするうちに来談の1年ほど前から長男，それに引き続いて次男の不登校が始まり，母親はますます落ち込み，父親も困

惑してしまっていた。長男は母親（妻）に連れられて妻の通っていたクリニックに一度だけ出向くが，以後拒否的で家から動こうとしない状態だった。

2. 面接経過

　コンサルテーションには両親が参加し，前述した経緯について報告。筆者は個々人の問題というよりは家族中の問題であること，筆者が薬物療法も含めて一括して治療にあたる用意があることを伝え，現主治医や息子たちのスクールカウンセラーに筆者の意向を伝えるように指示する。前医およびカウンセラーの了解を得，筆者が中心になって夫婦中心の家族療法と母親（妻）と長男への薬物療法を開始する。

　夫も治療に積極的で協力的だった。もともとまとまりのある家族であり，妻の家事の負担を軽くする意味での家族そろっての外食などの指示にも従順に従ってくれた。長男が父親（夫）に連れられてしぶしぶ面接に参加したが，筆者は長男に「二度と嫌な思いをしてこのような面接に来なくてすむようにするにはどうしたらよいか？」と介入し，その後も良好な関係を築くことができ，その結果長男の不登校は改善した。興味深いことに，これに呼応して次男もしだいに明るくなり，再登校できるようになった。

　夫婦でのジェノグラム・インタビューでは，夫と妻とがどのようにそれぞれの両親からしつけられたかが明らかとなり，こうした態度が子どもたちに色濃く影響を与えていることが理解された。特に長男に対する妻のかかわりは，「母親として，しっかりしていなくては恥ずかしい」というもので，これは妻の両親が娘（妻）に対してきた態度と一致する。こうした内在化された役割期待は妻自身を苦しめ，その結果，長男の家庭と学校での過剰適応とその破綻を導き，それが巡り巡っては妻の抑うつ状態の遷延化を招いていた。

　一方家庭は「妻が切り盛りするもの」という考えは夫の実家の考えに由来していた。夫はこの役割期待を自明なものとして妻に求め，妻も持ち前の責任感の強さをもってこの期待にこたえようとし続けた。

　このような原家族（生まれ育った家族）に由来する役割期待などの相互投影はさして意識されることなく夫婦間で醸成される。こうした投影が現実としての双方を見据えることなく続くと，この事例でも見られるように家族全

体の機能不全を起こすことになる。ジェノグラム・インタビューはこうした相互投影のルーツを探り，そのことを通じて現実的な相手を受け入れるプロセスの助けとなる。

夫婦がうつ病を抱える

1. 夫のうつ病と妻のうつ病

　先に述べたように，治療論からみた是非はともかく，DSMに基づいた米国での研究では，双極性障害を除外した単極性のうつ病について，統計ではうつ病の生涯罹患率（少なくとも一度の明確な臨床像を呈し加療したもの）は8％から18％の間とされる[1,8]。また男女比は約1：2と女性に多く[4,12]，ほぼ女性5人に1人，男性9人に1人が一生のある時期に治療を要するほどのうつ状態を体験し，さらにその15％が再発するという[15]。

　何もこれは米国ばかりの話ではなく，DSMを基準にした場合，わが国でも女性にうつ病が増えているとの認識は広まった。冒頭に述べたように，今や加療を受けずに経過するうつ病は軽症のものであれば相当数にのぼると想像される。うつ病もしくはうつ状態はだれでもが経験するものであるといって過言ではない。

　しかし，最近までの精神医学におけるうつ病については，男性偏重の傾向があるのは否めない。この理由は単純である。夫が一家の稼ぎ手であれば，夫がうつ病で働けなくなることは家族にとっても収入を左右する一大事になるし，しかも男性のうつ病者のほうが自殺既遂しやすいからである。また，男性のうつ病の多くの誘引は物理的な仕事量の多さ，それに伴う睡眠不足，職場内対人関係のストレスや仕事への価値観の喪失などほとんどが「職場がらみ」である。

　したがって，その養生法もある程度確立されているといっても過言ではない。心身ともに仕事から離れ，自宅にて妻や家族から叱咤激励されることなく，回復を信じ，薬を飲んでリラックスした時間を過ごすことを多くの精神科医が勧める。それでも遷延する男性うつ病も増加してきているように思われる。

一方，歴史的にみて，わが国の精神医学ではDSM導入以前は特に「女性のうつ病」は軽んじられてきた。それまで彼女たちは「不定愁訴」「心気症」「神経衰弱」，もしくはせいぜい「抑うつ神経症」といった病名のもとに，男性の「内因性うつ病」よりも軽い神経症的な病態として「軽く」見られてきたように思う。当時は精神科へ通うことへの社会的偏見もあって妻が精神科を自ら訪れるなどはタブーしされていたことも関係しているようにも思う。DSMがうつ病を女性のものにしたという言い方をすれば，その恩恵も見てとれなくはない。
　男性のうつ病が職場がらみであるのに対して，多くの女性のうつ病，とりわけパート職を含む主婦のうつ病は「家庭がらみ」であるといってもよい。先の事例が示すように，それらは夫婦関係の問題，嫁姑の問題，子育ての問題が主流を占めている。さらに煎じ詰めてみると，嫁姑問題にしても子育ての問題にしても，夫婦関係が円滑に機能していればこれらの問題が肥大することはなかったのではないかと思われる事例が多い。
　しかし，男性と違って「家庭が職場」の主婦の養生は困難を極める。家庭という環境を放棄することもできず，うつ病が家事，子育てに支障をきたし，病状はどうしても遷延化しやすくなる。特に日常のルーチンワークである掃除や洗濯と違って，食事を作るということは「献立を決め，食材を求めて外出し場合によっては売り手とやりとりする」という一連の行為はうつ病の主婦にとって多大なエネルギーを要する。このような「献立うつ病」[10]とでも言いたくなるような状況がうつ病が深まると出現する。
　興味深いことに筆者の臨床経験では，先のケースでもそうであるが，深刻なうつ病になった主婦の大半が，スーパーなどにまずは出かけてその日の食材を見てから献立を決めるといった場当たり的行動を以前からとっていないことに気づかされた。メランコリー親和型性格といえるような，以前からきちんと頭の中で献立を決めてから食材を求めに行く習慣があるのである。それゆえうつ病になっても「いい加減に」料理を作ることができない。こうしたことに理解を示す夫はほとんどいない。むしろ「怠け」と言い放って言語的・非言語的に非難する。疲れて仕事から帰って「こんな夕食か！」と落胆する夫の気持ちもわからなくはないが，こうした配偶者や家族からの批判的言動は明らかに彼女のうつ病を深くし遷延させる[6,14,16]。

2. うつ病を抱えた夫婦のコミュニケーションの悪循環

戦略的家族療法家であるCoyne[2,3]は，以下のことを指摘している。

①うつ病者が示す苦しみの背後には他者への依存と攻撃が内包されており，これは周囲の人々に否定的な気分をもたらす。②周囲の人々は表面上は要求に対して応えることでうつ病者に対して抱く嫌悪感を調整，軽減しようとするが，そこに生じている敵意や拒否は言語的なものであれ非言語的なものであれ，うつ病者に伝達される。③この際に，うつ病者が受ける漠然としたしかしながら明らかな拒否は，彼らの安全喪失感を強固なものとし，その結果，彼らはさらなる苦しみを示すようになる。

3. 抑うつの遷延化を維持させる夫婦・家族モデル（図1）

また，GotlibとBeach[5]は，さまざまな先行研究と自らの臨床経験からうつ病者を取り込んだ夫婦家族モデルを以下のように示している。

夫婦・家族不和

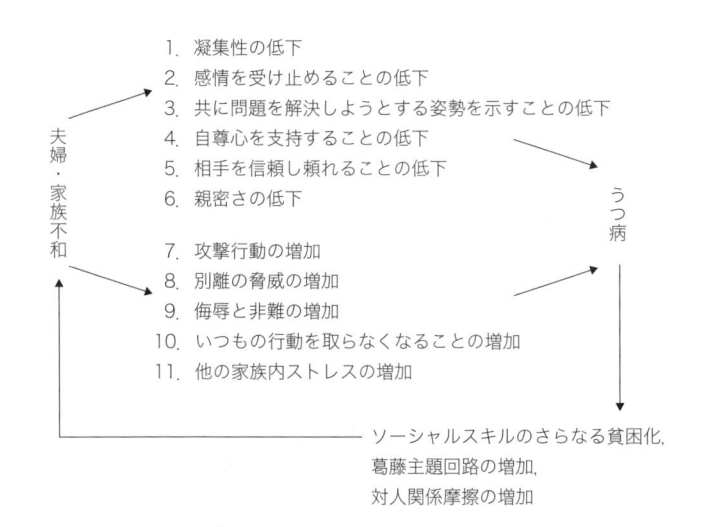

1. 凝集性の低下
2. 感情を受け止めることの低下
3. 共に問題を解決しようとする姿勢を示すことの低下
4. 自尊心を支持することの低下
5. 相手を信頼し頼れることの低下
6. 親密さの低下

7. 攻撃行動の増加
8. 別離の脅威の増加
9. 侮辱と非難の増加
10. いつもの行動を取らなくなることの増加
11. 他の家族内ストレスの増加

うつ病

ソーシャルスキルのさらなる貧困化，
葛藤主題回路の増加，
対人関係摩擦の増加

図1　うつ病の夫婦／家族不和モデル

4. 英国における治療効果比較（薬物療法 vs. 夫婦療法）（図2）

先に述べたように，特に主婦が家庭にいながらうつ病の治療をおこなおうとすると，男性と違いさまざまな困難が生じやすくなる。しかしとりわけ夫との穏やかで安定したコミュニケーションを終始とり続けるためには，夫婦療法が功を奏する場合が多いのは当然のことと思われる。

こうした臨床仮説にエビデンスを示した研究がある[7,9]。詳しくは原著に譲るが，この研究で筆者が注目したのは，統制された無作為化試験でふりわけられた薬物療法群（n=37）と夫婦療法群（n=40）の両方の群が，結婚して約10年にある夫婦関係が両群とも悪く，さらにうつ病を呈しているのは約半分が妻であったこと。そして，1年後および2年後のフォローアップで優位に夫婦療法群の方が改善（Beck Depression Index）していた点である。

また，薬物療法群ではドロップアウトが56.8%と夫婦療法群（15%）よりも高く，夫婦療法の方が治療として患者および配偶者に受け入れられたという点も注目に値する。

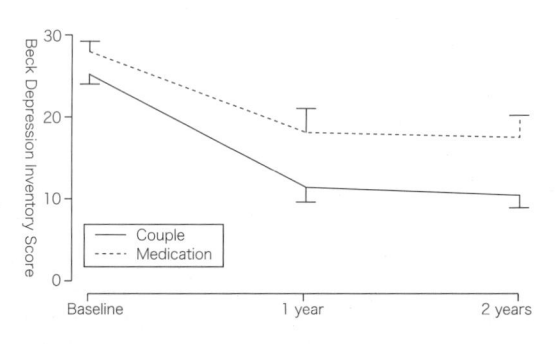

図2　Mean profiles of couple and medical treatment groups

この結果は昨今の薬物療法を中心とした治療に警笛を鳴らすものになっている。つまり夫婦あるいは家族環境という人的環境がうつ病の経過に大いに作用するということであり，とりわけ妻にとっての夫婦関係の改善が，うつ病に良い結果をもたらすことが証明されたといってよいだろう。この研究では厳密に夫婦療法群にはいっさい薬物療法は施されていないのだが，実際の

臨床では薬物療法と夫婦療法を併用するとさらに良好で安定した改善がもたらされると考えられる。実際、筆者の臨床でも薬物療法だけではなかなか改善をみない症例では、夫婦療法（実際には「夫婦面接」と呼んでいる）を同時におこなうことで改善する症例が多数ある。特に主婦のうつ病ではこうした夫を含めての治療は重要であることのエビデンスが示されている。

また認知療法もこの研究では比較対象とされていたが、治療開始時点での認知療法群でのドロップアウト数が多く比較対象にならなかったという背景もある。すなわち認知療法に反応するうつ病は比較的軽症で罹患期間も短いものであろうことが予想された。

うつ病の夫婦療法

以下に図1に示した悪循環に対する夫婦介入の骨子を述べる。しかし、固有の夫婦への介入以前に、まず持ってうつ病の症状と服薬の重要性、そして予後についての心理教育的な介入が夫婦に対して、まずなされるべきである。この際、夫婦のいずれかがうつ病になった場合、薬物療法よりも夫婦療法で効果があったとする先に述べたエビデンス[9]（図2）を示すことも場合によっては必要であろう。その上で薬物療法と夫婦面接との併用が必要であることを説く。夫（妻）が会社員の場合はもちろん職場との連携の大切さも説く。以下では、先に示した悪循環を示す図1のそれぞれの要因についての対策を述べてみたい。

1) 凝集性の低下

夫婦が一緒に過ごせる穏やかでくつろいだ時間や機会をもうける。治療者はできるだけ些細で実行可能な今までおこなっていて少しでも夫婦で楽しめた活動を持続的におこなってみるように促す。

2) 感情を受け止めることの低下

うつ病者に対して、できないことを相手に伝えるのではなく、その時の感情を伝えるように指示する。そして、治療者は相手に感情を受け止めるリス

ニング・スキルを指導する。特に妻が抑うつ感情を夫に表現した時に，夫の反応は概してごくわずかであることが多いので，治療者がモデルを示すなどして夫のリスニング・スキルを強化する必要がある。

3) 共に問題を解決しようとする姿勢を示すことの低下

　だれかのせいにするのではなく，相手に共に問題や苦悩に立ち向かう協働者としての前向きな姿勢を維持させる。

4) 自尊心を支持することの低下

　特に妻の方が自己批判的になりやすい。不仲の夫婦では，特に妻が，夫からの非言語的な肯定的で支持的な行動や言動に鈍感になりやすいので，これを取り上げ妻に夫からのサポートであることの理解を促す。

5) 相手を信頼し頼れることの低下

　明確で直截な感情表現をこころがけさせること。昔の問題を浮上させずに新しい行動を模索させること。

6) 親密さの低下

　上述の介入を駆使して，信頼感を伴った親密さを獲得させる。親密さや信頼感を獲得しようと焦ってしまい，逆に否定的な感情を吐露してしまうことが往々にして起こるので，これに治療者はすぐさま介入し，否定的な言動の背後にある思いやりを伝えるように指導する。こうした介入を繰り返しながら，肯定的な自己開示を促進させる。

7) 攻撃行動の増加

　夫婦間の緊張は極度に達し，暴言や身体的暴力が生じやすくなる。時にうつ病の妻は子どもに対して暴力的となる。こうした行動に対しては何をおいてもタイム・アウト法を教えるなどして真っ先に対応する必要がある。

8) 別離の脅威の増加
　離婚を考えることは，はなはだしいアンビバレントな感情を生みだす。うつ病者は離婚で現在の葛藤状況から逃げ出せると思うと同時に，うつ病者特有の依存欲求が高まってくる。このような脅威が歴然となったら，すぐさま治療者は介入し，まずはうつ病を治療することを目標に置くように仕向ける。

9) 侮辱と非難の増加
　うつ病者に対して配偶者は「怠けもの」「役立たず」「ダメな人」といった卑劣なことばを浴びせる。治療者は相手がどのように感じるかをフィードバックすることで発言者に修正を求め，できるだけ肯定的な発言をするように励ます。さらに批判的な言動や情緒的巻き込まれはうつ病の予後を悪くする[13]ことも伝える。

10) いつもの行動を取らなくなることの増加
　うつ状態にあるものは，日常の挨拶の欠如，従来の家事分担の不履行，相手からしてもらったちょっとしたことに対して簡単な礼のことばも言わないといったことが生じやすくなる。治療者はそれらがうつ病によるものであることを夫婦双方によく理解させ，うつ状態中における新しい負担の少ない方法での具体的な行動や言動をできるだけ早く提案するなどして夫婦の交流を維持させる。手遅れになると不可逆的な状況となりやすい。

11) 他の家族内ストレスの増加
　子どもが問題行動を出し始めるなど派生的な家族の問題が生じることも多い。治療者は心理教育的な介入をし，問題の解決策を模索する必要がある。

　以上，Gotlibら[5]の図式をもとにわが国での夫婦療法の方向性を示してきたが，ひとつだけ加えておきたい技法がある。ナラティブ・セラピストによって見出された「外在化技法」である。これは先のCoyne[2,3]の発見した悪循環を抑止するためにも有効である。「うつ病」はそもそも個人がなりたくてなったものではないという前提を堅持するのである。私の場合，患者が『「うつ虫」を飼っている』という表現でそれをおこなう。それゆえ，先の図

で示したように，相手を責めるのは逆効果であること，さらには「うつ虫」を退治するのではなく，鎮静化するという目的のために夫婦面接を行っているという風に説明する。また，「うつ虫」は誰でもが飼っていること，活性化しやすい個人の性格，場合によっては遺伝，さらには環境などの背景があることも説明する。もちろん，「うつ虫」が活性化している状態の生物学的説明とあわせての薬物療法のメカニズムなどについてもこの隠喩をつかって説明すると意外に腑に落ちることが多い。

夫婦療法において注意すべきジェンダー・センシィティビティー

　夫婦療法についての技法的なことは，前述の英国での比較研究に参加した二人の夫婦療法家のあらわした著書[7]に詳しいが，夫婦療法になじみのない臨床家にも是非知っておいてもらいたいこととして以下の表[11]を示しておきたい。

　この表のオリジナルが作成されたのは1980年代の米国ではあるが，現在のわが国の夫婦のジェンダーの差異について把握しておくには，ちょうど良い指針になるかと思う。

　主だった差異を要約すると，夫は問題解決志向的（結果重視），感情閉鎖的であり，一方妻の方は夫が結果重視なのに対してプロセス重視であり，感情表出をよしとする傾向にある。つまり妻の方は治療の結果はともかく，今ここでの夫婦のやりとりのプロセスを大事にする傾向にある。妻はとかく夫の気持を知りたがるが，普段気持ちを表現したり語ったりすることの不得手な夫は困惑してしまい，かえっていらだちや怒りを募らせるといったパターンに陥りやすくなるものであることは，こうしたジェンダーの違いも関与していることも夫婦に教育することもある。こうした教育的な説明は夫婦には受け入れやすく，夫婦療法にますます関心を示してくれることも多い。

表1 ジェンダーの違い

男性	女性
1. 独立心，自信，自立心	1. 人間関係を育み保つ
2. 将来の夢，自己充足	2. 他者との絆
3. ルールを学ぶ	3. 共感，関係づくり
4. ゲームで勝つこと	4. ゲームでの人間関係
5. 競争心の強調	5. 協調関係の強調
6. 感情の隠蔽	6. 感情の表出
7. 親密さを避ける	7. 成功や競争を避ける
8. 親密さは侵害	8. 親密さは「巻き込み」
9. 職業上の成功	9. 家族の発展
10. 問題解決志向	10. 問題を話し合う

おわりに

うつ病に限らず，どんな疾患でもBio-Psycho-Socialな原因を建前とする風潮がある。確かに大事だとは思うが，とりわけうつ病に関しては，このSocialの中のミクロで重要な関係である夫婦関係にもっともっと注目し，介入してもらいたいと切に望んでいる。ささやかながら先行研究にそって私の実践の一端を示してみた。ご参考になれば幸いである。

文　献

1) Boyd JH, Weissman MM : Epidemiology of affective disorders. Arch. of Gen. Psychiat, 38 ; 1039-1046, 1981.
2) Coyne JC : Depression and the response of others. J. Abnorm. Psychol., 2 ; 186-193, 1976.
3) Coyne JC : Interpersonal process in depression. In Keitner GI (ed.) Depression and Families : Impact and treatment, American Psychiatric Press,Washington DC, 1990.
4) Frank E et al, : Sex differences in recurrent depression: Are there any that are significant? Am. J. of Psychiat.145 ; 41-45, 1988.
5) Gotlib I & Beach S : A marital/family discord model of depression : Implications

for therapeutic intervention. Ch.20. pp.411-436. In Clinical Handbook of Couple Therapy. Jacobson N & Gurman A (ed.). Guilford Press. NY., 1995.
6) 猪俣ともみ：うつ病性障害の経過と配偶者からのサポートについて．慶応医学, 71 (6) ; 355-371, 1994.
7) Jones E, Asen E : Systemic Couple Therapy and Depression. Karnac Books. London & New York. 2000.
8) Karno M, et al. : Lifetime prevalence of specific psychiatric disorders among Mexican Americans and non-Hispanic whites in Los Angeles. Arch. Of Gen. Psychiat, 44 ; 695-701. 1987.
9) Leff J, Veranals S, Brewin CR, et al. : The London Depression Intervention Trial : Randamised controlled trial of antidepressants vs. couple therapy in the treatment and maintenance of people with depression living with a partner : clinical outcome and costs. Br J Psychiatry, 177 ; 95-100, 2000.
10) 中村伸一：主婦のうつ病と夫婦療法．精神経誌, 111 (4) ; 441-445, 2009.
11) Pasick R : Awakening from the Deep Sleep : A powerful guide for courageous men. Harper Collins. New York, NY., 1992.
12) Robins LN, et al : Lifetime prevalence of specific psychiatric disorders in three sites. Arch. Of Gen. Psychat, 41 ; 949-958, 1984.
13) 下寺信次：家族への心理教育とうつ病の再発予防．日本うつ病学会NEWS, vol.4. 日本うつ病学会, pp.39-40, 2007.
14) 上原徹：気分障害におけるうつ病相の6ヶ月転帰と家族の感情表出 (Expressed Emotion) との関連．精神経誌, 97 ; 744-756, 1995.
15) 植木啓文ら：大うつ病エピソードの経過と感情表出 (Expressed Emotion) との関連についての検討．精神医学, 40 ; 23-30, 1998.
16) Weissman MM & Akiskal HS : The role of psychotherapy in Chronic depression : A proposal. Comprehensive Psychiat, 25 (1) ; 23-31, 1984.

夫婦療法の中でロールシャッハ・フィードバック・セッションを行った事例

司会❖ それではこれより事例検討を始めます。まず先生方のご紹介をいたします。今回事例を提供いただきますのは，中村心理療法研究室・中村伸一先生，討論者は神戸家庭裁判所姫路支部・野田昌道先生，そして指定討論者に統合的心理療法研究所の平木典子先生をお迎えしております。それでは，夫婦療法の中でロールシャッハ・フィードバック・セッション（以下RFBS）を行った事例ということで，中村先生からまず事例についてよろしくお願いいたします。

中村❖ どうもご紹介ありがとうございました，中村です。野田先生，平木先生，よろしくお願いいたします。それからフロアの方，よろしくご検討いただければと思います。

　　この事例はX年3月にご夫婦でおいでです。ある女医に夫婦カウンセリングを勧められて来談しております。1回90分の枠です。来談の2年前の8月に妻が初の子を出産して，産後1カ月半は妻の実家で過ごし，12月に夫のいる自宅に戻りました。ところがX-1年，来談の1年前の10月ぐらいから目立って家事の能率が低下して，そうした自分に悲しくなって涙することが増えました。それで女医に勧められてX年の2月に実家に子どもと戻っ

❖事例提供者　　中村　伸一（中村心理療法研究室）
❖討論者　　　　野田　昌道（神戸家庭裁判所姫路支部）
❖指定討論者　　平木　典子（統合的心理療法研究所）

たところ，以前ほど悲しくない自分に気づいたそうなんです。このことを主治医に言ったところ，それはやっぱり夫との同居で彼女のストレスが高まったんじゃないかということで，私のところでの夫婦療法を勧められました。

　夫婦面接はほぼ毎月1回で，1回のセッションが90分でおこなわれています。で，3回目の後に，ロールシャッハ・テストをそれぞれに施行しています。テスターは私以外の者です。4回目のセッションで，今日のタイトルにもありますようなロールシャッハ・フィードバック・セッション（Rorschach Feedback Session：RFBS）を，夫婦同席のもとでおこなっています。その後，夫婦の間でのコミュニケーションが改善して，9回目をもって3人の合意のもとに治療を終了しました。その後フォローアップで電話を1回していますけど，お元気だということは聞いております。

　面接経過ですが，第1回目ですけど，「家事がちゃんとできないのは自分のせいだと思って悲しくなる。肩身が狭くて夫に気軽に話しかけられない」と妻が言います。色白の細面の凛とした方で，理路整然としかも情緒豊かにお話しになります。夫の方は割とがっしりとした体型の方で，背が高くてなかなかの好青年ですが無口です。お二人ともとても学歴は高くて，有名な大学院を卒業して専門家として働いています。共稼ぎということでやってて，恵まれた職場なので育休が結構長くとれます。

　夫は，「自分は仕事が大変なんだ」と言いますが，家で仕事の愚痴を言うのはよくないという思いから黙っている。産後，妻が電気を消し忘れたり，食事の時間がちょっとずれたりすると，ずれても1時間前後のずれなんですけど，「どうもおかしいなあと思っていた」と言います。でも，夫は「これほど悩んで落ち込んでいるという風には自分には感じなかった」と言います。

　そこで，私が妻と夫のこのやり取りを聞いて「お互いとてもよく気が回るご夫婦ですね」とコメントします。そしたら妻が「それがよくないのかも」という風に微笑んでおっしゃいます。「夫に言われてもないことを先回りして考えてしまう」，「ちゃんと掃除してないと，また夫が口には出さないけど不愉快な顔をする」とかいろいろ考えると言います。でも，夫は実際に不愉快な顔をするそうです。

次に夫婦の馴れ初めを聞いています。31歳と29歳で社内で出会い，交際を始めています。夫からみて妻は「信頼できる，気が利く，相手のことをよく考えてくれる人だ」と思ったと言います。妻からみて夫の方は，「一心不乱に仕事をして会社に住んでるのか」という風に同僚に言われるような人だったそうです。でも実際デートしてみたら意外に笑ったりするので，「この人って笑うことあるんだ」って驚いたと言います。「結婚したらもっと彼をリラックスさせて笑わせてあげられるだろう」と思い，そういう自信もあったと言います。「彼のためにそういう明るい生活をしよう，してあげよう」ということで結婚したとおっしゃいます。夫の方は「しっかり者の彼女と結婚すれば今まで以上に仕事に打ち込める」と思って結婚することに決めたそうです。

　でもそういうつもりで結婚したんだけれど，逆に今は「私のことで彼に負担をかけ，迷惑をかけている」と妻は涙します。それを見て夫は「そんなに頑張ってもらわなくてもいいのに」と言います。

　ここで私の方から，Coyne（1990）という人が見出したうつ病者とその配偶者間に起こりやすい悪循環の話をしています。つまり相互作用でうつ病の人がよりうつになり，うつ病をサポートする人がうつ病の人をよりうつにするというサイクルですね。Coyneは，うつ病者の示す苦しみの背後には，他者への依存と攻撃が内包されていて，これは周囲の人に否定的な気分をもたらすと言っている。それから周囲の人々は，この場合は夫ですね，表面上は要求に対して応えようとすることでうつ病者——この場合は妻ですね——に抱く嫌悪感を調整，そして軽減しようとしますけど，そこに生じてくる敵意とか拒否は，言語的なものであれ非言語的なものであれ，うつ病者に伝達される。この際うつ病者が受け取る漠然とした，しかしながら明らかな敵意や拒否は，彼らの安全喪失感を強固なものにして，その結果彼らはさらなる苦しみを示すようになるという，Coyneのうつ病の悪循環，うつ病という症状が維持され，そしてエスカレートするという，そういう悪循環について簡単に心理教育的にお二人に伝えています。

　第2回目では，妻は隔週で子どもを連れて自宅と実家とを往復しながらだんだん元気になっていると報告します。さらに以前は夫から「これから帰る」と電話があると，慌てて家事をしたり家を片づけたりしていたけど

も，今はそのままで子どもと寝てしまったりすることもあるとのことです。妻は自宅にずっといると，「子どもが外で遊びたいというと家事が滞ってしまう。子どもの遊び，家事の両立がなかなかできない。そういうふがいなさに悲嘆にくれて涙してしまう」と言います。実際，夫は散らかってるのが嫌な人で，食卓に子どもさんの食べ残しなどが散らかっていると，「なんだこれは」とは言わないんだけどそんな風な嫌な顔とかしたりするんですね。だけどそういうことも少しずつですが，だんだん気にしなくなったと言います。「自宅をきちんと片づけないと実家へ帰れない」と今まで思っていたとも言います。夫がいると一日中文句を言われているような感じがしたと。

一方で，これが彼のモットーなんですが，「最小限のエネルギーで最大限の効果を得られる家事を独身時代は実践していた」と。「仕事もそうです」とおっしゃっています。極端に効率主義・能率主義で，きちんきちんと時間の中で終えることが自分の信条だと。妻も今までは同じ主義と思っていたが，今の妻にはそれができないと言います。結婚してからは家事分担についても夫はすべて妻に任せています。

これが夫がなじんできた家事分担のモデルです。つまり夫の父親は家事を何もしない人で，すべて夫の母親がカバーしていた。夫の母は完璧主婦で，徹夜でおせちなんかを作っている。夫はそういう夫婦役割が自明のこととして思っていましたし，妻の方もお姑さんを見て「ああ，こういうお母様に育てられたんだから，私もしっかりしなきゃ」ってわけで頑張っていたということが語られます。ところが，複雑なことに夫は自分の父親に対して批判的です。「父親のような亭主関白にはなりたくない」と言います。

もうひとつのエピソード。妻が結婚一周年で，くったくなく夫に「自分が感じたことを言おうよ」と提案したんです。夫は「うーん，別に……」と言葉を濁した。さらに妻は，「この1年お互いどうだったんだろう」って言ったらですね，夫がですね，「うーん……もうちょっときれいにして欲しい」と。「きれい」っていうのは家の中ですよ。身なりじゃなくて。そう言われたって言って，この面接でも泣くんですね。

夫は自分の実家は，父親は汚す人で母親はそれを徹底的に片付ける人と

言います。両親はいつもケンカをしてた。あげく父親は酒が入って当たり散らす，それから包丁を持ち出したこともある。だから自分は早く家を出たかったと言います。父が包丁を持ち出した時に父親をねじ伏せたのは彼が高校生になってからだったんですね。以来父親は乱暴しなくなったんだけど，酔っ払って包丁を振り回す父親をねじ伏せたってことが彼の中で「こんな父親」という不甲斐ない気持ちと，一方で自分が尊敬している父親をそんなふうに押さえつけたっていうすまなさとが入り混じった複雑な心境を語っていらっしゃいました。

　第3回目ですが，妻が，「寝室も一緒にしよう」という提案をしてきた。それまでは，お子さんが夜泣きするっていうことと，夫の帰りが遅かったり，いろいろ時間のサイクルが合わないので寝室を別にしてたんですね。妻としては，やっぱりコミュニケーション不足として寝室が別なのは良くないから，寝室も一緒にしようよと言ったんですね。それからまとまった休暇が近付いていたんですけど，妻の方としてみればこれから楽しい休暇を迎えるにあたって，2人で仲良く計画を立てようということで，彼にいろいろ問いただして一緒に決めようって言ってたら，夫が，「しつこい！」ってすごく怒ったって言うんですね。そう妻が私に報告するんですけど，これに即座に夫は「そんなことないよ」と言いながら，「やっぱりカーッとなる自分を抑えようとするけども，どうしてもやっぱり言葉の端々にマイルドな言い方ができない，そういう自分がいるんだ」と語ります。そういう自分がいるのが嫌だと言います。「ひどく嫌だ」を超えて「怖がって」いるようでした。

　ここで私は，ちょっと解釈的なコメントをしてみました。つまり，彼の尊敬できるお父さんっていうのは，一方でカーッとなって酒を飲み母親に暴力を振るう，そういうお父さんが夫の心の中にもいて，そのお父さんが暴れだす恐怖ではないかという解釈ですね。でも夫の方はピンとこない様子でした。

　ロールシャッハ・テストは3回目と4回目の間に施行しました。テストバッテリーとしては最初にPOMSを取って，それからロールシャッハをとり，その後実のなる木と人の絵と，家族の絵ですね。さらにSCTを行っています。それがルーティンのテストバッテリーなんで，このご夫婦にもそ

れをやって頂いています。

　第4回目はRFBSですけどこれは野田先生に詳しくディスカッション，コメントいただきたいと思うんですが，興味深いことに，夫の方にDEPIがつきます。逆にうつの症状を持つ妻の方はDEPI＝4でした。それからこのSですね，夫の方は6個あるSのうち3個がマイナスです。それからAffective Ratioは0.35という風にちょっと低く出ます。妻の方はSが10個あって7個がマイナスです。それでAffective Ratioが0.59と高い数値が出ています。ですから夫の方は，怒りのコントロールへの不安があるわけですね。レジメには非常にシンプルなことしか書いてありませんけれど6個の怒りがあって3個がマイナスで，それを抑えようという風にしているというわけで，怒りのコントロールに対して不安があるでしょうという解釈を，第3回目のセッションと関連づけて伝えました。それから妻の方は，かなりProcessingをご覧になってわかるようにZf＝28でZd＝＋9.0でover incorporatorになっていて明らかに完璧主義で，そしてHVIがついてますから，非常に評価に対して過敏であるということですね。そういうことを伝えました。それからFM＝5あって，イライラとか緊張感とか不安感とか結構強いでしょうということですね。あとは，X－＝0.31という風に夫に比べると高い値を示していますけど，これをカードごとのSequenceで見ていくと明らかにカラーがらみでマイナスが出てくる。Affective Ratio＝0.59ですから，感情が揺さぶられた時に現実的な反応ができない。

　さらに強調した点は，a：pの比，夫の方は3：5，さらにMa：Mp＝0：5，妻の方もa：p＝5：9とMa：Mp＝1：6という風にお二人とも共通して非常にpassiveです。これがやっぱりお二人の，初回面接で言いましたけど，特に妻の方が相手の気持ちを一生懸命考えすぎてしまうことと関連しています。アクションはおこさず問題解決を遅らせる，つまりどちらかがイニシアチブを取るべきところが，譲り合う，取れない，ということが起こるだろう，とも伝えました。お二人の共通した問題点と言えば，このSelf Perceptionです。夫の方はAn＋Xyが1で，MORが3個もあります。妻の方もAn＋Xyが1でMORが2個あります。それからこのEgocentricity Indexも妻が0.20，夫が0.26というわけで2人共低いですね。学歴は非常に高くて優秀な方たちなんですけどEgocentricityは低いですね。

あまりEgocentricityと学歴が相関しないことが多いっていうのは臨床をしていると結構経験しますね。むしろ逆相関があるのではと思ったりもします。Egocentricityが低い人ほど高学歴だったりします。それは，成績でしか親にほめられたことがないという個人史を反映していたりします。2人のEgocentricityが低いということは，両方が自分が責められたと感じやすいということです。以上のことを簡単に指摘しました。

　第5回目にジェノグラムを夫婦の目の前で描きながらのインタビューをしています。

　夫の実家と妻の実家の夫婦（両親）関係ってのは全然違うんですね。妻の方は，お父さんがこの世代では珍しいことにお母さんに「手つなごうよ」っていうご両親です。64歳と62歳のご両親ですが，ご両親とも非常に硬いお仕事なんですけども，関係は非常に柔らかで，お互い手をつないで歩きたがる。

　一方，夫の母親は，農家の長男である父親に嫁いだという非常に強い意識がありました。そこでお姑さんから結構いろいろ言われて辛い思いをしている。さらには，母方の祖父の方が，農家の父方祖父に比べると学歴が高いんです。それで学歴が高いくせにこの母方祖父の兄弟が失踪したりしていろいろ問題があった。それで父方祖父は夫の母方祖父のことを，非常にダメな男だということで夫の母の前で結構非難したりしています。さらに夫の父はお酒を飲んでは妻に対して暴力を振るう，それも包丁を持って暴力を振るう。そういう込み入った原家族の問題があります。夫はこういう酒飲みで暴君の父親っていうのは，自分の反面教師なんだと言います。そして自分の母親っていうのは後妻で入ったので，実家に戻れないので，どんなに暴力を振るわれ，姑にいろいろ小言を言われても，その暴力にじっと耐えてきたということがわかります。

　第6回目ですね。妻は自宅でお母様の協力を得てなんとかやっていると。以前は献立をたてるときに思考が止まって落ち込んでしまっていたんです。これを私は「献立うつ病」(2)と言っています。詳しくは割愛しますが，最近は出かけて行ってから適当な食材を選び，気楽に夕食の準備ができるようになったと妻が報告しています。「以前は先生の言っていた献立うつ病でした。でも最近は"まあいいか"と思えるようになった」と報告していま

RATIOS, PERCENTAGES, AND DERIVATIONS

妻のデータ

```
R=35    L=1.19
-------------------------------------
EB=7:2.5   EA    =9.5   EBPer =N/A
eb=7:1     es    =8     D     =0
           Adj es=7     Adj D =7
-------------------------------------
FM=5↑    SumC'=1    SumT=0
m =2     SumV =0    SumY=0
```

AFFECT	
FC:CF+C	=3:1
PureC	=0
SumC':WSumC	=1:2.5
Afr	=0.59↑
S	=10 ↑
Blends:R	=3.35
CP	=0

INTERPERSONAL		
COP	=0	AG=0
GHR:PHR	=5:4	
a:p	=5:9	
Food	=1	
SumT	=0	
Human Content	=6	
Pure H	=3	
PER	=0	
Isolation Index	=0.26	

IDEATION			
a:p	=5<9	Sum6	=5
Ma:Mp	=1<6	Lv1-2	=0
2AB+(Art+Ay)	=2	WSum6	=12
MOR	=2	M−	=1
		Mnone	=0

MEDIATION	
XA%	=0.69
WDA%	=0.79
X−%	=0.31 ↑
S−	=7 ↑
P	=6
X+%	=0.46
Xu%	=0.23

PROCESSING	
Zf	=28 ↑↑
W:D:Dd	=20:9:6
W:M	=20:7
Zd	=+9.0 ↑
PSV	=0
DQ+	=10
DQv	=1

SELF-PERCEPTION	
3r+(2)/R	=0.20↓
Fr+rF	=0
SumV	=0
FD	=1
An+Xy	=1 ⎞
MOR	=2 ⎠
H:(H)+Hd+(Hd)	=3:3

RATIOS, PERCENTAGES, AND DERIVATIONS

夫のデータ

```
R=23    L=1.30
-------------------------------------
EB=5:2.0   EA    =7.0   EBPer =N/A
eb=3:0     es    =3     D     =+1
           Adj es=3     Adj D =+1
-------------------------------------
FM=2     SumC'=0    SumT=0
m =1     SumV =0    SumY=0
```

AFFECT	
FC:CF+C	=2:1
PureC	=0
SumC':WSumC	=0:2.0
Afr	=0.35↓
S	=6 ↑
Blends:R	=2:23
CP	=0

INTERPERSONAL		
COP	=0	AG=0
GHR:PHR	=5:1	
a:p	=3:5	
Food	=0	
SumT	=0	
Human Content	=6	
Pure H	=2	
PER	=0	
Isolation Index	=0.22	

IDEATION			
a:p	=3<5	Sum6	=3
Ma:Mp	=0<5	Lv1-2	=0
2AB+(Art+Ay)	=0	WSum6	=5
MOR	=3	M−	=1
		Mnone	=0

MEDIATION	
XA%	=0.78
WDA%	=0.85
X−%	=0.22
S−	=3 ↑
P	=5
X+%	=0.48
Xu%	=0.30

PROCESSING	
Zf	=15
W:D:Od	=17:3:3
W:M	=17:5
Zd	=−3.0
PSV	=0
DQ+	=4
DQv	=3

SELF-PERCEPTION	
3r+(2)/R	=0.26↓
Fr+rF	=0
SumV	=0
FD	=1
An+Xy	=1 ⎞
MOR	=3 ⎠
H:(H)+Hd+(Hd)	=2:4

す。さらに大学時代の友達と会ったり，お子さんを通してのママ友達との交流も増えた。朝食もですね，「まあいいか」で作らなかったりするんですが，そうすると夫の方も「まあしょうがないか」という風になって，あんまり目くじらを立てることも少なくなりました。夫も自分で食パンを焼いたりして食べて出かけるということになりました。

第7回目では，たまたま妻のお母さんの手が足りなくて，面接にお子さんを連れてきました。夫婦ともに，とりわけ夫も結構子どものことをかわいがっているようすがわかり安心しました。

夫は大学時代スポーツ関係の部活を一生懸命やってて，その仲間同士の付き合いを今でもとても大事にする人なんです。それでパーティ好きなんですよ。妻もパーティ好きで，それでバーベキュー・パーティ計画を夫が立てたことを2人ともとても楽しみにしているとのことでした。さらに夫は妻にも自分の母親にも腹が立ったら口に出して言うチャレンジをしていると真顔で言うものですから，妻も思わず笑ってしまいます。

そして第8回目ですけど，妻は来年から職場復帰の予定で，それでお子さんのために保育園を申し込んだ。

それから第9回目。最後のセッションですね，子どものファミリーサポートをボランティアの方にお願いして実家にも時々帰るようにしているとのこと。夫と妻と両方で「もう大丈夫だと思います」と言います。それで私がもう一回RFBSのことを思い出していただきたいとお願いします。「妻の完璧主義が玉に瑕ですね」，「両方が何か言われると非難されたと感じやすい悪循環のエスカレーションが起こりやすいですよ」ということ。それから「お二人とも自分をほめる習慣をもつこと」と伝えています。

そうすると急に，とても印象的なエピソードを妻が思い出します。小学校の朝礼が辛かったって言うんですね。なんで辛かったかって言うと，小学校の朝礼って，今度の絵画コンクールで，誰々が金賞になりましたとか，今度の習字コンクールで金賞になりましたとか，はたまた運動で一等賞になりましたとか，そういうのを，朝礼の時表彰しますね。で，「その人たちは前に来てください」と。運動のことで表彰，それから習字のことで表彰，絵のことで表彰っていうと，彼女は全部全校生徒の前で立ってるんですね。それで全部その表彰を受けなきゃいけない。そのことが急に思い出されて，

「苦痛だった。ぜんぜん嬉しくなかった」と言います。確かにZfがこれだけ高くて，完璧主義で，それで知的にも非常に高い人ですから，まあいろんなことができたんだと思いますね。ですから先生たちの評価はずば抜けて高く，妻のお母様に先生が会うと必ずですね「お宅のお嬢さんはすごいんだけど，どうしたらこんなにいい子に育つのかしら」といつも聞いていたことを思い出します。この妻のセルフエスティーム（自尊心）は高くはないむしろ低いですよね。外の評価と内なる自己卑下感と，このギャップですね，それが苦しかったという風に言っています。これもやっぱり，もともとのこの症状の原因になってると思いますね。掃除洗濯家事ですね。育児休暇をもらったんだから育児もきちっとできて当然，そう思ってる自分がいるわけですね。それじゃないと私は最低なんだという意識があってそれが破たんしたために，彼女は「うつ」に入っていったということがわかりまして非常に興味深く聞かせていただきました。最近，私はこういう認知的うつ病を説明するときに，「自家製うつ病」と名付けて説明することにしています。それからもう一つ，夫は，ふたたびお父様が包丁を持ち出してお母様を切りつけようとしたエピソードを語り，父親を自分が押えた，泣きながら押えたという風におっしゃっていて，その話をしながら彼も涙ぐんでいました。それも非常に印象的でした。ちょっと話が前後しながらの紹介でしたけど以上が事例の紹介です。

平木❖それではいくつか，質問から始めていいですか？
中村❖はい。
平木❖まず，事例の概要のところに書いてあることですけど，先ほどのジェノグラムを見ると，結婚4年目に子どもが産まれたと思っていいんですか？
中村❖3年目ですね。
平木❖3年目ですね，子どもが産まれた後のエピソードは書いてありますが，結婚して子どもが産まれるまではどうだったか何かおわかりになりますか？
中村❖お二人とも，基本的には仕事中心で家庭をまわしてたんですね。だけど仕事プラス彼女は家事ですね。夫の方は結婚したから思う存分仕事ができるということで仕事量増やしています。
平木❖なるほど，その辺は古いジェンダーロール観を持っているってことです

かね，お二人とも。ジェンダー役割は，了解していたということですか？
中村✤暗黙の了解ですね。つまり話し合いでそうなってるわけじゃなく，お互い自動的に引き受けてる部分がありますね。
平木✤そのことに関しては，妻は，ほとんど何も。
中村✤言わない。
平木✤意識もしてない？
中村✤意識もしていない。はい。
平木✤こんな風に考えていいですかね。うつになる人には，この妻もそうかもしれないけど，ちょっとしたライフイベント（life events）が引き金になる。たとえば産後うつとか。この妻の症状にはライフイベントも関係しているかもしれないけど，ジェンダーのロールに縛られていたことが大きいと思っていいですかね？
中村✤結婚の馴れ初めの動機にもあるように，この人に思う存分仕事をさせてあげたい，それをサポートするのが自分の妻としての役目と思ってますね。かといって自分は家庭に引きこもるわけではなく，同じ職場で働き続け，それで家事もやってるわけですよね。で，それに対して彼女は全然不満もなく，それを良しとして一生懸命やってて，そこにあまり不幸せ感はなかったと思うんですよ。ごめんなさい，先生のご質問なんでしたっけ？
平木✤あまりジェンダー役割に自分が縛られているという意識もなく，ずっとやってこられて，私の女性の目から見ると，家事やって仕事やって，子育てやってみたいなことになっていた。変化と過重な負担がうつに関わっているかもしれない。わかるなあという感じがするんですけど，そんなことについてご本人は能力があるから全部できると思っていたと理解していいんですね。
中村✤はい。
平木✤次にもう一つお聞きしたいのが，ジェノグラムのところで出てくることで，妻の父親の家族についてはいろいろ書いてありますけど，母親の方の家族について何か情報ありますか？
中村✤あったかなー。妻の両親はお堅い仕事なんだけど，何でも話し合って決めて，非常に楽しく，言いたいことを言う，そういうお母様だったって聞いてますね。軽く流していてたぶん詳しくは聞いていませんね。

平木❖ジェンダーロールモデルがお母様だったかどうか，わかりますか？

中村❖あまりそういう風には聞いてないですね，今考えると聞くべきでした。

平木❖女性のセラピストは，その辺がずーっと気になるんだけど，男性セラピストは気にならないのかなとか思いながら聞いてました。

中村❖いやあー，それは先生のジェンダーバイアスじゃないですか（笑）。妻がなんでできると思ったかって言うのは，彼女のご両親がふたりともお仕事続けながら，そういう夫婦関係をずっとやってこられてて，だから彼女も産休であるけども，仕事を続けながら自分の両親と同じようにできるだろうという暗黙の見通しがあったんじゃないでしょうか。ただやっぱり，このお母様が学校の先生に，どうしてそんないい娘さんができるんですかって聞かれてるってことは，かなり母親から強迫的にきちんと育てられてきたと想像します。

平木❖はい，バイアスがあるから見える。強迫性はお母さんからもらったかなと思ったりします。それは可能性がありますね。

中村❖はい。

平木❖そうすると，社会的ロールモデル，役割モデルとか，性格的に強迫性を自分の中に作り上げてきたということが，妻の自己概念をかなり厳しいものにしていたというか，苦しいものにしていたという風に理解してもいいでしょうか？

中村❖そうですね，自覚はなかったと思います。ですからそういう意味で先ほどの先生の先ほどの御講演でもありましたけど，こういう症状っていうのは必要があって出てくるなって本当にそう思いますね。彼女にとってだけじゃなく夫婦にとっても必要な症状だったと思います。

平木❖3つ目の質問は，1回目の面接後の，Coyne の悪循環のお話のところです。先生なりのこの夫婦のアセスメントがあって，この話を夫婦にしようと思われたのでしょう。先生が「お互いによく気が回る夫婦ですね」とおっしゃって，この人たちに何か気付きがあったのでしょうか。先生のフィードバックに対してこの人たちが何に気づいたか，わかりますか？なにか言語化してます？

中村❖そうですね，結果的には，このフィードバックは結構すっと入ったんですよね。特に妻の方が入って，そう僕が「お互いよく気が回る夫婦です

ね」って言ったら，即座に妻が「それがよくないのかも」と言って笑われて，言われてないことまで考えてそれで気をまわしてということをおっしゃっていますね。それで夫の方も，それに自分も結構言っちゃいかんと，仕事のストレスを家で爆発させちゃいかんと，そういう気の回し方を非常にしているとおっしゃってて……。そこでCoyneの理論を紹介して，心理教育的に知性化してもらおうと思ったんですね。

平木❖その通りだっていう風に反応したってことですね。その反応を元にして先生が2回目のところにどう繋げたかってことをお聞きしたいのですが，彼らは家に帰って宿題にしようと思ったから隔週で子どもを連れて自宅に帰ることにしたんですか？　それとも先生が宿題として出されたんですか？

中村❖指示はないです。これは彼らのアイデアですね。隔週で子どもを連れて実家に。あのここら辺が彼女の実験的なところ，実験をしてみようと。つまり実家ではどうだろう，自宅ではどうだろう，と。自宅の自分と実家の自分の違いに今まで唖然としていたんですけど，だんだん実家から自宅に戻ってみて，そういう自分がどうなんだろうと，こう慣らし運転もあるんでしょうけどその変化に自分でこう，セルフチェックしようと，そういう意味でこうしたんで，僕の指示ではありません。

平木❖自分でそれは考えてやったっていうことですね。そうすると，あれこれやってみて，「いい加減」になったっていう話をしてるわけですね。その話に対して，先生はなにか反応してらっしゃいますか？

中村❖それはとてもいいことですねとか，そんなことは言ってないですね。まあニコニコしながら見守っているという感じですね，特にノーコメントです。

平木❖そうですか，で，先生の密かな心境はどうでしたか，その時の。

中村❖密かですか？　実は「いいんじゃない」って感じなんですけどね。あんまり妻の行動を評価すると夫とのジョイニングのバランスが崩れちゃうので，あんまり「いいんじゃない」って言うと，中村はすぐ妻を立てて自分のことをどうこうっていうそういうことが起きるのではないかってことを心配して，にこやかに笑ってるというか，ニュートラルというかそういうことです。でも秘めてる気持ちは「これでいいぞー」というような感じですね。

平木❖こちらがあまり何も言わない，でもやってるなあという，ある種の見立てをしたと？

中村❖そうですね，彼らが自分たちで見出した行動の変化に対して受容できている，という感じはしました。

平木❖もう一つ私がここで思ったのは，夫の方は母親の几帳面さを自分なりに身につけて独身生活を送っていたと？

中村❖えっと，夫の母親の几帳面さかな……。そうですね。もとをただすとそうだと思いますね，片付けるとか……確かに先生が指摘したように「完璧主婦」と妻も夫の母をみなしていましたね。

平木❖母親がモデルになってる，そうだと妻は苦しいですよね。

中村❖はい。かなり苦しいと思います。

平木❖夫の母モデル，プラス自分の母モデルがあって，妻は苦しいだろうなあと思いますね。私は，そんなことが言いたくなるだろうなと思っていました。

中村❖なるほど。ところで，僕はこの面接の中で笑って噴き出してないんですけどね，実は心の中で噴き出しているのは，彼のモットーがね，「最小限の努力で最大限の効果」ってあるんですよ。で，これってものすごい効率主義で，それ一事が万事なんですよ。家事もそうだし，子育てもそうなんですよね，最小限の手間で最大限の効果を生み出すような子育てやろうみたいなこと彼は思ってるので，全然現実にそぐわないというか，人相手の場合はそぐわない，仕事ならまだいいけど。それをやっぱり妻に，非常にこうプレッシャーとしてずっとかけ続けた，そして妻もその完璧主義者ですからそれに，暗黙に応えようとしていた，強迫者同士の……。

平木❖その悪循環もありますよね。もっとちゃんとやろう，もっとやらないとダメっていう対称性の悪循環がありますね。

中村❖だから似たもの夫婦ではあるんですよ。

平木❖そうですね，似たもの夫婦だろうと思いますね。はい。それで，この人たちにまあ任せてもいいだろうというふうに思って，3回目を迎えられて，何とかしようよ，と妻が言うようになった。ということは今までと違う動きをし始めたと。

中村❖妻の方が元気になってきて，彼にいろいろおねだりするようになった

というか，そういうことができるようになってきています。だけど彼女の変化の方が早くて彼の方がちょっと追いつけてなくて，それでしつこいなあみたいなこと言ってですね。

平木❖追いついていないという感じがあったということですね。

中村❖ありました。

平木❖そのあとロールシャッハをしようと思われた理由が何かあるんですか？

中村❖この後ですか……。これは3回目で夫がカーッとなる自分，それに関してinner fatherの話をしたんですけどアクセプトできないんだけど……。やっぱり夫が自分の過去とか，自分の怒りの問題とか，それをコントロールできない問題とか，そういうことに気が付き始めてて，それでやっぱり内的な自分，そういうサイコロジカルな自分に興味が出てきただろうというそういうタイミングでロールシャッハを入れています。そういう自分のことを知りたいというモチベーションが上がっているだろうという読みですね。妻の方ははじめからあるんですけどね。ですから2人とも自然に合意してくれましたね。

平木❖積極的に受けるという気になったんですね。で，先ほど夫婦にどんな風に返したかってことをおっしゃってくださったのですが，ロールシャッハのフィードバックは主にここに書いてあることを返したと思えばいいですか？

中村❖ちょっとしたかいつまんだことしか書いてありませんけども，大まかにそうですね。まあリソースについても知的に非常に高いとか，それぞれ結構リッチなプロトコルですね。EAという数字があるんですけど結構多いし2人とも。それからあのLという数字もそんなにめちゃくちゃ高いわけじゃなくって，まあある程度自由度もある，そういうことを言ってます。それでこのFDというのが夫にも一つついてるんですけど，夫にはFDはないかなと思ってたんだけど……。FDっていうのはですね，自分で自分を観察するくせっていうか，習慣があるかないかなんですけど，それがあるってことで非常に明るい見通しを持ちました。それでそういうところもあるねと，かなりヨイショしています。ただ，やはりお二人ともpassiveで，ここの怒りの問題ですね。コントロールできない。そして出すときは非常にFC:CF＋Cっていうんですけど，感情をコントロールして出そうと

する，なるべく揺さぶられないように自分の感情をしばりつけておく，で，感情が本当に出るときは結構マイナスと言って現実にそぐわない，そういう反応をしてしまいがちである，というそういうことですね。それでこれが終わってから，フィードバックに対するフィードバック，クライアントさんからの僕のフィードバックに対して評価が出てくるんですが，それがフィンという人の評価表そのまま使ってるんですが，主だったところを言いますと，まあ非常によい面接だったっていうか，よくわかったっていう結果で，実はこれは僕が見ないという条件でやってて……特別，今回のためにちょっと覗いてみちゃったんですが，そしたらおもしろかったのが，「この面接は〜だった」，という項目なんですが，妻の方はですね，快いと不快だっていうのがSDで1〜7であって，1の方がすごく快い，7がとても不快だ，なんですが，妻はちょうど3ですね。ですからやや快いぐらいですか。それで夫の方はですね，6で，かなり不快だってことがわかった。それから彼にその辺の不快感を与えたのはここだと思うんですけど，彼のやっぱり感情の，怒りの感情の縛りがなかなか強いとか，そういうものが結構彼自身重荷になっているとか，そういった話がロールシャッハでも出て，彼自身やっぱり自分自身のテストのフィードバックに対しては快いとは感じてなかった，感じなかったんだと思いますね。面接自体は良い面接だったっていうんですね。ただまあアンビバレントっていいますか，そういうのはあるかもしれません。

平木❖なるほど，それが夫婦のロールシャッハのフィードバックに対する反応ですね。妻はやや快い感じで，夫はフィードバックの結果はあんまり歓迎ではなかったけれど，頭ではわかったみたいな……。

中村❖えーと，あと面白いというか全部読むと大変なんですけど，「私は今〜だと感じている」っていう感想をきくところがあるんですが，「すごく嬉しい」と1「悲しい」と7なんですが，妻の方は3ですね。やや嬉しいぐらいかな，真ん中よりもちょっと嬉しいに近づき，夫の方は5で，真ん中よりもちょっと悲しい方に近付いている。これは非常に興味深い結果だと思いますね。

平木❖今のようなことを先生にはフィードバックしてるわけじゃないけども，書いたということは彼らが自分たちの感じを自覚するチャンスにはなって

ますよね。
中村✤なってると思います。ただこれは，僕はウソつきで，あのこれ見ませんって言っといて見ちゃうんですよね。臨床家として倫理的に問題あると思いますよ。
平木✤なるほど，そういう意味ではロールシャッハのフィードバックにはそれぞれの反応もある程度あっただろうけど，そこから彼らは自分を自覚するチャンスを得ていると。知的に高い人たちなので，ちょっとした紙の介入なども全部自分のものにしていってるなあと思って，それがわかって少し，安心しました。
中村✤はい，ありがとうございます。
平木✤それからジェノグラムをこの回に持ってきた理由がありますか？
中村✤このタイミングで，ってことですか？ えっとね。最初のセッションで，ごく簡単なジェノグラムのフレームワークは取ってるんですよ。だけどこの親子関係ですね，3世代にわたる話が出てきているのはこの辺だったんで，それで少しまとめてお話聞きましょうってことで，まあこれスケッチブックみたいなのに書いて実際は。そこには，今述べたことよりもこれよりもかなり細かい情報が載っているんですが，それをしながら二人で眺めながらセッションをしました。また，その夫は自分の父親がすごい暴君だった，再度この辺の話をですねもっと前よりもずっと詳しくしてくださいました。
平木✤ロールシャッハの後だからジェノグラムを取る意味があるだろうというふうに思われたのですか？
中村✤いやそんなことはないです。ジェノグラムを取るタイミングはやっぱりその，自分の育ち方とか，その親のまたその親，原家族ですよね，原家族の問題とかそういうことにこう折々に触れた時に，じゃあちょっと今回まとめて聞きましょうかということで，ロールシャッハのタイミングとモチベーションとかとは全然違ってやっています。
平木✤私もジェノグラムをとると，彼らが自分たちを理解する上で，きっと役立つだろうし，私たちが2人を理解する助けになると思っているので，結び付けようと思われたのか聞きたかったので。そろそろ時間がきてますが，もう一つ，二つ聞いて，一つだけコメントしたいと思います。質問の

半分はコメントなんですけど。娘が来ていることによって，三者関係が見えました？　面接の場ではどうだったか……っていうのがちょっと知りたくて。

中村❖そうですよね。うーん，その行動の記載はないんですが，主に妻の方が子どもの面倒を見ながらいて，夫の方は情緒的な反応が少ないですよね。だけど子どもがコントロールできないとか，汚いいきもののようには見てないですね。ほほえましい顔してみてましたけど。自分から妻が私と話している時に自分から手を出して自分の膝の上に置くような，そういう夫たちもいるんですけど，この夫はそういうことしません。

平木❖なるほどね，そういう意味では元のパターンのところでどうにか落ち着いてきているってことですね。簡単に言うとコミュニケーションの問題が少しずつ解けてきている，というふうに？

中村❖そうですね，そうだと思います。

平木❖そういう意味で，「娘さんもどうぞ」としたことは，関係を理解するチャンスにもなったんだなあと思って，聞いておりました。「どうぞ，どうぞ」とおっしゃった先生はやはり家族療法家だなと。

　私はロールシャッハなど，心理検査をほとんど使わない家族療法をやっているので，その場のやり取りからだけでのアセスメントは難しいときもあり，その意味で，違ったアプローチをしている自分がわかりました。たとえば，私は女であるってことのバイアスを活用して，男の人が怒りを表現できないとか怒りを押し殺してしまうとかについて，プラスのフィードバックをする気がするんですね。「日頃，感情を押さえて物事を進めなければならない状況があるだろう。それは，あなたの家族のバックグラウンドからも想像できるし，家の中でもきっと課題なのだろう」と。さらに，夫婦の間では，「あなたの怒りは，敏感な妻には見えてますよ，それは悪くないので，隠さない方がいいかもしれない，むしろ，マイルドな形で出せるようになるといいですね」とか夫にプラスのフィードバックを私はしたくなるなあと思うんです。

中村❖それはやっぱり先生の熟練したアサーションのテクニックが生かされているのではないでしょうか。そこら辺のスキルはこれから勉強していきたいと思います。

平木❖それを先生は違う形で見事になさったと思うんです。つまり今回のお話を聞いていて，Coyne の vicious cycle の話とか，ロールシャッハのフィードバックとか，2人にはよくわからないけれど，「あなたたちはこんな状態のようです」と伝えている。私にはこういう手段がないから，自分の思いを返さざるを得ないわけです。自分の観察と体験から，あの事実とこの事実を私なりに足し合わせるとこんな風に思えるんですけど，どうですか？　となる。この学会の皆さんにはロールシャッハを使うことは当たり前のことなのでしょうが，それをしない私には，先生が間接的なデータを使って介入している様子は，あらためてこの知的な夫婦にはよかったんだろうなと思いました。

中村❖ありがとうございます。本当にそういう風に思いますね。というのはこの殺風景な数字が示される良さっていうのは絶対あるんですよ。それとRFBS では，はじめに妻の解釈をします，そして次に夫っていうんじゃなくて，これクラスターって言うんですけどクラスターを比較しながら，「passive，passive，2人とも passive ですね」っていう風に共通点を指摘したり，Self Perception もそうですけど両方見ながらやる，つまり個々のサイコロジーを解釈しているのではなくて，二人のサイコロジーの組み合わせだとどういうことが起きると思いますかっていうことを，今までの具体的で日常的なやりとりの例を入れながら，進めていくっていうやり方です。長年やっててこれは結構いけるなあという風に思っています。

平木❖いいですね，心理教育的な効果がジェノグラムを含めてこういうものを間に置くことで，すごく上がるんだなと思いました。

中村❖そう思いますね。2人共が，「ロールシャッハ・テストありがとう」みたいな。

平木❖ただ，怒りを客観的に言わない方がいいかもしれない，こっちが受け止めた方がいいのかなって感じはありますけど。それはセラピストのやり方なのでしょうが……。特に，夫の怒りは夫の悲しみ，どうしようもない自分の中の悲しみでもあると思うので，怒りとしてというよりは残念さとか，どうしようもない感じ，さぞかし抑えることが大変だっただろう，といったところで受けとめたいと思っていますが。

中村❖言いわけみたいな感じですけど，お父さんのエピソードが出た時，彼

表1　ロールシャッハからわかること

レベル1	個人のパーソナリティの諸特徴（統制力，ストレス耐性，感情の特徴，認知機能の特徴など）	ロールシャッハによるパーソナリティの構造的理解（Organization）
レベル2	これらさまざまな特徴同士の組合せ（相性）から生ずる諸特徴（相乗効果，相殺効果など）	
レベル3	臨床像や副次的情報（面接，他のテスト結果など）と関連させての理解	マルチメソッド・アプローチによるパーソナリティ理解
レベル4	それらパーソナリティ全体と環境や状況との折合いの付方から生ずる特徴（落着きの良さ悪さ，適応の良さ悪さなど）	パーソナリティの機能的理解（Function）
レベル5	相手（親−子，夫−妻など）のパーソナリティとの組合せや関係から生ずる特徴	
レベル6	RFBSの中で得られる理解（本人と共に織り上げた理解）	コラボレイティブな理解

がちょっと涙ぐんでて，それは素晴らしいことだと僕は思って……，沈黙の中で少し泣かせてて……，その時は妻の方も非常に共感しながら聞いてたんですね。男性が面接で泣く，女性である妻を目の前にして泣くっていうのは非常に勇気のいることだと思うんですけど，それが7回目でしたっけ，かなり後になって，面接場面にも慣れてきて，僕のこともかなり受け入れてくれて，それで泣けたんだと思います。

平木❖泣けたっていうのはよかったですよね，哀しみを表現できたっていうのは。

　　　たくさん時間をとってしまいました，ごめんなさい。

司会❖それでは，RFBSについて，野田先生お願いします。

野田❖お二人の先生のやり取りをお聞きして，このケースについてさらにいろいろなことが見えてきたかなと思うのですが，私の方はロールシャッハに焦点を当てまして，ロールシャッハからこのご夫婦の事例についてどのようなことがわかるのか，そしてトリートメントの中でどう役立てられるのかを検討したいと思います。ちょっと駆け足になるかもしれませんが。

　　　ケースの検討に入る前に，ちょっと抽象的な話になりますが，一般的にロールシャッハからどういうことがわかるのかというようなことを，まず

枠組みとして整理しておきたいと思います（表1）。一つは，個人のパーソナリティの諸特徴ということで，これはいわゆる各ステップとか，クラスターの分析からわかる，そういう特徴だというふうに思ってください。そして，いろんな特徴同士が組み合わさって，そこから出てくる特徴というのがあります。統合すると言いますか，所見としての統合ということになります。一般的にロールシャッハの解釈という場合は，こういったレベルではないかと思います。さらには，多くの場合アセスメントはロールシャッハだけではなくて，面接や他のテストバッテリーを組み合わせて行いますので，マルチメソッドアプローチと言いますか，テストバッテリーによる理解ですね。ここまでのところは，パーソナリティのオーガナイゼーションの理解というふうに言っていいと思います。ところが，実際にはこれだけではなかなかケースに活かすということは難しいのではないかと思いますので，これまでみてきたパーソナリティ全体とその方を取り巻く環境，あるいは状況との折り合いの付け方から生ずるいろんな特徴を検討する必要があります。同じ人でも置かれている状況によって機能の仕方が違ってくるという意味で，いわゆるシステミックな理解と言いますか，いろんな社会や文化，あるいは職場，地域なり，そういった状況込みの検討になるかと思います。それから，このケースのように，夫婦や親子のケースの場合はさらに家族システムに特化して，親子あるいは夫妻等のパーソナリティとの組み合わせからどういう風な特徴が生じるのかということにも焦点を当てないといけないと思います。そして最後には，このケースでもなされておりますが，RFBSですね，本人と話し合った中でいろいろ理解を練り上げていくところもあるのではないかと，いわゆるコラボレイティヴなアセスメントによる理解，ということになります。このように6つのレベルを考えています。

さて，このケースでは，家事がちゃんとできないのは自分のせいと思って悲しくなる，というのが妻の訴えでした。一方の夫は，妻がこれほどの悩みを押し込んでいるとは思わなかった，とおっしゃっています。ではロールシャッハから何がわかるのか，そして何がわかるといいのでしょうか。この奥さんの，妻の悲しみという当面の問題の解決を，このクライアントさんとともに考える上では次のことがわかると役に立つのかなと考えてみ

表2　ロールシャッハからわかると良いこと

ア．妻の悲しみの程度は？　妻は抑うつ状態にあるのか？
イ．妻の悲しみの由来は？　妻が悲しくなる心理学的プロセスはどのようなものなのか？
ウ．医師からは夫との関係性の問題が指摘されているが，それは具体的にどういうことなのか？　そして，妻の悲しみにどう関係しているのか？

表3　夫婦の事例における検討事項

内　容	該当レベル
妻のロールシャッハからわかること	1, 2, 3
妻のロールシャッハと状況とを照らし合わせてみてわかること	4
夫のロールシャッハからわかること	1, 2, 3
夫のロールシャッハと照らし合わせてみて妻についてわかること	5

ましたので，ちょっと上げてみます（表2）。一つはこの妻の悲しみの程度です。抑うつ状態というのがどの程度のものと考えたらいいのか。それから，その悲しみの由来というのは一体どういうものなのか。どういう心理学的プロセスからそういう事態になるのか，ということですね。そして3つ目ですが，夫との関係性の問題ではないかということでリファーされていますが，それは具体的にはどういうことで，妻の悲しみとどういう風に関係しているのかということを，ロールシャッハの数値，データが何か言ってくれることがあるかもしれない。こうした問題について，先ほどのようないくつかの次元から検討していきます。すなわち，まず，妻のロールシャッハからわかること，そして妻のロールシャッハと状況とを照らし合わせてわかること，そして，ご主人のロールシャッハもありますので，夫のロールシャッハからわかること，それを踏まえて妻の結果と夫の結果を照らし合わせてみてわかること，こうしたことを検討していきたいと思います（表3）。

　まず妻について見ていきますが，お手元の構造一覧表をご覧ください。パワーポイントでもお出ししてはいますけど，お手元のデータの方が見やすいと思います。最初の六つの鍵変数には該当していません。これはとても重要な情報ではないかと思います。というのは，ケースを見れば当たり

前と言われるとそうなんですけど、うつ病などの病理とか障害とか重篤な不適応とかですね、そういうようなことを考えなければならないケースではないという前提でスタートを切れる、ということです。順番が違うかもしれませんが、ついでにControlのクラスターを見てみますと、AdjD = 0、それからEAが10あります。先ほどのお話にもありましたけど、もともとリソースとして豊かなものをお持ちで、Controlの力に本来問題はなさそうですね。ここまでだけ見てみますと、どうしてこんな人が悲しくなるのか、なかなか説明がつきません。順次クラスターを検討していく中で、あるいはもしかしたら先ほどのレベル4、あるいは5の理解といったパートナーとの照合によってわかってくる、そういう問題なのかもしれません。

　鍵変数に戻りますと、L = 1.06。ひどく高いというわけではなくて、ちょっと微妙な値ですね。で、念のために他の鍵変数もみますと、体験型が内向型、そしてpassive、HVIが陽性ということになります。この鍵変数については、High Lということを除くと、辻褄があうデータではないかと思います。すなわち、慎重で用心深く、失敗のないようにいろんな可能性をよく考えて取り組む人です。失敗は嫌いだし、失敗体験に対しては脆弱かもしれない、あるいは他の人が気にも留めないようなこともこの人の目には入ってしまう、目がいってしまう、気になってしまう、そういう敏感な人ではないかという風に思います。もちろんこうしたことがすぐに不適応につながるわけではありませんから、そのこと自体は問題ではないと思います。ただ失敗を指摘されたり急がされたり、焦らされる、そういう時には弱いのではないかと思います。

　Processingについて見てみると、情報の取り入れはZf = 28、Zd = +7.0というふうに、先ほどの話にもありましたけれど、非常に優れています。優れていますというか、やりすぎという感じ。こういうやり過ぎをしていますと、場合によっては自分で自分の首を絞めることになりかねません。つまり、情報をたくさん取り入れようとするので時間がかかる、だけど短い時間では自分では満足できる情報を取り入れられない。ですから早く処理することには慣れてないし、多くの人にとっての普通のペースというのはこの方にとっては結構苦しいですね。そういった場合に焦らされると、情報の取り入れが十分にできなくてミスが生じる可能性が高くなる。そして、

もしも失敗があると余計に慎重になって，その結果処理に時間がかかり，早さを求められると期待にこたえられない，というようなある種の悪循環に陥りやすいかな，というふうに思います。今思い起こしてですね，先ほどの3つめのレベルの理解を加えますと，つまり夫との関係ですが，妻は，夫はちらかっているのが嫌いで，一日中夫に文句を言われているような感じがした，で，もうちょっときれいにしてほしいと言われてショックだった，と話しています。夫のほうは，先ほど中村先生がすごくツボにはまっていましたけど，「最小限のエネルギーで最大限の効果をあげる家事」，今の妻にはそれができないんだ，とこうおっしゃるわけなんですね。つまり夫との関係では今述べたような悪循環にはまっちゃっていたのかな，そうすると彼女の言う「悲しみ」というのは，一つにはこの辺にもしかしたら起源があったのかなというふうに思います。Location Sequenceを見ますと，Ⅱ，Ⅲ，Ⅷ，Ⅹのカラーカードで乱れています。おそらく感情や複雑な刺激に対すると混乱してしまう人でしょう。ですから，情報入力に関するせっかくの利点といいますか頑張りがなおのこと活かされないで，むしろやればやるほど混乱するリスクが高くなります。そういう意味で，このやり過ぎというのは弱点になってしまう可能性が高いのではないかと思います。

　Mediationのクラスターを見ますと，XA％＝0.66，WDA％＝0.76で，要するにDd反応でマイナスになることが多いですね。6個のDdがありますが，その内5個はマイナス反応です。X－％＝0.34と高くなっていますけど，12個のマイナス反応のうち10個はカラーカード，7個はS反応です。カード別に見ますと，Ⅰ，Ⅳ，Ⅴ，Ⅵ，Ⅶというような白黒のカードでは15個の内マイナスは2個ですけども，カラーカードでは20個の内10個がマイナスになっています。こうしたデータというのは明らかに感情がらみでマイナス反応が生じやすいことを示していますので，先ほどのLocation Sequenceで見たところと整合性があります。それから内向型ですから，すでに出てきましたが，よく考える方です。ところがa：pが5：10で，ぎりぎり2倍ですが，比較的同じパターンで考えてしまいやすい方だろうと思われます。もう一つ，Ma：Mpは0：7ですね。大人としての決断と言いますか，責任を伴う決断といったものができにくい方かもしれません。非常によく考えはするのですが，思考は現実的というよりも頭の中で考えるだ

け，ということになりかねません。ところがFMの反応を見ますと5個がactiveなんですね。むしろ責任のないといいますか，のびのびと自由にいろいろ考えてくださる分には，大変いいんじゃないかと思えます。場面によっては可愛らしさとか伸びやかさを発揮する方ではないかと思います。ですから，ある種イマチュアな部分があるとしても，子どもらしさといいますか，いい意味でのチャイルドライクネスというような魅力的な部分もあるんじゃないかと思います。

　感情のクラスターを見ますと，ShadingがC'＝1だけで，ネガティヴな感情というものは基本的に扱わないようにしています。ブレンドの数は3で，しかもm，Y以外のものは2しかないということで，基本的には複雑ではなく，あまりいろいろな感情を抱え込むのは得意ではない方だと思います。カラーコントロールを見ましても4：1で，感情の表出は非常にコントロールされています。そうすると，この方が感じている割には，悲しみは外にあまり伝わっていないのではないかな，わかりにくいんじゃないかなと思えます。実際に，ご主人もこれほど落ち込んでいるとは思わなかったとおっしゃっています。Sは10個あって，その内マイナス反応が7で，感情体験としてはSで示されるような怒りが主になっている。ただ，これは何に対する怒りなのか，何に向けられているのか，データだけではよくわかりません。悲しいというのはもしかしたら自分に腹が立つということなのかもしれませんが，これもちょっとまだよくわかりません。

　Egocentricity Indexをみますと，0.20ですね，かなり低い。自分のことを大事にできていません。HVI陽性ですから，こういう場合は，一般的には上手くいかない理由を外に求めやすいと思うのですが，この方はむしろ自分を責めていらっしゃる。それはなぜなのか。もしかしたらこの方は，これはまったくの仮説ですが，潜在的にはHVI陽性のスタイルをお持ちなんですけども，常日頃からギチギチのそういう構えを持っているというよりも，今は夫との関係で頑張りすぎている状態で，張りつめた状態にあって，それゆえにその構えが強化されているのではないか。そしてSが多くなっているのではないか。もしかしたら先ほど見たように，場面によっては子どもっぽい伸びやかさといいますか，気楽な面を見せるのではないかというように思います。これはまったくの仮説で，夫との関係を見る，5

つめのレベルでの検討を経ないと何とも言えません。投映された自己イメージを読んでいきますと，正面像へのこだわり，断定しきれない優柔不断さや不全感，そしてどちらかというと子どもっぽいものやかわいらしいもの，小さいものへの志向性がうかがわれます。自分でも自分がわからない，同定し切れてないような感じですね。一方では，FM反応には先ほど見たようなエネルギーが感じられます。31歳の女性としては，未成熟と言ってしまっていいのかわかりませんけれども，ちょっと子どもっぽいかなという風には思います。

最後に対人関係のクラスターですが，これはa：p＝5：10，food＝1で，いわゆるpassiv-edependentのスタイルですね。しかしHVIは陽性でしたので，気楽でない，気楽には人に頼れず，気張ってしまう。その辺がこの方の葛藤かもしれません。GHR：PHR＝5：4，COP＝0，AG＝0，Isolation Index＝.29というデータからは，表面的には人当たりがいいんだけれども，満足できるような親密な関係は築けない，身近に頼れる人がいないという風に主観的に思っている，そういう状態だと思います。

ざっとまとめますと，この方には，子どもっぽさ（childlikeness），未熟さ（immatureness），受動依存のスタイルなどの特徴と，非常に気を使い，万遍なく目を配り，頑張り無理をし，それから慎重で物事にゆっくりじっくり取り組むという，自制的で大人っぽい特徴の両方が同居しているのではないかと思います。そのこと自体は問題を生じさせるものとは言えませんが，仮に誰かを世話する，あるいは面倒をみるという保護者や庇護者のポジションに立つと，やっぱりちょっと無理がでてくるんじゃないかと思います。つまり，どちらかというと依存する側を好む方ですから，保護者のポジションに立つというのはあまり得意ではない。そういうポジションに身を置けば，当然いろんな場面で焦らされたり感情を揺さぶられたりというようなことにも直面しなければならない。彼女は非常に頑張ってそういったものにも立ち向かいますが，ミスをしてしまう。その結果，保護者の役割というものをこなせない，そういう自分を責めてしまう，自己イメージをどんどん悪化させてしまう。非常に単純すぎる仮説かもしれませんが，一面ではそういうことがあるのかなと思います。これが彼女の悲しさの由来であり，性質ではないでしょうか（図1）。

```
        ┌─────────────┐
        │  妻の悪循環  │
        └─────────────┘

           保護者役割  ━━▶  Childlike (immature?),
               ▲              passive-dependent
               ┃                    ×
         うまくいかない          頑張りすぎ
           (悲しさ)                 ┃
                                    ▼
         自分を責める(S) ◀━━   焦り,
                               うまくいかない
```

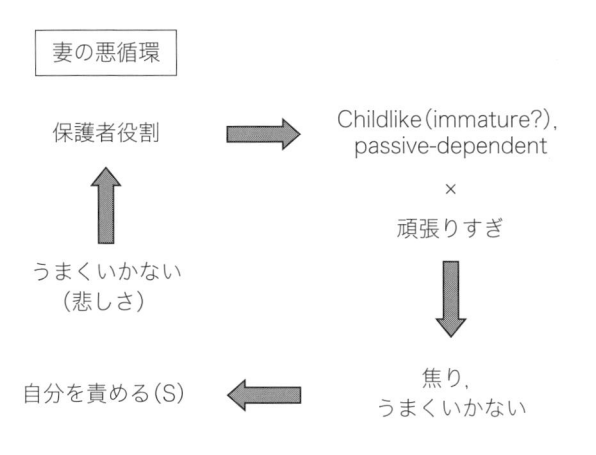

図1　妻の悲しさの由来

　ただ，じゃあどうしてそういう保護者役割といいますか，そういうポジションにこの方は立つことになるのか，これは全然わからないですね。なぜそういう自分の好まないような苦手な立場に立つのか，これについては夫のロールシャッハを見て検討しないといけません。
　そこで夫のロールシャッハとなりますが，基本的には妻とよく似ているんじゃないかと思います。鍵変数としてはL=1.30，それから内向型でpassive，この辺は一緒ですね。HVIは陰性，これは違う。もともとHigh LとHVIというのはバッティングしますので，そういう意味では夫の方がすっきりしていますね。単純といいますか，基本的にシンプルに物事を処理したい人だろうと思います。それから情報処理，これについても非常に努力しているというあたりは妻と一緒ですね。ただ妻よりももっと単純で，DQ＋は4だけです。Zdは－3.0で平均の範囲内ですからどうこう言えないのかもしれませんが，相対的には妻よりも夫の方が取りこぼしは多いのかと思えます。Mediationも非常にいいですね。ただ，マイナス反応を見ますと，5個のうち4個がS絡みです。この辺も妻と一緒で，感情とか怒りによって現実検討が揺らぐ傾向がうかがえます。回避－内向型というのも妻と同じです。それから，Ma：Mp＝0：5でファンタジーアビューズの傾向があるのも一緒。積極的に物事を推し進め，改善させていくよりも，困難

は避けようとします。自分でやるよりも人頼み，状況だのみ，あるいは時が解決してくれることを期待しています。待っていればそのうちきっと何とかなるのではないかと思いがちです。

ところがMOR＝3。それほど楽天的ではないのかもしれません。何とかなるとは言いつつも，待っていてもどうせ上手くはいかないかもしれない，でも自分では動かない。自分ではどうにもならないけど，誰かがどうにかしてくれるかなと，そういうふうな期待をしやすい人なのかなと思います。先取りしますが，Egocentricity Indexの数値も非常に低いので，下手に動くと自分は失敗しちゃう，だから積極的に関わっていこうとはしない，むしろ単純さやルーティンの世界の中にいたい，そういう方じゃないのかなと思います。

D＝＋1，AdjD＝＋1で，主観的には現状に不満を抱いているわけではなく，あんまり自分が変わっていかなくちゃということはお考えではなく，むしろ安定志向，無難志向の方ではないでしょうか。そして，非常に興味深いのが，Depression Index＝5，抑うつ的になっているのは妻じゃなくむしろ夫の方だったという点です。ただ，中身を見ますと，Egocentricity Index＝0.26，Affective Ratio＝0.35，MOR＝3など，どちらかというと認知的，社会的な抑うつと言っていいかと思います。つまり下手に動くと失敗しちゃう，だから自分は動かないんだというような構えが反映されていると思います。

先ほど，何でこの妻は保護者の役割，ポジションをとるんだという疑問を持ちましたけど，もしかしたらそれはこういった夫の構え，特徴のせいも一つあるように思います。夫の日常の振る舞いやたたずまいからは，自分ではどうにもならないし，きっと誰かがどうにかしてくれるんじゃないかというようなメッセージが発せられていて，非常に敏感であるパートナーの妻がそれを感じ取り，読み取り，行動しようとしているのではないかという風に思います。それから，夫のほうもSが6ですが，passiveですから，直接的に怒りの感情を出すというよりも，passive-aggressiveな形で出します。ところが非常に敏感な妻ですから，先ほど平木先生のお話にもありましたけど，それがよく見えてしまうんですね。この妻にはそういう怒りがよく見えてしまう，あるいは実際以上の怒りをキャッチしてしまう。

そしてこの妻もセルフエスティームが非常に低いし，passiveですから，そういった事態になると「ああ怒らせてしまったな」というふうに感じてしまうのではないかと思います。

Projectionの起こっている反応を読みますと，枯葉や花の断面，骨盤の骨などですね。あまりドラマチックなものではないですけど，なんかこう，ボディーブローのように，じんわりと効くような，そういうダメージですね。あと，カニの甲羅，カメ，カニのハサミ，ギザギザという言葉の繰り返し，耳がピンと立ってという反応からは，非常に用心深さといいますか，殻の固い感じがうかがえます。

ちょっと駆け足ですが，以上夫のロールシャッハからは，複雑なことや難しいこと，あるいは感情的な交流や対人関係などのウェットなものといいますか，臨機応変な対応が求められるものは遠ざけて，比較的ルーティンな世界にいたい人だという風に思えます。その理由は，自信のなさやペシミスティックな構えがあるためかと思います。非常に硬い鎧をまとっていますし，内面の不満や怒りの感情はどちらかというとpassive-aggressiveという形で表されます。

さて，以上お二人のデータを見てきましたが，まとめますと，まず妻のロールシャッハからは，妻は夫との関係で自分を保護者のポジションにおいてしまい，その結果HVI陽性の構えを強め，自分に向けて怒りの感情を高めているのではないか，その怒りが悲しさとして経験されているのではないか，という仮説を立てました。そして，夫のロールシャッハ結果と照らし合わせ，先に見たような夫の独特の構えに妻が反応して，自分に不向きなポジションに身を置いているのではないかという風に考えました。また，このご夫婦のデータは非常によく似ているんですね。だからある意味波長が合うと言いますか，チューニングしやすい，共振しやすいと言えるように思います。そのような点も，妻が夫のSや隠された抑うつに反応しやすくさせたのではないでしょうか。

時間もだんだんなくなってきました。最初に見た問いですが，まとめることはしませんが，今ざっと見たところで大体回答になっているのかと思います。じゃあどうしたらいいのかなということですが，以上見たところからは，この妻が今のポジションから脱することがとても重要に思われま

す。つまり，妻の個人の問題というよりも，やはりご夫婦の関係の問題ということです。ご夫婦の関係が横並びの共同の関係になることで，妻が夫のSや抑うつを引き受けなくてもよくなります。むしろ，余裕を持って夫をサポートできる，あるいは夫からもサポートしてもらえるようになるでしょう。

　こうした理解というのは，一番最初に述べましたレベル6の理解になること，つまりRFBSの中で，コラボレイティヴな形でお互いに確認され，共有されるというのが望ましいのではないかと思います。なかなかこれは，難しいんですけどね。特にフィードバックだけではなかなかうまく伝わらない。中村先生のところは何回もセッションがあるんですけど，会うのがあと一回こっきりとか，そういうところではなかなか難しいですね，言いっぱなしみたいになってしまって。このケースでは夫も妻も最終的にはまあいいかと思えるようになった，というような変化が見られました。たしかに双方がほどよくいい加減になって，それぞれを補い合える横の関係に変化してきたのではないでしょうか。これはもしかしたらRFBSのためだけではなくてですね，中村先生は特に意図したわけではないというお話でしたが，RFBSに引き続いてジェノグラムインタビューがなされ，これが結構功を奏したのではないかと，私にはそう思えました。というのは，このジェノグラムインタビューの中で，原家族の中での夫の大変さ，いろんな課題ですね，そういったものにごく自然にフォーカスが当てられ，夫の問題は夫の問題としてそこで分離されたのではないか。その結果，この妻には，夫の怒りや抑うつというものは別に自分のせいばかりではないのだというような気楽さが生まれたのではないかと思ったのです。ですから，ロールシャッハ結果の直接的なフィードバックだけではなく，ジェノグラムインタビューとの合わせ技が，結果としてRFBSをより生きたものにしたのではないかと思いました（図2）。

　だいぶ時間が経ちましたが，以上で検討を終わらせていただきます。ありがとうございました。

司会❖お時間となってしまいました。最後に先生方から一言ずつお願いできましたら，よろしくお願いいたします。

中村❖事例を提出して，平木先生から特にジェンダーに関して「私だった

```
    ┌─────────────────┐
    │ 夫のSの由来は別にある │
    │ 夫のSと妻のSの分離  │
    └────────┬────────┘
             ▽
    RFBS＋ジェノグラム・インタビュー

  ➡  統合的・治癒的アセスメント
```

図2　レベル6　コラボレイティブ・アセスメントによる理解

ら」というコメントもいただけてすごく勉強になりました。それと野田先生からは，この夫の方のとても悲観的な認知，そしてあまり表情もないと言いましたけど，そこにケアテーカーとしての彼女がいる。彼の笑顔が見たくて結婚した。彼が自由に仕事ができるように自分は陰ながら支えたいというそういう馴れ初めを聞くにつけ，さっき野田先生が言ってた，彼の悲観的な認知，これはかなり慢性的にあったと思うんですよ。それを彼女が救おうとしてるってことですね。で，それが救えないと自分のせいだってこう自責的になってしまうっていうことが，メカニズムとして非常によくわかりました。あまり笑わない，無愛想で不愉快そうな夫の数秒の笑顔に，彼女はものすごい生きがいを感じていた。デート中ですね。そういうことと，それからとても大事なことおっしゃってくれたんだけど，怒りはですね，Sが両方とも高いわけなんだけど，これは私のS，これはあなたのSというふうにですね，ある意味そこでフィードバックでお互いがこう，ある意味ではBowenのいうdifferentiationができてきたっていう，そういう効果は確かにあったかもしれません。野田先生の解釈を聞いてて本当にそう思いました。関係性の問題はもちろん大事なんだけど，これは私の怒り，これは私の自責感，それはあなたの怒り，それはあなたの悲しみっていうようなですね。そういうふうにdifferentiationできるっていう意味でもフィードバック・セッションがよかったのかもしれません。ありがとうございました。

野田❖私はじゃあ，手短に。あの，私は家裁の現場ですけどもなかなかご夫婦のデータを直接取るってことは実際はあまりないんです。で，このケー

スを見させていただいて，個人で見るよりは両者を見ると，またいろんなものが見えてくるんだなということで，私にとっても非常に有益でした。ありがとうございました。平木先生の講演を特に意識したわけじゃないんですが，ロールシャッハのデータを読む際も，個人の分子のレベルから，一人の人間として読むというだけではなく，やはり他の周囲のシステムといいますか，状況・環境との折り合いを見ながらでないとやはりアセスメントっていうのはできないんだろうなというのは，改めて，検討しながら思いました。どうもありがとうございました。

平木❖私は，ロールシャッハの解釈を今，聞かせていただいて，先ほどはよくわからないままコメントしましたが，そういうことが見えた時に，夫婦にどんなふうに返すかということを学ばせていただきました。データを見ながら，自分たちを理解するやり取りができる人たちにとっては，いろんなことができるんだなあと。よかったなと思っています。特にロールシャッハの解釈を聞きながら，またジェンダーのことを考えました。よく言われることで，男性は悲しみを怒りとして表現し，女性は怒りを悲しみとして表現するというのが，ここにもあるなあと思いました。要するに男性は弱さ（vulnerability）が表現できないので悲しさが表現できず，女性は強さを表現することに躊躇するので怒りを表現できないというのが，この人たちにもあると，改めて確認させていただきまた。こんな常識的なことが実はロールシャッハに出ているんだなあと，嬉しく思いました。ありがとうございました。

司会❖それでは事例検討を終わります。平木先生，野田先生，そして貴重な事例を提供していただきました中村先生，どうもありがとうございました。

文　献

1) Coyne JC (1990)：Interpersonal process in depression. In：Keitner GI (ed). Depression and Families：Impact and Treatment. Washington DC：American Psychiatric Press.
2) 中村伸一 (2009)：主婦のうつ病と夫婦療法. 精神神経学雑誌 111 (4)；441-445.

初出一覧

家族療法 ── 私の場合　家族療法研究第 25 巻第 2 号, 2008
家族療法の変遷と課題　精神療法第 36 巻第 1 号, 2010
心理療法における家族療法の視点　静岡大学こころの相談室心理臨床研究第 8 巻, 2009
「家」の思想をめぐって　家族療法研究第 24 巻第 3 号, 2007；家族療法研究第 25 巻第 2 号, 2008
家族療法以前 ── 客・商人・商品（開業の心得）　牧原浩監修「家族療法のヒント」, 金剛出版, 2006
患者の両親関係を見立て介入する　精神科臨床サービス第 7 巻第 2 号, 2007
家族療法家からみた思春期・青年期　青年期精神療法第 6 巻第 1 号, 2010
思春期青年期と家族療法 ── 青年による最後の夫婦介入　思春期青年期精神医学第 5 巻第 2 号, 1995
摂食障害をもつ家族への接し方と家族介入　最新医学別冊新しい診断の治療の ABC47, 2007
強迫行為をいかす　原田誠一編「強迫性障害治療ハンドブック」, 金剛出版, 2007
子どもの非行活動を心配する母親と家族　福島脩美, 沢崎達夫, 諸富祥彦, 田上不二夫編「カウンセリングプロセスハンドブック」, 金子書房, 2004
不登校の家族療法 ── ジェノグラム・プレイバック法　下坂幸三監修「実効ある心理療法のために」金剛出版, 1999
不登校・ひきこもりのアセスメントと介入計画 ── 家族との協同治療　青年期精神療法第 5 巻第 1 号, 2005
外来クリニックでの境界例治療の実践　精神療法第 33 巻第 6 号, 2007
青年期境界例の家族療法 ── その導入の一例　青年期精神療法第 6 巻第 1 号, 2006
思春期青年期の臨床における父親と父親像 ── 家族臨床の視点から　思春期青年期精神医学第 11 巻第 1 号, 2001
やわらかな男性への提言　家族心理学年報, 18 ジェンダーの病 ── 気づかれぬ家族病理, 2000
ジェンダーセンシティブなセックスセラピー　精神療法第 31 巻第 2 号, 2005
夫婦間暴力に対する夫婦療法の適用について ── アジア女性募金研究会報告書から　家族療法研究第 18 巻第 2 号, 2001
夫婦間暴力へのアプローチ　下坂幸三編「心理臨床としての家族援助」金剛出版, 2001
うつ病の見立てと精神療法的取り組み ── 夫婦療法の立場から　精神神経学雑誌第 111 巻第 4 号, 2009
夫婦療法の中でロールシャッハ・フィードバック・セッションを行った事例　包括システムによる日本ロールシャッハ学会誌第 14 巻第 1 号, 2010

［著者略歴］

中村　伸一
（なかむら・しんいち）

1975 年　順天堂大学医学部卒業，医学博士
1978 年　同医学部精神医学教室卒後研修プログラム終了
1989 年　中村心理療法研究室開設，現在に至る
日本家族研究・家族療法学会会長
米国家族療法アカデミー正会員
アジア家族研究・家族療法協会理事
日本思春期青年期精神医学会運営委員・編集委員
包括システムによる日本ロールシャッハ学会理事

著訳書

「家族療法の視点」金剛出版，1997
「家族療法の基礎」P.バーカー（監訳）金剛出版，1993
「まずい面接」J.カールソンら（監訳）金剛出版，2009
「家族・夫婦面接のための4つのステップ」ミニューチンら（監訳）
　金剛出版，2010

家族・夫婦臨床の実践
（かぞく・ふうふりんしょうのじっせん）

2011年8月20日　印刷
2011年8月30日　発行

著　者　中村 伸一
発行者　立石 正信

印刷・製本　三協美術印刷
装　丁　臼井新太郎
装　画　村田恵理

発行所　株式会社 金剛出版
　　　　〒112-0005　東京都文京区水道1-5-16
　　　　電話 03-3815-6661
振　替　00120-6-34848

ISBN978-4-7724-1210-0 C3011　Printed in Japan©2011

家族療法の視点
中村伸一著
A5判　240頁　定価3,780円

　実際の家族療法の流れに沿って構成された本書には，初回面接の要点から，家族アセスメントの方法，各種精神疾患や問題行動に対する援助の実際，さらには自らの面接の失敗例に至るまで，著者が日頃から心がけている家族援助のポイントとその詳細が解き明かされている。海外の最新理論に精通しながら精神分析的な家族力動をも視野にいれて，15年にわたる臨床経験の中で練り上げられた論考は，家族療法の初心者はもちろんのこと，個人療法中心の治療者にとっても得るところが大きい。

まずい面接
マスター・セラピストたちが語る最悪のケース
J・A・コトラー，J・カールソン編
中村伸一監訳／モーガン亮子訳
A5判　252頁　3,780円

　パップ，ラザルス，ランクトン，シャピロ，ミラー，ノークロスなど，総勢22名の熟練臨床家たちが自らの失敗セラピーを赤裸々に語る。その姿を読むことにより，あなたの明日の面接はきっと今日より少し肩の力の抜けた，より良いものとなるだろう。初心者はもちろん，ベテランセラピストにも，ぜひ読んでほしい1冊である。

家族・夫婦面接のための4ステップ
中村伸一，中釜洋子監訳
A5判　300頁　定価4,410円

　50年分の理論と技法が凝縮されたミニューチンの家族・夫婦コンサルテーション面接10ケースが，本書を通して体験できる。研ぎ澄まされた観察によってその場・その瞬間に活用できるあらゆるものを変化の礎へと統合する驚くべき臨床の極意を，4ステップのシンプルなストーリーに基づく逐次解説つきで味わう。

価格は消費税込み（5％）です